Handboek voor handrevalidatie

THEORIE EN PRAKTIJK

Handboek voor handrevalidatie

THEORIE EN PRAKTIJK

Dr. Louise M. van Dongen
Jan H.J. Pilon

Eerste druk

Bohn Stafleu Van Loghum Houten/Mechelen, 2002

© 2002 Bohn Stafleu Van Loghum, Houten

Alle rechten voorbehouden. Niets uit deze uitgave mag worden verveelvoudigd, opgeslagen in een geautomatiseerd gegevensbestand, of openbaar gemaakt, in enige vorm of op enige wijze, hetzij elektronisch, mechanisch, door fotokopieën, opnamen, of enig andere manier, zonder voorafgaande schriftelijke toestemming van de uitgever.

Voor zover het maken van kopieën uit deze uitgave is toegestaan op grond van artikel 16b Auteurswet 1912 j° het Besluit van 20 juni 1974, Stb. 351, zoals gewijzigd bij Besluit van 23 augustus 1985, Stb. 471 en artikel 17 Auteurswet 1912, dient men de daarvoor wettelijk verschuldigde vergoedingen te voldoen aan de Stichting Reprorecht (Postbus 3060, 2130 KB Hoofddorp). Voor het overnemen van (een) gedeelte(n) uit deze uitgave in bloemlezingen, readers en andere compilatiewerken (artikel 16 Auteurswet 1912) dient men zich tot de uitgever te wenden.

ISBN 90 313 3943 1
NUR 890
D/2002/3407/110

Ontwerp omslag: P3, Huizen
Ontwerp binnenwerk: AlphaZet prepress, Waddinxveen

Eerste druk, 2002

Bohn Stafleu Van Loghum
Het Spoor 2
3994 AK Houten
www.bsl.nl

Motstraat 30
2800 Mechelen

Voorwoord

De verschijning van het boek dat u in handen hebt, vormt een mijlpaal in de Nederlandse fysiotherapie.
Niet eerder verscheen in de Nederlandse taal een vergelijkbaar overzicht van de handproblematiek, waarmee iedere therapeut toch vrijwel dagelijks in aanraking komt. Het boek voorziet dus in een grote behoefte.

Hoewel zelf geen fysiotherapeut, heb ik het boek met grote interesse gelezen. Het is helder, overzichtelijk en duidelijk gebaseerd op jarenlange praktische ervaring. De talrijke casussen die de auteurs bespreken verhogen de bruikbaarheid nog meer. Ook voor andere beoefenaars van de medische professie is het een zeer waardevol handboek.

Ik ben ervan overtuigd dat Pilon en Van Dongen een standaardwerk hebben afgeleverd, dat in geen behandelkamer mag ontbreken. Met deze knappe prestatie wil ik hen van harte gelukwensen!

Dr. F. van Campen, Abingdon, Engeland

Inhoud

Inleiding		XI
1	**Functionele anatomie**	1
1.1	De pols	2
1.2	De hand	2
	1.2.1 De ossa carpalia of handwortelbeentjes	3
	1.2.2 De handpalm	3
	1.2.3 Het carpale kanaal	7
	1.2.4 Het kanaal van Guyon	11
	1.2.5 Het dorsum van de hand	12
	1.2.6 De duim	13
	1.2.7 De vingers	13
	Referenties	15
2	**Congenitale afwijkingen en (verkregen) groeistoornissen**	16
2.1	Soorten congenitale aandoeningen	17
	2.1.1 Trigger finger (snapping finger, tendovaginitis stenosans)	17
	2.1.2 Syndactylie	19
	2.1.3 Polydactylie	20
	2.1.4 Camptodactylie	22
	2.1.5 Clinodactylie	22
	2.1.6 Madelungse deformiteit	23
	2.1.7 Amnionringen (congenitaal bandsyndroom)	24
	Referenties	25
3	**Traumata**	26
3.1	Huidletsels	30
	3.1.1 Brandwonden	31
3.2	Peesletsels	32
	3.2.1 Buigpeesletsels	32
	3.2.2 Strekpeesletsels	36
3.3	Fracturen	41
	3.3.1 Intra-articulaire fracturen	41
	3.3.2 Schachtfracturen	43
	3.3.3 Immobilisatie van vingers	44
3.4	Zenuwletsels	44
	3.4.1 Sensibele voorziening van de huid	44

		3.4.2	Motorische verzorging van de kleine handspieren	45
		3.4.3	Zenuwdoorsnijding en zenuwcontusie	46
		3.4.4	Zenuwhechting	47
		3.4.5	Zenuwtransplantaat	48
		3.4.6	Het verloop van zenuwgenezing: microscopisch, macroscopisch, klinisch	48
		3.4.7	Neuroom	48
	3.5	Vaatletsels	50
		3.5.1	Arterieel letsel	50
		3.5.2	Veneus letsel	51
		3.5.3	Revascularisatie en replantatie van de vinger	52
		3.5.4	Hypothenar hammer syndroom	52
	3.6	Gecompliceerde letsels	55
		3.6.1	Contusie	55
		3.6.2	Chemicaliën	56
		3.6.3	Vuurwerkletsel	57
	3.7	Late reconstructie	57
		3.7.1	Huidreconstructie	58
		3.7.2	Peesreconstructies	58
		3.7.3	Peestransposities	59
		3.7.4	Duimreconstructie	60
	Referenties	61
4	**Degeneratieve aandoeningen**	**62**
	4.1	Artrose	64
		4.1.1	Artrose van de kleine vingergewrichten	65
		4.1.2	Artrose van het carpometacarpale gewricht van de duim	66
	4.2	Reumatoïde artritis (RA)	69
		4.2.1	Indicaties voor conservatieve en operatieve behandeling van RA	70
		4.2.2	Enkele specifieke operatieve ingrepen en de daarbijbehorende handtherapie	72
	Referenties	78
5	**Overige aandoeningen**	**79**
	5.1	Trigger finger	79
	5.2	Het carpaletunnelsyndroom	81
	5.3	Morbus De Quervain	83
	5.4	Morbus Dupuytren	85
	Referenties	87
6	**Goedaardige en kwaadaardige tumoren van pols en hand**	**89**
	6.1	Goedaardige tumoren van de weke delen	89
		6.1.1	Ganglion	89
		6.1.2	Epitheelcyste	92
		6.1.3	Degeneratieve cyste	93
		6.1.4	Morbus Dupuytren	93
		6.1.5	Reusceltumor	93
		6.1.6	Vasculaire tumor	93

		6.1.7	Overige goedaardige gezwellen	95
	6.2	Kwaadaardige tumoren van de weke delen		95
		6.2.1	Basaalcelcarcinoom en plaveiselcelcarcinoom	95
		6.2.2	Melanoom	96
		6.2.3	Kaposi-sarcoom	96
	6.3	Bottumoren		96
		6.3.1	Goedaardige bottumoren	97
		6.3.2	Kwaadaardige bottumoren	97
	Referenties			98
7	**Algemene handtherapie**			**100**
	7.1	Factoren die het behandelresultaat kunnen beïnvloeden		100
		7.1.1	Angst	101
		7.1.2	Motivatie van de patiënt	101
		7.1.3	Eventuele beperkingen van de patiënt	101
	7.2	Bepalen van de uitgangspunten voor oefentherapie		102
		7.2.1	Communicatie met de verwijzer	102
		7.2.2	Kennismaking met de patiënt (sociale status, inventarisatie van de gegevens van de verwijzer)	102
		7.2.3	Meten van de gewrichtsuitslagen	103
		7.2.4	Opstellen van het behandelplan	103
	7.3	Algemene adviezen		103
		7.3.1	Temperatuur	104
		7.3.2	Dosering van activiteiten van de gekwetste hand	104
		7.3.3	Pijn	105
	7.4	Het oefenen: algemene begripsbepaling		106
		7.4.1	Het oefenen van de probleemhand	106
		7.4.2	Oedeembestrijding	107
		7.4.3	Spalk	109
		7.4.4	Overige hulpmiddelen	109
	7.5	Fysiotherapeutische applicaties		110
	Referentie			110
8	**Handtherapie bij specifieke ziektebeelden**			**111**
	8.1	Handtherapie na buigpeesletsels		111
		8.1.1	Opstellen behandelplan	112
	8.2	Handtherapie na strekpeesletsels		117
		8.2.1	Oefeningen specifiek voor gehechte strekpezen in het gebied van de onderarm tot het MCP-gewricht	117
		8.2.2	Handtherapie bij een mallet finger	118
		8.2.3	Handtherapie bij een swanneck-deformiteit	119
		8.2.4	Handtherapie bij een boutonnière-deformiteit	119
	8.3	Handtherapie na fracturen		120
	8.4	Handtherapie na zenuwletsels		120
		8.4.1	Leefregels bij zenuwletsels	121
		8.4.2	Oefeningen bij motorische uitval van de nervus medianus	121
		8.4.3	Oefeningen bij motorische uitval van de nervus ulnaris	123

INHOUD

	8.4.4	Oefeningen bij motorische uitval van de nervus radialis	124
	8.4.5	Oefeningen bij hypersensibiliteit	124
	8.4.6	Oefeningen bij sensibiliteitsverlies	125
8.5	Handtherapie bij overige vaker voorkomende handproblemen		126
	8.5.1	Handtherapie bij het carpaletunnelsyndroom (CTS)	126
	8.5.2	Handtherapie bij artrose	127
	8.5.3	Handtherapie bij een trigger finger	127
	8.5.4	Handtherapie bij morbus De Quervain	128
	8.5.5	Handtherapie bij morbus Dupuytren	128
	8.5.6	Handtherapie bij een ganglion dorsale van de pols	128
	8.5.7	Handtherapie bij reumatoïde artritis (RA)	128
Referenties			129

9 Spalktherapie — 130

9.1	Materiaalkunde		132
	9.1.1	Spalkmateriaal	132
	9.1.2	Polstermateriaal	134
9.2	Werken met spalkmateriaal		135
9.3	Schoonhouden van de spalk		137
9.4	Leefregels bij het dragen van een spalk		137

10 Leefregels en registratie — 140

10.1	Leefregels		140
	10.1.1	Algemene leefregels voor de hand	140
	10.1.2	Leefregels bij het dragen van een spalk	142
	10.1.3	Leefregels voor het afbouwen van het dragen van een spalk	144
	10.1.4	Na de spalk	145
10.2	Registratie		146
	10.2.1	Communicatie en voortgang via grafische voorstelling	147

Bijlagen

Bijlage I	Atlas meten en algemene oefentherapie		159
	1	Meten van gewrichtsuitslagen, notering in graden	160
	2	Meten van spierkracht	180
	3	Voorbereidende oefeningen	182
	4	Passieve oefentherapie	190
	5	Actieve oefentherapie	194
	6	Oefenen tegen weerstand	198
	7	Coördinatieoefeningen	200
	8	Huiswerkoefeningen	203
Bijlage II	Atlas voor de aanleg van spalken		205
	1	Statische spalken	207
		Cock-up spalk	208
		Swanneck spalk	214
		Trigger spalk	216

		Boutonnière spalk	218
		Buddy spalk	220
		Spica splint, circulair	222
		Spica splint, sling	224
		Quervain spalk	226
		Mallet spalk	228
		Volaire rustspalk met strekstand van de vingers	230
	2	Dynamische spalken	232
		Kleinert-spalk	232
		Polsbandje	236
		Dynamische extensiespalk	238
	3	Spalk ter ondersteuning van oefentherapie	244
	4	Spalken ter redressie of voorkoming van contracturen	246
		Nervus-ulnarisspalk	246
		Abductiespalk voor de duim	248
Bijlage III	Evaluatie		250
	1	Evaluatie van de patiënt met een handprobleem	250
	2	Meetlijst bij de evaluatie van de patiënt met een handprobleem	256
	3	Evaluatie van de patiënt na een handtrauma	257

Trefwoordenregister **261**

Inleiding

De menselijke hand is een buitengewoon functioneel en veelzijdig instrument. Doordat we ermee kunnen voelen en tasten vormt hij een bron van velerlei gewaarwordingen en belevingen. De tastzin van de hand maakt ons bewust van eigenschappen van de directe omgeving. Iets voelt bijvoorbeeld warm of koud aan, ruw, scherp of vochtig.

Naast de perceptie van onze omgeving via de hand (extroceptief), bestaat ook het proprioceptieve systeem: spiergevoel, teweeggebracht door receptoren in spieren en gewrichten, geeft iets weer over onze lichaamshouding. Kinesthesie, het gevoel van de spierbeweging, leert ons het bewegingsapparaat, bijvoorbeeld arm en hand, te reguleren. Het is evident dat wij mensen ervaringsgegevens en bewegingspatronen leren vastleggen.

Van perceptie komen wij vervolgens tot conceptie, die via de ontwikkeling van het taalsysteem tot begripsvorming leidt, zodat wij over onze ervaringen en kennis kunnen communiceren.

Met onze handen kunnen we voorwerpen manipuleren; we kunnen ze van vorm en structuur doen veranderen of kunnen ze verplaatsen.

We kunnen instrumenten bedienen die als verlengstuk van de hand fungeren (schilderen met een kwast, schrijven met een pen).

De hand op zichzelf is bovendien een niet te onderschatten communicatiemiddel. Met handgebaren kunnen we verschillende emotionele toestanden uitdrukken die tevens een sociaal-interactieve betekenis hebben. We kunnen daarbij denken aan zwaaien, groeten, wenken, aanwijzen, strelen, knijpen, stompen, enzovoort.

De multifunctionaliteit en de veelzijdigheid van de hand blijken in directe relatie te staan met onze belevingswereld, onze emoties, onze cognities, gerelateerd aan een ongelofelijke variëteit van hersenfuncties. Er valt heel wat te leren voordat complexe handbewegingen een geautomatiseerd, reflexmatig patroon hebben bereikt, zoals bijvoorbeeld bij het bespelen van een muziekinstrument. Het zal duidelijk zijn dat bij de neuropsychologische ontwikkeling van een mens de functionaliteit van de hand sterk samenhangt met linguïstiek. Bij het leren van simpele gebaren, maar ook van complexe operaties met de hand spelen verbale begeleiding en sturing een niet te onderschatten rol.

Met onze handen drukken we veel over onszelf uit en gaan we een interactie met onze omgeving aan, die kan leiden tot veranderingen in onze eigen actuele levenssituatie en die van anderen. Wij kunnen in het duister tasten naar een deurkruk en de deur openen, onze duim opsteken in de richting van iemand die naar ons oordeel een goede opmerking maakt, wij kunnen de radio aanzetten en hem afstemmen op de muziek die wij willen horen, een telefoonnummer intoetsen van een goede vriend, enzovoort. En dat zijn nog maar een paar voorbeelden van de omvangrijke betekenis die onze handen hebben voor ons leven, ons zijn. Het zal duidelijk zijn dat een disfunctionerende hand ('onthand' zijn) voor eenieder grote consequenties heeft; die reiken verder dan het eenvoudigweg niet kunnen uitvoeren van bepaalde handelingen.

Omdat een protocollaire benadering van de handproblematiek nauwelijks mogelijk is vanwege de grote variatie, is het niet altijd gemakkelijk een goed gericht behandelplan uit te zetten. Daarom hebben de auteurs gemeend u een handreiking te doen met dit boek.
Deze uitgave is het resultaat van jarenlange samenwerking tussen J.H.J. Pilon, hand- en fysiotherapeut, en dr. L.M. van Dongen, plastisch, reconstructief en handchirurg.
Door het samen volgen en begeleiden van patiënten, het betrekken van de patiënt in het gevolgde beleid en het gebruikmaken van door hen ontwikkelde schriftelijke feedback zijn zij uitgegroeid tot een behandelunit.
De keus van de onderwerpen is voortgekomen uit bovenstaande samenwerking. Zowel van Dongen als Pilon werkt in een perifere praktijk. Beiden komen vooral met de gemiddelde handproblematiek in aanraking.

In hoofdstuk 1 wordt de functionele anatomie beschreven die nodig is om de achtergronden van de in dit boek beschreven aandoeningen beter te begrijpen; hoofdstuk 2 behandelt congenitale afwijkingen; in hoofdstuk 3 vindt u de behandeling van traumata, in hoofdstuk 4 en 5 respectievelijk de benadering van degeneratieve aandoeningen en een aantal vaker voorkomende (overige) handaandoeningen. Hoofdstuk 6 geeft een summier overzicht van goedaardige en kwaadaardige aandoeningen van de hand. In hoofdstuk 7 vindt u algemene adviezen voor het uitvoeren van fysiotherapie van de hand; hoofdstuk 8 geeft informatie over handtherapie bij een aantal specifieke handaandoeningen. Spalktherapie wordt uitgebreid behandeld in hoofdstuk 9. Hoofdstuk 10 geeft de 'leefregels' voor fysiotherapie bij handaandoeningen, alsmede een manier om zelf een registratiesysteem op te zetten.
Ten slotte zijn in de bijlagen achter in het boek een atlas meten en algemene oefentherapie en een atlas voor de aanleg van spalken opgenomen, rijk voorzien van afbeeldingen ter verduidelijking. In Bijlage III treft u een drietal voorbeelden van evaluatieformulieren.

Anders dan gebruikelijk is dit boek niet gevuld met beslisbomen. De behandeling van bijvoorbeeld rugproblematiek of een gescheurde enkelband is vaak mogelijk door een vrij strak protocol te volgen, bij de hand is dit veel lastiger. Weinig handproblemen zijn onderling vergelijkbaar.
Auteurs proberen met dit boek vooral inzicht te geven hoe door zorgvuldig kijken en luisteren naar de patiënt, door kennis te verzamelen over de achtergrond van het probleem en de sociale omstandigheden van de patiënt, een individueel behandelplan opgesteld kan worden, uitgaande van algemene principes.

Wageningen/Veenendaal, najaar 2002

HOOFDSTUK 1

Functionele anatomie

De anatomie van hand en pols is gecompliceerd. Voordat kan worden overgegaan tot het behandelen van de afwijkende hand, is het van belang de anatomie van de normaal functionerende hand te kennen. Pas dan zal het mogelijk zijn een creatieve oplossing te vinden om de afwijkende hand zo normaal mogelijk (lees: optimaal) te laten functioneren.

De hand is opgebouwd uit 26 ossalia, die 30 gewrichten vormen. De hand wordt aangestuurd door 33 intrinsieke en extrinsieke spieren. Twee perifere zenuwen innerveren de intrinsieke handspieren, drie perifere zenuwen innerveren de extrinsieke spieren. Daarnaast verzorgen deze zenuwen de sensibiliteit van de huid, waardoor het herkennen van voorwerpen door tast mogelijk wordt; de zenuwen bevatten vezels voor de waarneming van temperatuur en gewaarwording van pijn, en zij innerveren de receptoren die informatie geven over de stand van gewrichten. Autonome vezels ten slotte verzorgen de zweetsecretie, de innervatie van bloedvaten en de spiertjes van de huidharen. Alle genoemde functies samen geven informatie over de oriëntatie in de ruimte van hand en arm.

De vascularisatie wordt verzorgd door een complex arterieel en veneus systeem. Steunende weefsels als gewrichtsbanden, gewrichtskapsel en gewrichtskraakbeen completeren de anatomische structuren.

Voor de beschrijvende anatomie van de hand verwijzen we naar de diverse goede atlassen.[1,2,3] In dit hoofdstuk beperken wij ons tot de statische en functionele anatomie die nodig is om de in dit boek beschreven aandoeningen en de methode van behandeling begrijpelijk te maken. Voor een duidelijke begripsvorming is een en ander sterk vereenvoudigd.

Om een goed driedimensionaal inzicht te krijgen in de anatomie van hand en pols zijn de cd-roms van McGrouther et al. een aanrader.[11,12]

De opbouw van een gewricht
De algemene opbouw van een gewricht ziet er als volgt uit: de articulerende botuiteinden zijn bedekt met een laagje kraakbeen. Op de grens tussen bot en kraakbeen hecht het synoviale weefsel aan en vormt de eerste laag die het gewricht omsluit. Over de synoviale laag ligt het gewrichtskapsel, een dunne fibreuze laag. Verlopend in of over het gewrichtskapsel kunnen meerdere structuren aanwezig zijn die het betreffende gewricht stabiliseren: de gewrichtsbanden of ligamenten.

Bij de vingers verloopt het extensorapparaat dorsaal over – maar maakt daarvan geen deel uit – de gewrichtskapsels van de metacarpofalangeale en de interfalangeale gewrichten.

Het gewrichtskraakbeen
De articulerende uiteinden van botten zijn bekleed met een laagje zeer glad en taai weefsel: het kraakbeen. Zonder dit laagje zou het trabeculair (uit botbalkjes bestaand, niet massief) opgebouwde bot niet in staat zijn belasting van een continu karakter of met piekmomenten te verdragen. Het zou te snel slijten. Afhankelijk van het soort gewricht en de eisen die er aan dit gewricht gesteld worden, kan de dikte van het kraakbeenlaagje variëren van minder dan 1 millimeter tot enkele millimeters.

Kraakbeen is levend weefsel, dat zich voortdurend vernieuwt. Het bevat geen eigen bloedvaten, lymfvaten of zenuwen. De voeding van het kraakbeen geschiedt door diffusie via het synoviale weefsel en via het onderliggende bot. Zenuwuiteinden zijn wel aanwezig in het gewrichtskapsel en in het botvlies (periost). Bij zwelling van een gewricht worden de receptoren in het gewrichtskapsel geprikkeld en veroorzaken zo een pijnsensatie. Bewegen van een gewricht veroorzaakt eveneens prikkeling van receptoren; op deze wijze gaat er informatie naar de hersenen over de stand van een gewricht.

De synoviale laag van het gewrichtskapsel is aangehecht aan de randen van het gewrichtskraakbeen op de grens van kraakbeen en bot. Het synoviale weefsel van het gewrichtskapsel maakt synoviaal vocht aan. Kraakbeen is altijd door deze dunne synoviafilm bedekt, waardoor het bewegen van een gewricht licht verloopt.

Congruentie van de gewrichtsvlakken is een andere belangrijke factor voor het soepel bewegen van een gewricht.

1.1 De pols

De term 'pols' geeft niet een duidelijk afgebakend anatomisch gebied aan. Als werkhypothese voor het begrip 'pols' wordt het gebied rond het polsgewricht beschouwd.

De belangrijkste structuren in het polsgebied zijn:
- het polsgewricht: de articulatie tussen radius en carpus, discus articularis en carpus, ulna en radius onderling en de carpalia onderling;
- diverse ligamenten, die de gewrichtsvlakken onderling verbinden, en andere ondersteunende structuren als het gewrichtskraakbeen en de interarticulaire discus;
- de buig- en strekpezen: de vingerflexoren en -extensoren, en de vier pezen die ter hoogte van de pols insereren, te weten de musculus flexor en extensor carpi radialis en ulnaris;
- de nervus medianus, de nervus ulnaris en de nervus radialis, alsmede de arteria en vena radialis en ulnaris ter hoogte van dit gebied.

Een zeer fraai driedimensionaal beeld van deze structuren is te vinden op de cd-roms van McGrouther et al.[11,12]

1.2 De hand

Hierna geven we een beschrijving van een aantal anatomische gebieden van de hand. Onder de hand wordt verstaan: het gebied distaal van de aan de volaire zijde gelegen distale polsplooi.

1.2.1 De ossa carpalia of handwortelbeentjes

De ossa carpalia of handwortelbeentjes vormen met de radius het radiocarpale gewricht en met de ossa metacarpalia de carpometacarpale gewrichten. Zij articuleren in geringe mate ook onderling. De ossa carpalia zijn onderling, met de ossa metacarpalia en met radius en ulna door talloze kleinere en grotere ligamenten verbonden. Daardoor wordt de stabiliteit van de handwortel gewaarborgd.[4,12]

De bewegingsmogelijkheid tussen de ossa carpalia en de ossa metacarpalia (uitgezonderd het carpometacarpale gewricht van de duim), alsmede tussen de ossa carpalia onderling, is gering.

Solitaire bewegingen van de ossa carpalia zijn nauwelijks mogelijk en dan nog alleen in de proximaal gelegen ossa; geïntegreerd in ketens kunnen ze echter een duidelijke functie krijgen.

Onderscheiden worden:
- de proximale rij carpalia: os scaphoideum (= os naviculare), os lunatum en os triquetrum;
- de distale rij carpalia: os trapezium, os trapezoideum, os capitatum en os hamatum.

Om het mechanisme van het polsgewricht te verklaren worden de ossa carpalia ook in longitudinale richting in (functionele) ketens verdeeld:
- de *radiale keten* bestaat uit de radius, het os scaphoideum, het os trapezium en het os trapezoideum;
- de *centrale keten* bestaat uit de radius, het os lunatum en het os capitatum;
- de *ulnaire keten* uit de discus articularis, het os triquetrum en het os hamatum.

De benadering van het polsgewricht met behulp van de verticale en longitudinale ketens kan dienen om de werking van het polsgewricht te bestuderen en afwijkende standen te verklaren.

1.2.2 De handpalm

De handpalmhuid en de fascia palmaris

De handpalmhuid
De handpalmhuid is zodanig gestructureerd, dat zij druk- en wrijfkrachten uit alle richtingen in hoge mate kan opvangen. Voetzoolhuid en rughuid kennen een vergelijkbare structuur. Waar repeterende plaatselijke druk plaatsvindt, kan de huid extra dik worden (eeltvorming). De subcutis van de handpalm is betrekkelijk dik en doorschoten met vele septa. Door deze structuur kan hij goed als stootkussen fungeren.

De fascia palmaris
De fascia palmaris, het verlengde van de pees van de musculus palmaris longus, bestaat uit fijne vezels. Bij apen is deze fascia nog een spier. De vezels van de fascia palmaris liggen tegen de huid aan en waaieren uit van het gebied ventraal van het retinaculum flexorum naar de gehele handpalm en de vingers.
In ongeveer 15 procent van alle handen ontbreekt de musculus palmaris longus. Echter, de fascia palmaris is altijd aanwezig. De verklaring is wellicht dat de fas-

cia palmaris een functioneel deel is van de hand, terwijl de musculus palmaris longus bij de mens geen wezenlijke functie meer heeft.
Transversale vezels in het gewricht behoren niet tot de fascia palmaris. Deze vezels liggen in een dieper vlak van de hand en behoren tot de palmaire aponeurosis. Ze vormen de pully's (zie hierna) in het gebied van de peesschede van de buigpezen. Verticale vezels in de hand verankeren de handpalmhuid aan dieper gelegen lagen.

De buigpezen, de synoviale bursae, de pully's en de zone-indeling

De buigpezen
Elke vinger, behalve de duim, heeft twee buigpezen. De musculus flexor superficialis (oppervlakkige buigpees) kent een radiaal (caput radiale) en ulnair (caput humero-ulnare) deel. De origo verloopt over een breed vlak. Het ulnaire deel heeft zijn origo aan de mediale epicondylus van de humerus, aan de tuberositas van de radius en het septum intermusculare alsmede de ulna. Het radiale deel heeft zijn origo over een gebied verlopend van de tuberositas radii naar distaal en zit deels vast aan de ulna. De musculus flexor superficialis insereert even distaal van het proximale interfalangeale gewricht. De spier buigt alle gewrichten die gepasseerd worden, namelijk de pols, het metacarpofalangeale gewricht en het proximale interfalangeale gewricht.
De musculus flexor superficialis wordt geïnnerveerd door de nervus medianus.
De musculus flexor profundus (diepe buigpees) heeft zijn origo aan het mediale en anteriore tweederde deel van de ulna en de membrana interossea antebrachii. De musculus flexor profundus insereert even distaal van het distaal interfalangeaal gewricht. De functie van de spier is het buigen van alle gewrichten die gepasseerd worden, namelijk de pols, het metacarpofalangeale gewricht, het proximale interfalangeale gewricht en het distale interfalangeale gewricht.
De innervatie van de musculus flexor profundus wordt verzorgd door de nervus medianus en de nervus ulnaris. Het deel naar ringvinger en pink wordt geïnnerveerd door de nervus ulnaris; het deel naar duim, wijsvinger en middelvinger door de nervus medianus.

Voeding van het peesweefsel geschiedt door middel van een intrinsiek en extrinsiek arterieel systeem en door diffusie. In het traject van de onderarm en de handpalm worden de pezen gevoed door intrinsieke segmentale arteriën, die na intrede in de pees longitudinaal verlopen. Ter hoogte van de vinger worden de pezen gevoed uit de dorsaal van de pezen gelegen verticale vertakkingen van de digitale arteriën, de vinculaire arteriën. Er zijn aanwijzingen in reproduceerbare studies dat diffusie van nutriënten vanuit het synoviale weefsel belangrijker is voor de voeding van de pezen dan perfusie (aanbod nutriënten via het bloed) door het arteriële systeem. De discussie hierover is echter nog niet gesloten.

De synoviale bursae
De pezen zijn omgeven door synoviale lagen die voor de voeding en glijfunctie van de pezen onderling en voor de glijfunctie van de pezen ten opzichte van de peeskoker zorgen. Deze synoviale lagen vormen bursae en kokers (zie afbeelding 1.1). De bursa voor de diepe en oppervlakkige buigpezen verloopt van even proximaal van het retinaculum flexorum (dus vanaf het begin van het carpale kanaal) tot halverwege de handpalm. De bursa zet zich alleen voor de digitale

FUNCTIONELE ANATOMIE

Afbeelding 1.1
De bursae rond de pezen.

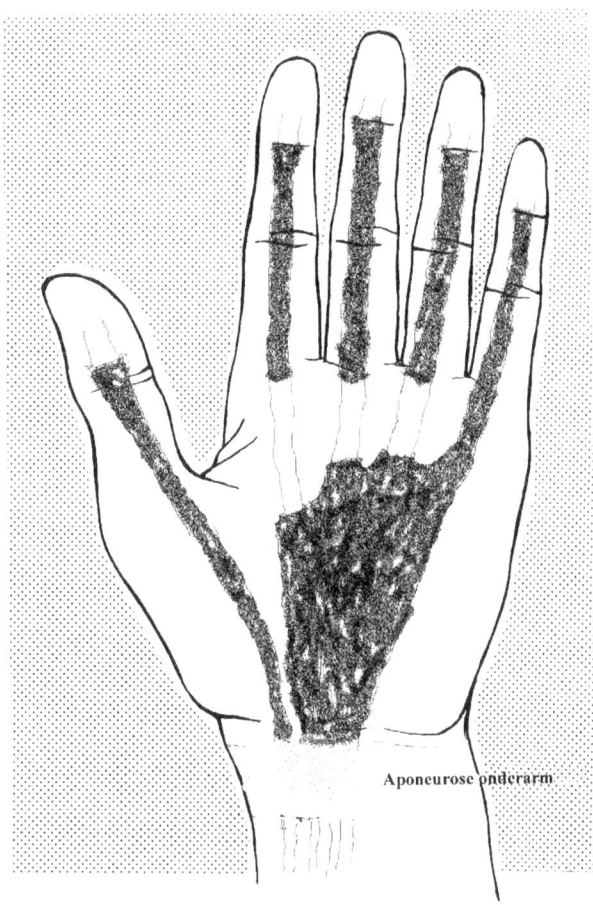

buigpezen van digitus V in continuüm voort. Een tweede synoviale koker wordt gevormd voor de digitale buigpezen van digitus II tot en met IV; deze verloopt van even proximaal van de metacarpofalangeale gewrichten tot aan de distale falanx rond de pezen. Tussenin ontbreekt over een korte afstand een synoviale koker voor digitus II tot en met IV.
Voor de buigpees van de duim bestaat, evenals voor de pink, een synoviale koker die verloopt van even proximaal van het retinaculum flexorum tot aan de eindfalanx.

De pully's
Rond de synoviale lagen zijn fibreuze kokers aanwezig (peesschede) met transversaal en schuin verlopende versterkte structuren: de pully's. Deze pully's zorgen er door hun unieke manier van verkorten en verlengen voor dat bij flexie van een vinger de pees tegen het bot aangehouden wordt; daardoor wordt een effectieve buigbeweging mogelijk. De pees zelf is alleen maar een 'touwtje' waaraan de spierbuik in de onderarm trekt. Afbeelding 1.2 laat het verloop van deze pully's zien alsmede de benaming ervan.

De zone-indeling
Uit praktische overwegingen wordt de hand aan de volaire zijde in zones ingedeeld (zie afbeelding 1.3). Deze zones zijn belangrijk voor de verslaglegging van het niveau van gevonden afwijkingen, hetgeen vooral bij peesletsels van belang is. Letsels in zone II zijn bekend om hun vaak problematische genezing. In dit gebied is de pees niet omgeven met synoviale bursae die zorgen voor voeding van

Afbeelding 1.2
De pully's, sterk vereenvoudigd weergegeven. De dwarse banden ter hoogte van het MCP-gewricht bestaan uit de A1 (proximale deel) en de A2 (distale helft) pully. Ter hoogte van het PIP-gewricht bevindt zich de A3 pully en ter hoogte van het DIP-gewricht de A4 en A5 pully.

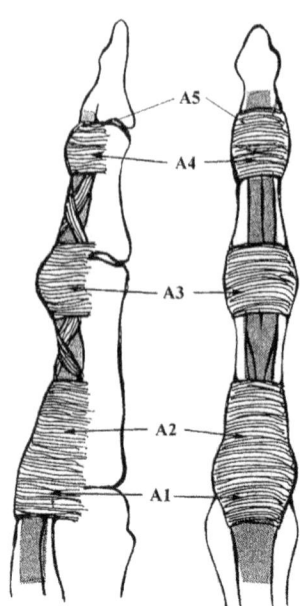

Afbeelding 1.3
De zone-indeling van de hand. Door in gedachten deze indeling over het verloop van de buigpezen en de bursae te plaatsen, is te zien dat zone II het gebied overlapt waar de bursae de pezen niet omgeven.

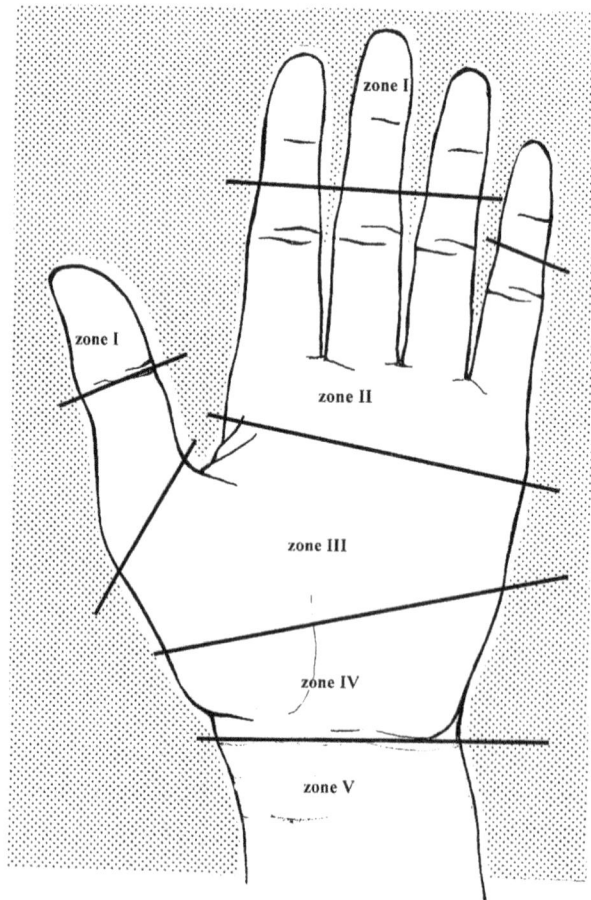

de pezen door diffusie. Veel vaker dan in de andere zones komen hier geknapte peesnaden en verklevingen van de pezen voor. De perfusie van de pezen door eigen bloedvaten kan niet voldoen aan een verhoogde vraag naar nutriënten. Het postoperatieve beleid wijkt vaker dan in de andere zones af van de protocollaire benadering.

FUNCTIONELE ANATOMIE

De kleine handspieren
De intrinsieke of kleine handspieren liggen aan de palmaire zijde van de hand. Hiertoe behoren de thenar- en hypothenarspieren, de musculi interossei en musculi lumbricales. De thenarspieren (spieren die de duimmuis vormen) verzorgen de oppositie, abductie en adductie van de duim; de hypothenarspieren (spieren die de pinkmuis vormen) rotatie, abductie en adductie van de pink.
Abductie en adductie van de vingers II, III en IV worden verzorgd door de musculi interossei. Abductie wordt mogelijk door de vier dorsale musculi interossei; adductie door de drie volaire musculi interossei. De musculi interossei dragen, door de contributie aan het strekapparaat van de vingers, bij aan de flexie van de metacarpofalangeale gewrichten en de extensie van de proximale en distale interfalangeale gewrichten.
De musculi lumbricales ontspringen aan de musculus flexor profundus van de vingers ter hoogte van de handpalm, en insereren aan de dorsale zijde in het strekapparaat. Door dit verloop dragen ze bij aan de flexie van de metacarpofalangeale gewrichten en de extensie van de proximale en distale interfalangeale gewrichten.

1.2.3 Het carpale kanaal

Door de specifieke bouw beschermt het carpale kanaal de nervus medianus bij het bewegen van hand en pols; daarbij fungeert het ook als katrol voor de buigpezen. Bij buigen van de pols wordt door het retinaculum flexorum voorkomen dat de buigpezen te ver naar ventraal worden verplaatst, waardoor zij hun werking als buigers van de vingers zouden kunnen verliezen.
Kennis van de anatomie van het carpale kanaal is van belang voor het begrijpen van het carpaletunnelsyndroom (zie paragraaf 5.2 en 8.5.1).

Het carpale kanaal (of de carpale tunnel) wordt dorsaal gevormd door de concave boog van de ossa carpalia, aan de ulnaire zijde begrensd door het os hamatum en het os pisiforme; aan de radiale zijde wordt het begrensd door het os scaphoideum en het os trapezium. Het retinaculum flexorum sluit de tunnel aan de volaire zijde.
Radiaal insereert het retinaculum aan de tuberositas van het os scaphoideum (= naviculare) en aan een deel van het os trapezium; ulnair insereert het aan het os pisiforme en de hamulus ossis hamati. Het radiale deel van het carpale ligament splitst zich in een oppervlakkige en een diepe laag en vormt een osteofibreus kanaal voor de pees van de musculus flexor carpi radialis.
De arteria en nervus ulnaris verlopen ventraal ten opzichte van het retinaculum flexorum, nadat zij ter hoogte van het os pisiforme dit ligament hebben doorkliefd.
De carpale tunnel is bij volwassenen ongeveer 4 centimeter lang.

De inhoud van het carpale kanaal
Het carpale kanaal bevat:
- de pezen van de musculus flexor pollicis longus;
- de pezen van de musculus flexor digitorum profundus van de vingers II tot en met V;
- de pezen van de musculus flexor digitorum superficialis van de vingers II tot en met V;

– de nervus medianus en soms ook een arteria mediana.

In het carpale kanaal zijn de pezen van de musculus flexor digitorum profundus en superficialis omgeven door de ulnaire bursa synovialis. De pees van de musculus flexor pollicis longus wordt omgeven door de radiale bursa synovialis. Beide bursae beginnen 2 à 3 centimeter proximaal van de carpale tunnel. De nervus medianus wordt niet door synoviaal weefsel omgeven, maar door een dun laagje vetweefsel.

Variaties van de nervus medianus in het carpale kanaal

Normaliter vertakt de nervus medianus zich, nadat deze het retinaculum flexorum is gepasseerd (dus distaal van de carpale tunnel), in een mediaal en een lateraal sensibel deel; en een motorische tak (ramus recurrens) voor de thenarmusculatuur. Verschillende variaties in aftakking van de nervus medianus, in of distaal van het carpale kanaal, zijn beschreven. Lanz[3] bestudeerde deze anatomie bij 246 handen tijdens operatie en classificeerde ze in vier groepen. De meest voorkomende varianten zijn weergegeven in afbeelding 1.4a t/m d.

Groep I: Variaties in het verloop van de motorische tak naar de thenarmusculatuur
Vaak verlaat de motorische thenartak de nervus medianus al binnen de carpale tunnel. De thenartak kan dan met de rest van de zenuw verder door de carpale tunnel lopen en distaal over het retinaculum weer naar proximaal verlopen naar de thenarmusculatuur: subligamentair verloop (zie afbeelding 1.4a).

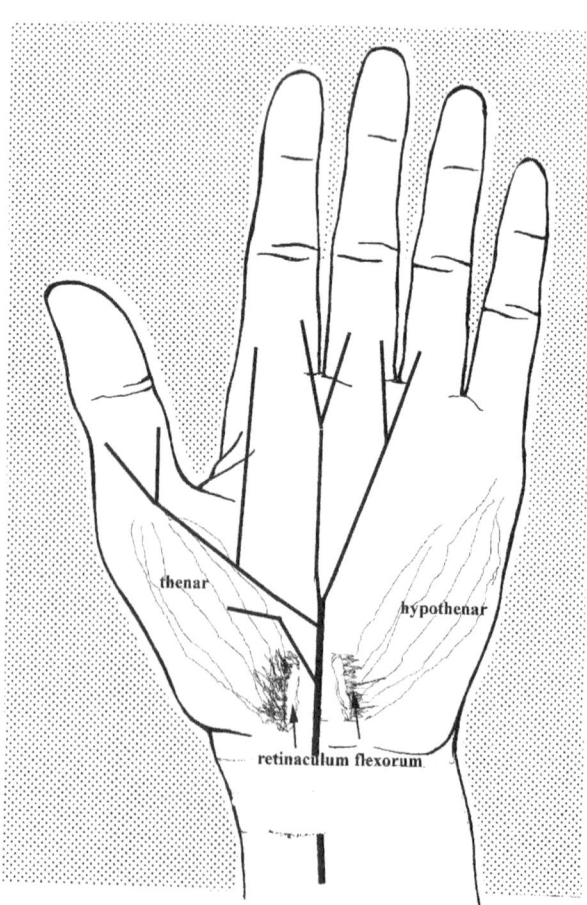

Afbeelding 1.4a
Subligamentair verloop.

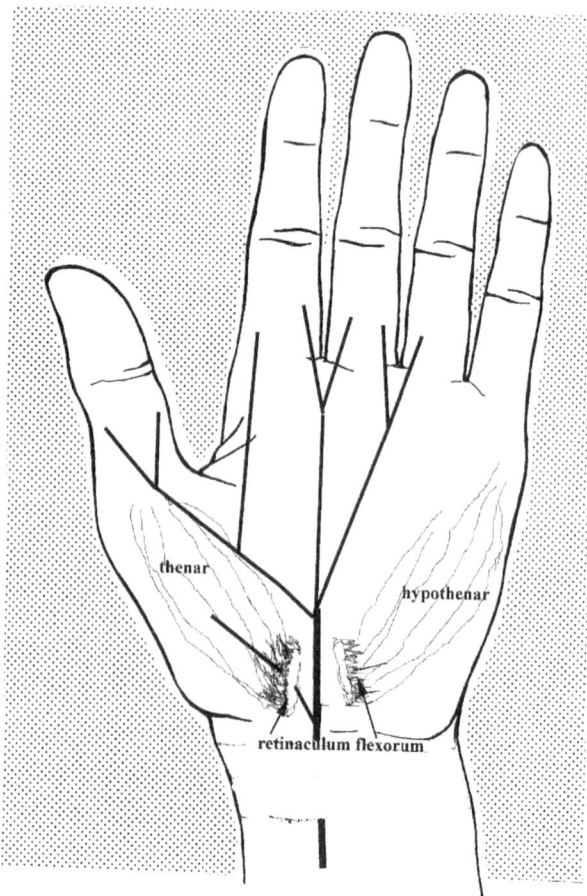

Afbeelding 1.4b
Transligamentair verloop.

FUNCTIONELE ANATOMIE

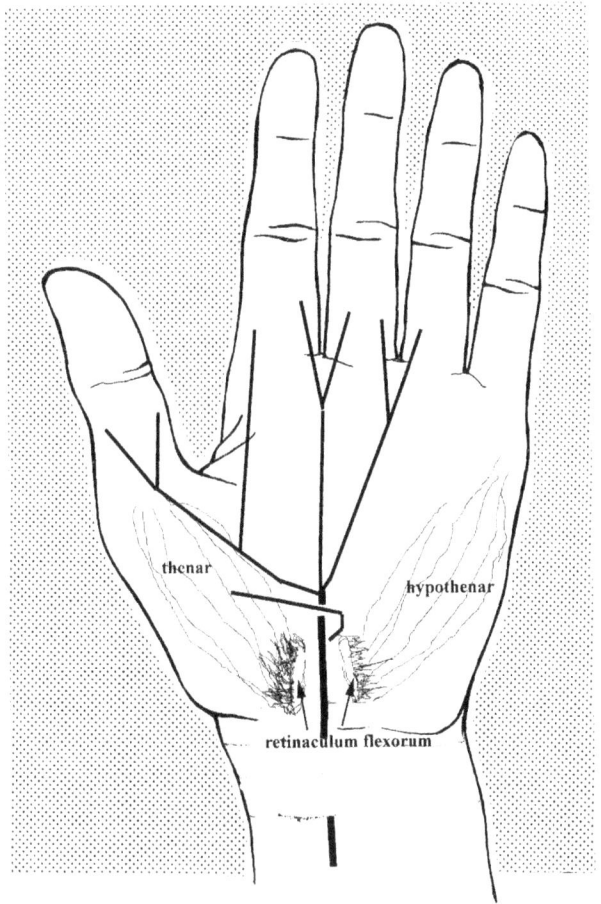
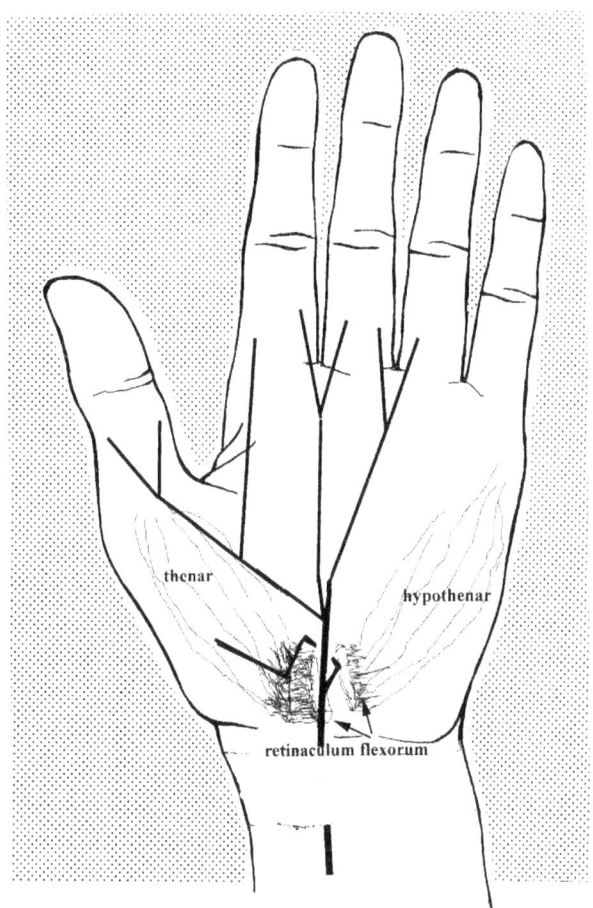

Afbeelding 1.4c
Ulnaire aftakking nervus ulnaris, naar radiaal verlopend onder het retinaculum flexorum door.

Afbeelding 1.4d
Ulnaire aftakking nervus ulnaris, naar radiaal verlopend over het retinaculum flexorum heen.

De thenartak kan ook het retinaculum doorklieven en zo naar de thenarmusculatuur gaan. Deze vorm wordt de transligamentaire vorm (zie afbeelding 1.4b) genoemd en is klinisch van belang bij het vinden van een zuiver motorische uitval van de nervus medianus. Compressie van de tak vindt plaats waar deze door het retinaculum treedt.
Naast deze vertakkingen wordt nog melding gemaakt van het aftakken aan de ulnaire zijde in plaats van de radiale zijde van de nervus medianus (zie afbeelding 1.4c).
Een van de beschreven varianten is het boogvormige verloop van de thenartak van de ulnaire zijde, over het retinaculum, naar de radiaal gelegen thenarmusculatuur (zie afbeelding 1.4d).

Groep II: Accessoire vertakking van de nervus medianus ter hoogte van de distale carpale tunnel
Hieronder wordt verstaan: een dubbele motorische tak (zeldzaam); dunne, vaak sensibele takjes, volair aftakkend of (vaker) ulnair aftakkend.

Groep III: Hoge splitsing van de nervus medianus
De nervus medianus splitst zich al proximaal van, of proximaal in de carpale tunnel in twee of meer takken. Als oorzaken hiervoor worden gegeven:

- persisterende arteria mediana;
- splitsing als gevolg van de spierbuik van de musculus flexor digitorum superficialis digitus III;
- afwijkende vorm van de spierbuik van de musculus lumbricalis I;
- accessoire musculus palmaris longus pees.

Soms is er geen enkele aanwijsbare anatomische oorzaak.

Groep IV: Accessoire takken proximaal van de carpale tunnel
Accessoire takken kunnen proximaal van de carpale tunnel ontspringen. Deze takken kunnen onder het retinaculum flexorum doorlopen of het retinaculum perforeren en verder naar distaal verlopen met andere takjes.

Innervatie door de nervus medianus

De nervus medianus wordt gevormd uit de laterale en mediale wortels van de plexus brachialis. Het is een gemengde zenuw, die is opgebouwd uit sensorische, motorische en autonome vezels. De laatste verzorgen de innervatie van bloedvaten, zweetklieren en musculi erector pilori (spiertjes rond de haarwortels die bij aanspannen voor 'kippenvel' zorgen).

De motorische tak van de nervus medianus (ramus recurrens = letterlijk: tak die terugkeert; hier wil dit zeggen dat de tak van de nervus medianus distaal aftakt en vervolgens naar proximaal verloopt naar de te innerveren spieren) verzorgt de musculus flexor pollicis brevis, de musculus abductor pollicis brevis en musculus opponens pollicis. Daarnaast kan het voorkomen dat deze tak ook nog de musculus interosseus dorsalis I geheel of gedeeltelijk verzorgt.

De sensibele innervatie van het centrale deel van de handpalm wordt verzorgd door de ramus palmaris cutaneus.

De palmaire huidtak van de nervus medianus takt consistent van de radiale zijde van de nervus medianus af, 5 tot 7 centimeter proximaal van de polsplooi, en loopt parallel aan de hoofdtak mee naar distaal. De tak kruist de basis van de thenar direct boven de prominentie van het tuberculum ossis naviculare.

Een precies innervatiegebied in de handpalm is moeilijk aan te geven, daar er een overlapping kan bestaan met het huidverzorgingsgebied van de hoofdtak. In het algemeen kan men zeggen dat de zenuw een gebied verzorgt dat is gelegen op de basis van de thenarprominentie en proximale handpalm (zie afbeelding 1.5).

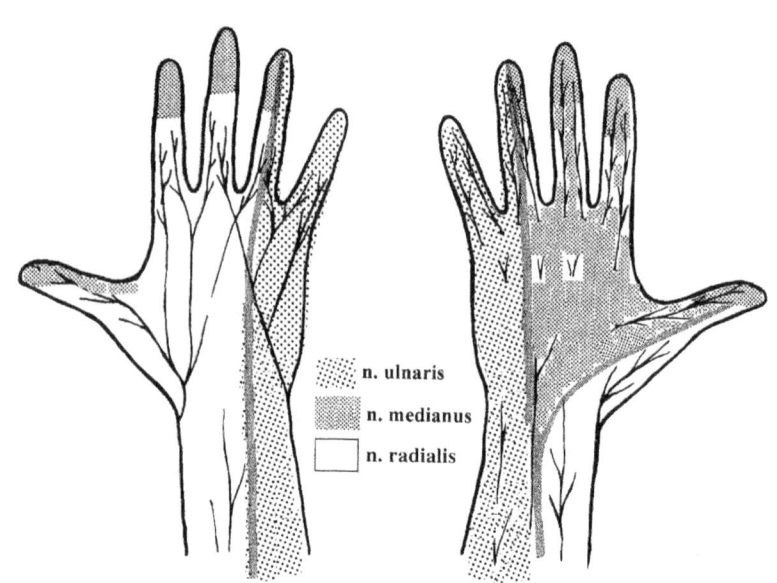

Afbeelding 1.5
Het witte gebied geeft het huidgebied weer dat door de nervus radialis wordt verzorgd. Het donkere gebied geeft het huidgebied weer dat door de nervus medianus wordt verzorgd. Ook de vingertoppen van digitus I tot en met de radiale zijde van digitus IV worden door de nervus medianus verzorgd. Het gestippelde gebied geeft ongeveer het huidgebied weer dat door de nervus ulnaris wordt verzorgd.

De sensibele vezels naar de vingers worden, nadat zij het retinaculum zijn gepasseerd, verdeeld in drie gemeenschappelijke zenuwtakken. Deze splitsen zich verder in de handpalm en vormen de digitale huidtakken. Normaliter gaan er twee takken naar de duim (radiaal en ulnair), de wijsvinger en de middelvinger en één naar de radiale zijde van de ringvinger. Soms wordt de sensibele innervatie beperkt tot de duim, de wijsvinger en het radiale deel van de middelvinger.

In het verdere verloop in de vingers geven de digitaalzenuwen takken af naar de huid van het dorsum van de vingers en naar de nagels.

De digitale medianustakken zijn niet volledig sensibel. De radiale digitale zenuw van de wijsvinger bevat motorische vezels voor de musculus lumbricalis I, terwijl de ulnaire tak van de wijsvinger en de radiale tak van de middelvinger motorische vezels bevatten voor de musculus lumbricalis II.

1.2.4 Het kanaal van Guyon

De arteria en nervus ulnaris komen de hand binnen door het kanaal van Guyon. Dit kanaal is lateraal begrensd door het os pisiforme en os hamatum, dorsaal door het transversale carpale ligament (retinaculum flexorum) en ventraal door het volaire carpale ligament (een uitbreiding van de pees van de musculus flexor carpi ulnaris en fascia-uitlopers van de hypothenarspieren).

In dit starre kanaal vertakt de arteria ulnaris zich. De diepe tak penetreert samen met de motorische tak van de nervus ulnaris de hypothenarspieren en verzorgt de circulatie van deze spieren. De superficiële tak loopt over een traject van ongeveer twee centimeter oppervlakkig van deze spieren vóór deze onder de palmaire aponeurose (zie uw anatomieboek) duikt om daar het grootste aandeel van de volaire arcade te leveren.

De nervus ulnaris vertakt zich in het kanaal in een sensibel en een motorisch deel.

Innervatie door de nervus ulnaris

De nervus ulnaris is een gemengde zenuw; er is een motorisch en een sensibel deel. Nadat de dorsale cutane tak zich ongeveer acht centimeter proximaal van de pols heeft afgetakt, verloopt de zenuw vanaf de pols samen met de arteria en vena ulnaris door het kanaal van Guyon. De dorsale cutane tak verzorgt de sensibiliteit van de ulnaire zijde van de hand in een sterk variabel patroon. Het meest karakteristieke patroon is de sensibele verzorging van de laterale zijde van de hand en de dorsale zijde van de vingers IV en V (zie afbeelding 1.5).

De motorische ramus profundus, welke zich in het kanaal van Guyon aftakt, verzorgt de hypothenarspieren, de musculus flexor pollicis brevis, de musculi interossei, de musculi lumbricales III en IV en de musculus adductor pollicis. Ook geeft hij takken af voor de propriocepsis van het polsgewricht en waarschijnlijk ook voor de metacarpofalangeale gewrichten.

Distaal van het kanaal van Guyon vertakt de sensibele ramus superficialis van de nervus ulnaris zich voor de sensibele innervatie van de ulnaire zijde van de handpalm (hypothenargebied) en de ulnaire zijde van de ringvinger alsmede de radiale en ulnaire zijde van de pink. Soms wordt de ulnaire zijde van de handpalm (mede) door de dorsale cutane tak van de nervus ulnaris verzorgd.

1.2.5 Het dorsum van de hand[5]

Het dorsum van de hand vertoont meestal weinig onderhuids vet (tenzij iemand overgewicht heeft). De strekpezen zijn zichtbaar bij aanspannen van de strekspieren. Het dorsum van de hand heeft geen polstering nodig, daar van dit deel van de hand geen steunfunctie verlangd wordt.
In tegenstelling tot de handpalm is er in dit gebied van de hand een veel uitgebreidere oppervlakkige veneuze plexus aanwezig.

De strekpezen en de glijweefsels
De musculus extensor digitalis communis heeft zijn (brede) origo aan de epicondylus lateralis van de humerus, het gewrichtskapsel van het elleboogewricht en de fascia antebrachii. De insertie van de spier is het extensorapparaat van de vingers. De pezen hebben een gemeenschappelijke spierbuik.
De innervatie van de spieren wordt verzorgd door de nervus interosseus posterior, een tak van de nervus radialis.
De musculus extensor digitalis communis strekt (samen met de polsextensoren) het polsgewricht en de metacarpofalangeale gewrichten.
Ter hoogte van de pols lopen de strekpezen onder het retinaculum extensorum door en zijn omgeven door dubbele lagen synoviaal weefsel analoog aan de peeskokers van de flexorpezen.
Op het dorsum van de hand verlopen de strekpezen niet door kokers maar tussen dunne lagen synoviaal weefsel door die makkelijk ten opzichte van elkaar kunnen bewegen. Dit wordt ook wel glijweefsel genoemd. Voor het soepel kunnen functioneren van de strekpezen zijn deze lagen essentieel.

Het retinaculum extensorum
Het retinaculum extensorum insereert radiaal aan de radiovolaire zijde van de radius; ulnair aan de ulnaire zijde van de ulna en het os triquetrum. Het retinaculum kent zes compartimenten.
- Het eerste compartiment bevat de musculus extensor pollicis brevis en de musculus abductor pollicis longus.
- Het tweede compartiment bevat de musculus extensor carpi radialis longus en de musculus extensor carpi radialis brevis.
- Het derde compartiment bevat de musculus extensor pollicis longus.
- Het vierde compartiment bevat de musculus extensor digitorum communis en de musculus extensor indicis proprius.
- Het vijfde compartiment bevat de musculus extensor digiti minimi.
- Het zesde compartiment bevat de musculus extensor carpi ulnaris.

De functie van het retinaculum is de katrolwerking voor bovengenoemde extensorpezen. Bij het ontbreken van het retinaculum gaat deze katrolwerking verloren en worden bij extensie van de vingers de pezen tegen de huid aangespannen (*bowstringing*). De effectieve extensiekracht gaat hiermee in meerdere of mindere mate verloren.

De functie van de nervus radialis
De ramus superficialis van de nervus radialis verzorgt samen met de dorsale sensibele tak van de nervus ulnaris en de eindvertakkingen van de nervi digitales van de nervus medianus, de sensibiliteit van het dorsum van de hand en de

vingers (zie afbeelding 1.5). De sensibele verzorging door de drie zenuwen is aan de dorsale zijde van de hand minder constant dan aan de volaire zijde. De afbeelding geeft dan ook het meest voorkomende verzorgingspatroon weer.
De ramus profundus van de nervus radialis vertakt zich in het proximale deel van de onderarm naar de extensoren van pols en vingers.

1.2.6 De duim

De volaire plaat
De volaire plaat, de verbinding tussen gewrichten aan de volaire zijde, is een verdikt deel van het gewrichtskapsel. Deze plaat is proximaal dun en fibreus, distaal dik en kraakbenig. De volaire plaat verhindert overstrekken van een gewricht.
De volaire plaat is aanwezig ter hoogte van alle metacarpofalangeale, alle proximale interfalangeale en alle distale interfalangeale gewrichten van de vingers II tot en met V en ter hoogte van het interfalangeale (IP-)gewricht van de duim.

Het carpometacarpale gewricht
Het carpometacarpale gewricht van de duim wordt gevormd door het os metacarpale en het os trapezium. Het carpometacarpale gewricht van de duim is een *zadelgewricht*. Het gewricht is door deze bouw niet stabiel. De stabiliteit van het gewricht wordt tijdens gebruik van de hand gerealiseerd door de aanspanning van en samenwerking tussen ligamenten, intrinsieke en extrinsieke spieren. Het zadelgewricht stelt de duim in staat angulaire en rotatoire bewegingen te maken. Daardoor kan de duim alle vingers bereiken door ertegenover te gaan staan: *oppositie*.
Andere mogelijke bewegingen zijn:
- retropositie, palmaire en radiale abductie;
- dorsale en ulnaire adductie.

De falangen
De duim kent twee falangen, de andere vingers drie. De voornaamste functie van de duim is *oppositie*. Als in de duim drie falangen aanwezig zouden zijn, zou de duim in de oppositiestand te 'lang' zijn ten opzichte van de vingers om een voorwerp te omvatten en te fixeren. De natuur heeft dit opgelost door de ontwikkeling van een duim met twee falangen.
Ter voorkoming van overstrekken van het metacarpofalangeale en het interfalangeale gewricht worden deze gewrichten aan de volaire zijde gestabiliseerd door de volaire plaat, lateraal door (onder andere) de collateraalbanden.

1.2.7 De vingers[6,10]

De vingers II tot en met V kennen drie falangen, die onderling twee gewrichten vormen. De proximale falangen vormen met de ossa metacarpalia de metacarpofalangeale gewrichten. De proximale en middelste falangen vormen de proximale interfalangeale gewrichten. De middelste en distale falangen vormen de distale interfalangeale gewrichten.

De metacarpofalangeale (MCP-)gewrichten
De metacarpofalangeale gewrichten zijn in staat flexie en extensie toe te staan, alsmede enige abductie en adductie. Flexie en extensie worden bewerkstelligd

door de extrinsieke buigers en strekkers van de vingers; radiale en ulnaire deviatie door de intrinsieke handspieren (zie paragraaf 1.2.2).

Het os metacarpale en de proximale falanx zijn met elkaar verbonden door het gewrichtskapsel, de collaterale ligamenten radiaal en ulnair en de schuin verlopende 'check rein' ligamenten. Het gewricht wordt gestrekt door het strekapparaat, gevormd door bijdragen van de musculus extensor digitorum communis, de musculus interosseus dorsalis en de musculus lumbricalis. Het strekapparaat bestaat uit schuin verlopende en in de lengte verlopende vezels en verdikkingen, alsmede een sagittaal verlopend deel.

Overstrekken van het gewricht in volaire richting wordt voorkomen door de volaire plaat. De volaire plaat en daarmee het gewrichtskapsel van de vingers II tot en met IV zijn door middel van de diepe transversale metacarpale ligamenten onderling verbonden.

De intrinsieke handspieren van de metacarpofalangeale gewrichten zijn ontspannen bij extensie. De collaterale banden zijn dan eveneens ontspannen en laten laterale bewegingen van het gewricht toe.

Bij ongeveer 70 graden flexie stabiliseren de ligamenten het metacarpofalangeale gewricht. Verstijving van de metacarpofalangeale gewrichten bij het in extensie in rust stellen van deze gewrichten wordt veroorzaakt door verkorting van de collaterale banden, kapselschrompeling en fibroseren van de intrinsieke handspieren.

De proximale interfalangeale (PIP-)gewrichten

De proximale interfalangeale gewrichten zijn *scharniergewrichten*. De radiale en ulnaire stabiliteit wordt gerealiseerd door de collateraalbanden, de volaire stabiliteit door de volaire plaat.

Het dorsale gedeelte van het gewricht kent geen verbinding tussen de beide falangen anders dan het gewrichtskapsel. De dorsale stabiliteit van het gewricht wordt verzorgd door het *extensorapparaat* (of *strekapparaat*) (zie afbeelding 1.6).

Het extensorapparaat wordt gevormd door de volgende structuren:
- een versterkte, centrale en in de lengte gerichte 'pees' die insereert aan het proximale deel van de middenfalanx;
- een lateraal deel met dunnere, schuin verlopende vezels.

Het centrale deel is extrinsiek; dat wil zeggen dat het afkomstig is van de musculus extensor digitorum. De beide laterale delen zijn intrinsiek; dat wil zeggen dat zij een voortzetting zijn van de pezen van de musculi lumbricales en de musculi interossei.

Afbeelding 1.6
Het extensorapparaat ter hoogte van het PIP-gewricht kent een centrale slip, afkomstig van de pees van de musculus extensor digitorum communis, en twee laterale slippen, afkomstig van de kleine handspieren. Het extensorapparaat ter hoogte van het DIP-gewricht kent een centrale slip, gevormd door de laterale slippen ter hoogte van het PIP-gewricht. De diverse gewrichtsbanden zijn niet ingetekend.

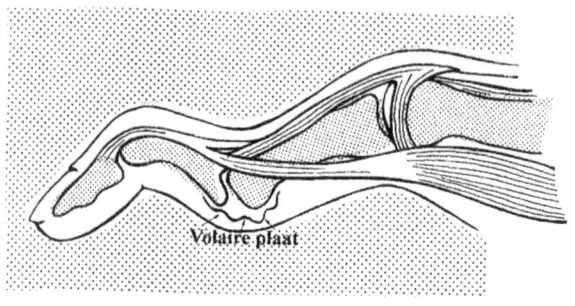

De distale interfalangeale (DIP-)gewrichten
De distale interfalangeale gewrichten zijn *scharniergewrichten*. De radiale en ulnaire stabiliteit wordt gerealiseerd door de collateraalbanden, de volaire stabiliteit door de volaire plaat.

Het dorsale gedeelte van het gewricht kent geen verbinding tussen de beide falangen anders dan het gewrichtskapsel. De dorsale stabiliteit van het gewricht wordt verzorgd door het extensorapparaat (of strekapparaat) (zie afbeelding 1.6).

Het laterale deel van het extensorapparaat ter hoogte van het proximale interfalangeale gewricht wordt deels centraal ter hoogte van de middenfalanx om dan als centrale pees te insereren aan het proximale deel van de eindfalanx. En deel hiervan vormt echter weer een laterale slip.

Referenties

1. Hafferl A. Lehrbuch der topografischen Anatomie. Berlin: 1969.
2. Spalteholz W, Spanner R. Handatlas der Anatomie des Menschen. Scheltema & Holkema, 1966.
3. McMinn RMH, Hutchings RT, Logan BM. A Colour Atlas of Applied Anatomy. Weert: Wolfe Medical Publications Ltd, 1984.
4. Tweede Cursus Topografische Functionele Anatomie van hand en pols. AMC 1990.
5. Viegas SF, Yamaguchi S, Boyd NL, Patterson R. The Dorsal Ligaments of the Wrist: Anatomy, Mechanical Properties and Function. J Hand Surg 1999; 9A:456-469.
6. Ali A, Hamman J, Mass DP. The Biomechanical Effects of Angulated Boxer's Fractures. J Hand Surg 1999;13A:835-845.
7. El-Gammal TA, Steyers CM, Blair WF, Maynard JA. Anatomy of the Oblique Retinacular Ligament of the Index Finger. J Hand Surg 1993;18A:717-721.
8. Schroeder HP von, Botte JM, Gellman H. Anatomy of the Juncturae Tendinum of the Hand. J Hand Surg 1990;15A:595-602.
9. Johanson ME, Skinner SR, Lamoreux LW, St Helen R, Moran SA, Ashley RK. Phasic Relationships of the Extrinsic Muscles of the Normal Hand. J Hand Surg 1990;15A:587-594.
10. Zancolli E. Structural and Dynamic Bases of Hand Surgery. J.B. Lippincott Company. 3nd edition.
11. McGrouther, DA, Colditz JC. Interactive Hand, Therapy Edition. London: Primal Pictures Ltd, 1998.
12. McGrouther DA, O'Higgins P. Interactive Hand, Surgical Anatomy and Surgery. London: Primal Pictures Ltd, 1997.

HOOFDSTUK 2 | Congenitale afwijkingen en (verkregen) groeistoornissen[1,3]

De fysiotherapeut met een algemene praktijk zal niet dikwijls geconfronteerd worden met de fysiotherapeutische behandeling van een kind dat voor een aangeboren handafwijking is geopereerd. Deze kinderen worden zowel voor de operatieve correctie als voor de fysiotherapeutische behandeling meestal in speciale centra behandeld. Toch kan het voorkomen dat een dergelijk kind naar de fysiotherapeut wordt verwezen. Het is dan zaak de behandeling van dit kind zo goed mogelijk uit te voeren. Meestal krijgt de fysiotherapeut in deze gevallen uitvoerige documentatie van de behandelend(e) arts(en).

Kinderen vergen gewoonlijk een andere aanpak dan volwassenen. Deze aanpak is afhankelijk van het fysieke en mentale ontwikkelingsniveau van het kind. Een fysiotherapeut die niet goed met kinderen overweg kan, moet dan niet aarzelen om het kind te verwijzen naar een collega die begeleiding van kinderen vaker doet en daarin ook geïnteresseerd is.

De handfunctie bij het kind ontwikkelt zich als volgt:
- Grijpen en vasthouden zijn bij een leeftijd van 4 tot 7 maanden aanwezig.
- De duim- en wijsvingerfunctie ontwikkelen zich tussen 10 en 12 maanden.
- Vrijwillig loslaten ontwikkelt zich tussen 15 en 18 maanden.
- Een volledige handfunctie ontwikkelt zich tussen 2 en 3 jaar.

Het bovenstaande is een richtlijn. Sommige kinderen ontwikkelen zich sneller, andere weer wat trager. Luister vooral naar de ouders met al oudere kinderen. Het kan goed zijn dat een bepaalde ontwikkeling voor een gezin heel normaal is, ook al valt het buiten het gemiddelde. Luister echter ook goed als ouders zich ongerust maken over de ontwikkeling. Zij zien het kind de hele dag en zijn meestal niet nodeloos ongerust. De begeleiding van een kind daagt uit tot creativiteit. Het vraagt een goed contact met de ouders, kennis van de voorkeuren van het kind en aanpassing van uw adviezen aan dit specifieke kind.

Oefeningen geven aan een kind van 1 jaar heeft natuurlijk weinig zin. U zult moeten zoeken naar spelletjes die de ouders met het kind kunnen spelen om het geopereerde handje te stimuleren. Daarbij is het niveau van ontwikkeling van de handfunctie het uitgangspunt.

Een iets ouder kind (tot ongeveer 4 jaar) kan, naarmate de leeftijd vordert, bewegingen gaan nadoen. Ook dan zal dit in spelvorm moeten worden vertaald, daar de aandacht op deze leeftijd nog maar kort gericht kan worden.

> **Voorbeeld van het oefenen van de pincetgreep bij een kind vanaf 4 jaar**
> Na de leeftijd van 4 jaar kunnen simpele oefeninstructies gegeven worden met een taakje voor thuis. U oefent bijvoorbeeld de pincetgreep. U doet deze beweging voor en laat het kind de beweging nadoen. Vervolgens krijgt het kind bijvoorbeeld als taak om met potlood of viltstift in drie kleuren tien streepjes te zetten. Geef vooral kleine taakjes. Het kind is er snel mee klaar, het kan altijd laten zien dat het eraan gewerkt heeft en menig kind zal trots naar u toekomen met een dubbel uitgevoerde taak.

Voor de ontwikkeling van een goede functie van de congenitaal afwijkende hand is het belangrijk dat de afwijking vroegtijdig geëvalueerd wordt.
Kleine kinderen met een aangeboren aandoening van de hand zullen zonder begeleiding een functie ontwikkelen die meestal verbazingwekkend goed is. Naarmate er in het verdere leven echter meer eisen gesteld gaan worden aan de hand, kan deze functie vroeger of later decompenseren. Ook de groei van de hand kan aan deze decompensatie bijdragen. Veel aangeboren afwijkingen kunnen chirurgisch worden gecorrigeerd, waarbij deze latere decompensatie kan worden voorkomen of afgezwakt.
Een goede evaluatie van de afwijking, het opstellen van een behandelplan gepaard gaande met een duidelijk tijdstraject, is vereist.

2.1 Soorten congenitale aandoeningen

Er zijn aandoeningen die met een eenmalige kleine operatieve ingreep te herstellen zijn (trigger finger; zie paragraaf 2.1.1). Evenzo zijn er aandoeningen die vroegtijdig verholpen moeten worden, maar waarbij te verwachten is dat meerdere ingrepen nodig zullen zijn naarmate de hand groeit (bijvoorbeeld bij syndactylie, zie paragraaf 2.1.2). Ook zijn er aandoeningen die pas op latere leeftijd voor een operatieve ingreep in aanmerking komen, bijvoorbeeld verkorting van de distale radius (Madelungse deformiteit, zie paragraaf 2.1.6).
Een congenitale aandoening van de hand kan aanleiding geven tot functieproblemen van deze hand bij het vorderen van de groei. Deze functieproblemen kunnen leiden tot de indicatie voor een operatieve correctie van de aandoening. Er bestaan zeer veel congenitale aandoeningen van hand en vingers. Het gaat echter buiten het bestek van dit boek om al deze aandoeningen te behandelen. We beschrijven in dit hoofdstuk enkele aandoeningen die vaker voorkomen. De oorzaak van de aandoening, de diagnostiek ervan en het bijbehorende behandelplan zullen beschreven worden. Ter verduidelijking zijn enkele voorbeelden uit de praktijk toegevoegd.

2.1.1 Trigger finger (snapping finger, tendovaginitis stenosans)

Een trigger finger kan een verworven of een aangeboren aandoening zijn.[2]
De *trigger duim* komt congenitaal het meest voor. Vanaf de geboorte kan een duim aanwezig zijn die in flexie staat en spontaan niet gestrekt kan worden. Buigen lukt wel. Een dergelijke duim kan vaak wel door de onderzoeker met enige

Afbeelding 2.1a
De duim van een baby is in rust geflecteerd.

Afbeelding 2.1b
Pogingen van de onderzoeker om de duim te strekken lukken niet.

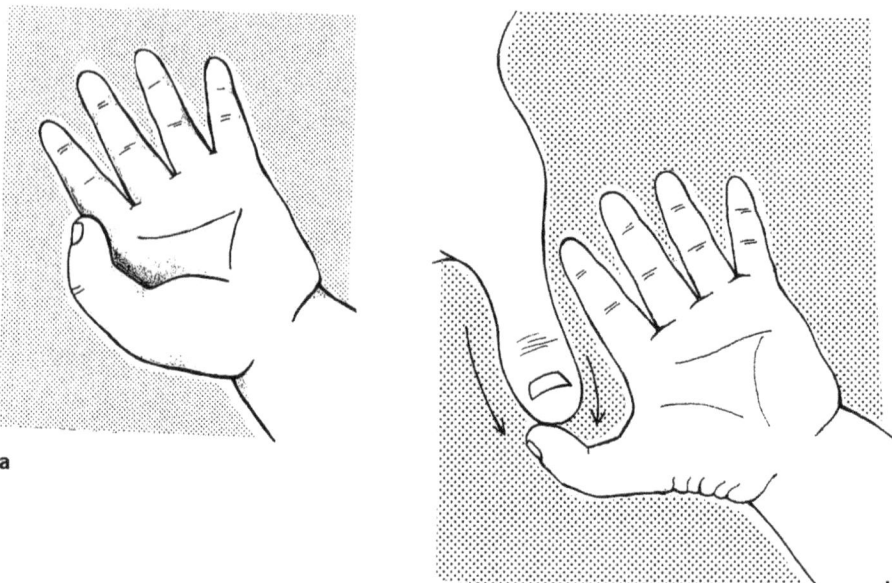

kracht gestrekt worden (zie afbeelding 2.1a en b). Een klikje is dan voelbaar, en soms zelfs hoorbaar. We spreken dan van een trigger fenomeen.

Een permanente extensie van de duim (de duim is actief niet te buigen) behoort ook tot de mogelijkheden.

Bij de congenitale trigger duim is meestal sprake van een verdikking van de buigpees die bij flexie en extensie van de duim achter de A1 pully (zie paragraaf 1.2.2) blijft steken. De pully lijkt ook vaak erg strak en verdikt. De oplossing voor het probleem is klieven van de peesschede zodra het kind een operatie kan ondergaan.

Bij het bestaan van een trigger fenomeen van een van de andere vingers mag gewacht worden tot het kind 1 jaar is. De trigger finger kan nog spontaan verdwijnen.

Fysiotherapeutische behandeling van trigger fingers helpt niet. Het helpt wel als de fysiotherapeut de aandoening herkent en de ouders of de verwijzer aanraadt naar een handchirurg te gaan voor een advies.

Een kind heeft overigens zelf geen last van zijn trigger fingers, zoals uit de volgende casus blijkt.

Casus Gijs, 5 jaar, komt op het spreekuur van de handchirurg omdat zijn duimen krom staan. Bij navraag blijkt dit door zijn moeder al op babyleeftijd te zijn opgemerkt. Maar er is geen verdere aandacht aan geschonken, want zijn tante Ria heeft het ook en die is al tweeëndertig.

Gijs moet echter een jaar extra blijven kleuteren, want hij is wat onhandig. Hij kan niet goed figuren knippen, omdat zijn duimen niet goed werken. Bij onderzoek is aan elke hand een trigger duim aanwezig.

Enkele weken later worden de peesscheden van beide duimen gekliefd en na de ingreep kan Gijs zijn duimen weer normaal strekken. Na een paar weken knipt Gijs figuren dat het een lieve lust is. Zijn moeder is heel gelukkig met het resultaat.

CONGENITALE AFWIJKINGEN EN (VERKREGEN) GROEISTOORNISSEN

Fysiotherapeutische begeleiding na een dergelijke ingreep is nooit nodig, daar het kind zijn handen direct normaal gaat gebruiken als de aanvankelijke pijn weg is.

2.1.2 Syndactylie[3, 4]

Bij niet-gescheiden vingers spreken we van syndactylie. Syndactylie kan zich op verscheidene manieren voordoen (zie afbeelding 2.2a t/m d).

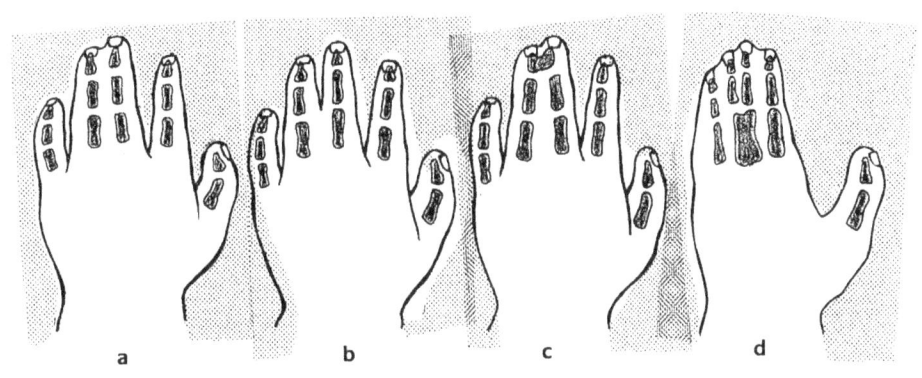

Afbeelding 2.2a
De huid van de derde en de vierde vinger is gefuseerd.

Afbeelding 2.2b
De huid van de derde en de vierde vinger is partieel gefuseerd.

Afbeelding 2.2c
De huid en de distale falangen van de derde en de vierde vinger zijn gefuseerd.

Afbeelding 2.2d
De huid van alle vingers en de proximale falangen van de derde en de vierde vinger zijn gefuseerd.

Het kan zijn dat alleen de huid geheel of gedeeltelijk gemeenschappelijk is, maar ook een gemeenschappelijke vaat- en zenuwvoorziening behoort tot de mogelijkheden. Bij de meest extreme vorm kunnen zelfs de falangen geheel of gedeeltelijk gefuseerd zijn.

Bij verschillende lengte van twee (of meerdere) niet-gescheiden vingers bestaat de mogelijkheid dat asdeviatie van de langere vinger gaat ontstaan bij het vorderen van de groei. Om groei van vingers zonder asdeviatie te laten plaatsvinden, worden deze vingers gescheiden. Afhankelijk van de uitingsvorm wordt een tekort aan huid aangevuld. Bij voorkeur gebeurt dit op de leeftijd van 1 tot 2 jaar, maar zo nodig (bijvoorbeeld bij zeer complexe vormen) eerder.

De operatieve procedure vereist zeer zorgvuldig werk. Het doel is de vingers zo ver van elkaar te scheiden dat een normale interdigitale ruimte ontstaat. Het komt voor dat de vaat- en zenuwvoorziening vrij distaal nog gemeenschappelijk is. Een volledige correctie zou deze structuren doornemen en kunnen leiden tot sensibiliteitsverlies of zelfs tot een ischemische stoornis. Het is dan beter te volstaan met een gedeeltelijke correctie.

Bij het uitgroeien van de hand kan het voorkomen dat een afwijkende stand van de vingers dreigt te ontstaan. Hernieuwde correcties zijn dan mogelijk.
Enkele problemen in het verloop van de groei kunnen zijn:
- Het huidlitteken contraheert (trekt samen) aan één zijde van de vinger, waardoor de vinger een radiale of ulnaire asstanddeviatie gaat vertonen. Het oplossen van de contractuur door middel van huidtransposities, of het invoegen van een nieuw stukje huid is dan aangewezen.
- Een interdigitale ruimte die goed van diepte was na de eerste correctie, lijkt naar distaal te groeien. In wezen groeit de (ingevoegde) huid hier onvoldoende mee met de rest van de hand. Soms geeft dit geen functionele problemen en is het probleem alleen van esthetische aard. Als het echter aanleiding geeft tot een verminderd vermogen om de vingers te spreiden, kan de functie van de gehele hand gehinderd worden en is chirurgische correctie aangewezen.

- Op het punt met de meeste spanning kunnen kloofjes van de huid ontstaan (we spreken van een instabiele huid). Deze kloofjes kunnen pijnlijk zijn, maar ook aanleiding geven tot ontstekingen. Invoegen van nieuwe huid, waardoor de spanning wordt opgeheven, kan dit probleem oplossen.

2.1.3 Polydactylie[3]

De letterlijke vertaling van polydactylie is: 'veel vingers'. In de geneeskunde verstaan we hieronder de aanwezigheid van meer dan vijf vingers per hand. De afwijking ontstaat vóór de tiende embryologische week, de periode waarin de extremiteiten gevormd worden. Het meest frequent komt verdubbeling van de pink voor, minder vaak van de duim en zeer zelden van een van de andere vingers. Bij polydactylie van duim tot en met ringvinger is sprake van een autosomale erfelijke aandoening. Ook andere afwijkingen kunnen hierbij voorkomen, zoals syndactylie (zie paragraaf 2.1.2 en afbeelding 2.2d), een duim met drie falangen, polydactylie van de grote teen.

Polydactylie van de pink bij een Kaukasisch kind zou een aanduiding kunnen zijn van geassocieerde aandoeningen als doofheid, cataract (ooglensvertroebeling), lipspleten, retardatie (geestelijk achterblijvend), en nog vele andere; ook kan er sprake zijn van chromosomale afwijkingen. Bij kinderen van het negroïde ras komen eerder genoemde geassocieerde afwijkingen niet voor.

Polydactylie kan geheel of gedeeltelijk zijn. Er kan een gedupliceerde straal aanwezig zijn, maar alleen een klein overtollig huidknobbeltje behoort ook tot de mogelijkheden.

In de literatuur wordt de verdubbeling in drie klassen ingedeeld (zie afbeelding 2.3 t/m 2.5):

- Type 1 (zie afbeelding 2.3) bestaat uit een wekedelenaanhangsel zonder bot, pezen of kraakbeen. Meestal kunnen deze aanhangsels op een simpele manier verwijderd worden. Een draad wordt stevig om het steeltje geknoopt en na enige tijd valt het overtollige deel eraf. Een iets groter aanhangsel wordt meestal chirurgisch verwijderd.
- Type 2 (zie afbeelding 2.4a t/m c) bestaat uit een verdubbeling van een deel van de vinger waarbij alle structuren in beide deelvingers aanwezig zijn.
  Bij een verdubbeling van een deel van de vinger, waarbij te verwachten is dat niet alleen een verdubbeling van de huid is opgetreden maar ook van bot en pezen, moet men voorzichtig zijn met het verwijderen van deze extra vinger. Het is goed mogelijk dat in een dergelijk geval ook de bloed- en zenuwvoorziening uit een gemeenschappelijke bron stammen, waardoor circulatoire of sensibiliteitsproblemen van de achterblijvende vinger kunnen ontstaan.

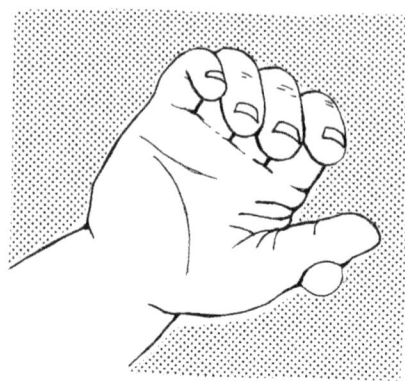

Afbeelding 2.3
Bij de duim is een huidaanhangsel aanwezig.

CONGENITALE AFWIJKINGEN EN (VERKREGEN) GROEISTOORNISSEN

Afbeelding 2.4a t/m c
Verdubbeling van de pink: a de ossalia zoals ze op een röntgenfoto zichtbaar te maken zijn; b de hand zoals deze er aan de dorsale zijde uitziet; c de hand zoals deze er aan de volaire zijde uitziet.

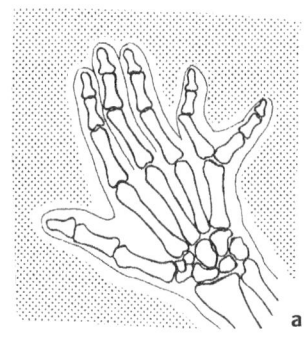
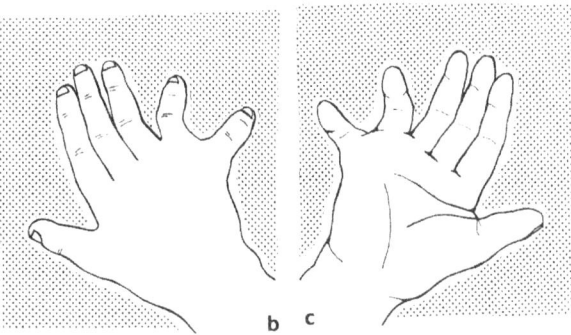

Afbeelding 2.5a en b
Verdubbeling van de pink en het os metacarpale V, een hand met zes stralen: a de uitwendige hand; b de ossalia zoals ze op een röntgenfoto zichtbaar te maken zijn.

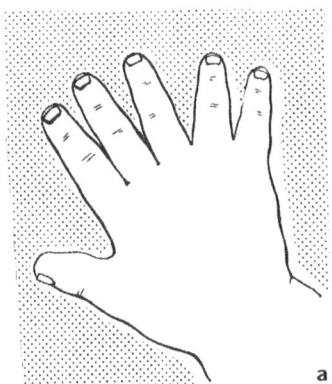
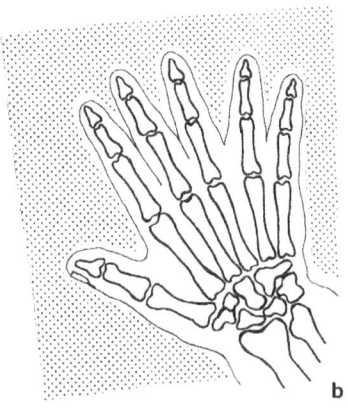

Afbeelding 2.6
Verdubbeling van de pink en de ringvinger en partiële verdubbeling van de duim. Dit is een zogeheten waaiervormige hand.

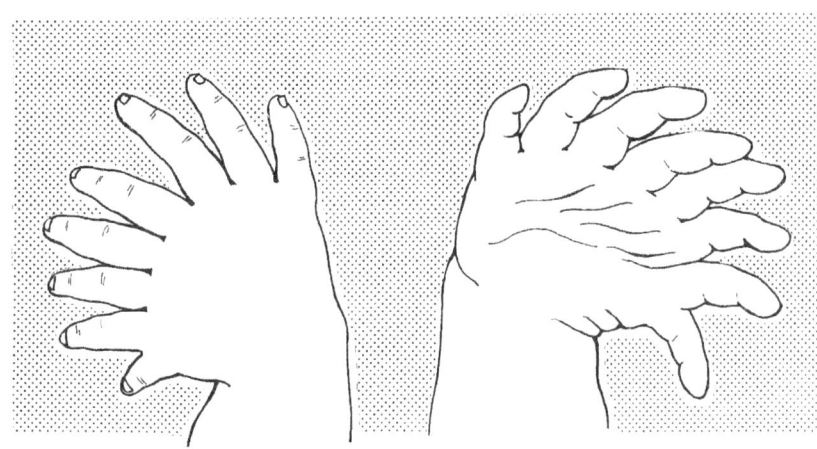

In een enkel geval is er sprake van een partiële verdubbeling, waarbij de keus welke vinger voor verwijdering in aanmerking komt door de stand van beide vingers soms zeer moeilijk kan zijn. De achterblijvende vinger mag natuurlijk niet necrotisch worden en moet zo normaal mogelijk kunnen functioneren. De keuze wordt dan bepaald door de functionaliteit van de vingers. Deze functionaliteit wordt bepaald aan de hand van de lengte en de stand van de vingers, de stabiliteit en beweeglijkheid van de gewrichten en de functie van de pezen. Soms moet zelfs gekozen worden om een deel van elke vinger te gebruiken om één goede vinger te creëren.
- Type 3 (zie afbeelding 2.5a en b en 2.6) is zeer zeldzaam. Het is een totale verdubbeling van een vinger waarbij ook het os metacarpale volledig verdubbeld is.

De combinatie van polydactylie en syndactylie komt frequent voor.
Correctie van polydactylie vindt meestal plaats op een leeftijd tussen 6 maanden en 2 jaar; in ieder geval vóór zich een volledige handfunctie heeft ontwikkeld, waardoor de 'cerebrale hertraining' weinig problemen oplevert.

2.1.4 Camptodactylie[3,5]

Camptodactylie betekent 'gebogen vinger' en wijst naar een deviatie in het anteroposterieure vlak. Meestal is er sprake van een flexiedeformiteit van het proximale interfalangeale gewricht van de pink (zie afbeelding 2.7). Deze vorm van camptodactylie komt in twee van de drie gevallen dubbelzijdig voor. Camptodactylie is soms geassocieerd met andere congenitale aandoeningen.

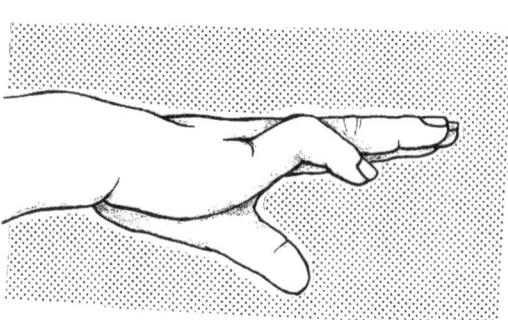

Afbeelding 2.7
Camptodactylie.

Bij ruim 80 procent van de kinderen met camptodactylie is de aandoening zichtbaar voor het tiende levensjaar. Op deze leeftijd komt het in gelijke mate voor bij jongens en meisjes. Bij de overige 20 procent openbaart het zich pas in de puberteit. Op deze leeftijd komt het met name bij meisjes voor.
Correctie van camptodactylie is pas zinvol, wanneer een progressieve deformiteit van de pink ontstaat en de functie van de hand wordt belemmerd. De eerste keus van behandeling is het aanmeten van statische en/of dynamische strekspalkjes, die langdurig gedragen moeten worden. De minimale tijdsduur is zes maanden. Bij kleine kinderen is het spalken het meest problematisch; maar juist op deze leeftijd zou de beste correctie door middel van spalkjes te verkrijgen zijn.
De pathologie van de aandoening is nog niet eenduidig. Afwijkingen in aanleg en/of insertie van pezen en ligamenten zijn beschreven.
Operatieve correctie van deze aandoening is niet eenvoudig. Er zijn vele technieken beschreven, maar geen enkele geeft zekerheid over de uitkomst van de ingreep. Slechts een artrodese van het PIP-gewricht geeft een tevoren voorspelbaar resultaat. Bij deze aandoening is men dan ook zeer terughoudend met het voorstellen van een operatieve correctie.

2.1.5 Clinodactylie[3]

Clinodactylie betekent 'gebogen vinger' en wijst naar een radiale of ulnaire deviatie van de vinger. De deviatie doet zich meestal vanaf het distale interfalangeale gewricht voor. De deviatie kan echter ook voorkomen vanaf het proximale interfalangeale gewricht (zie afbeelding 2.8a en b).
Elke vinger kan clinodactylie vertonen; de pink is echter de meest voorkomende locatie.

CONGENITALE AFWIJKINGEN EN (VERKREGEN) GROEISTOORNISSEN

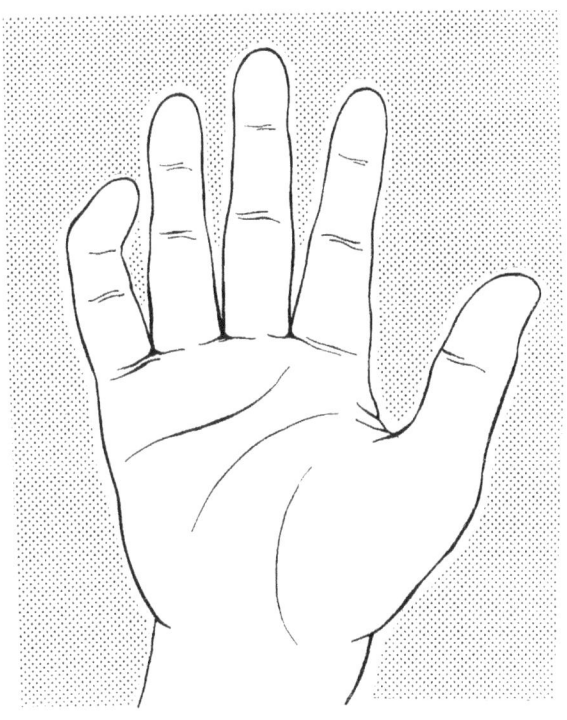

Afbeelding 2.8a
Clinodactylie van het distale interfalangeale gewricht van de pink.

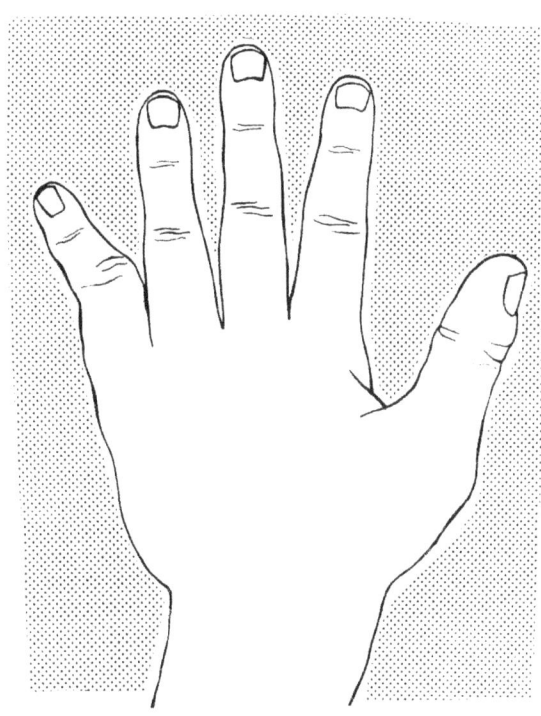

Afbeelding 2.8b
Clinodactylie van het proximale interfalangeale gewricht van de pink.

Clinodactylie gaat in veel gevallen gepaard met mentale retardatie. Bij het syndroom van Down bijvoorbeeld wordt een incidentie van 35 tot 79 procent aangegeven.
Clinodactylie is gewoonlijk meer een esthetisch dan een functioneel probleem. Het ware belang van clinodactylie ligt dan ook in de herkenning van geassocieerde syndromen zoals boven aangegeven.
Door middel van spalktherapie is op zeer jonge leeftijd de groei van een dergelijke deviatie enigszins te sturen. Het probleem is alleen dat juist op deze leeftijd de medewerking over het algemeen gering is.
Bij een zeer ernstige deviatie of een ernstig esthetisch probleem kan overgegaan worden tot een corrigerende osteotomie. Terughoudendheid is gewenst, daar kans bestaat dat bij een ingreep de epifysairschijven beschadigd worden.

2.1.6 Madelungse deformiteit[3]

De Madelungse deformiteit is een groeistoornis van de radius die pas na een aantal jaren tot uiting komt. Meestal ligt de leeftijd tussen 8 en 12 jaar. De aandoening komt vaak bilateraal voor en vooral bij meisjes. Ze kan geïsoleerd voorkomen, maar is vaak geassocieerd met andere skeletafwijkingen.
Bij deze aandoening is de ulna normaal aangelegd en groeit normaal; de radius vertoont een groeistoornis. Uiteindelijk ontstaat een beeld van een verkorte radius ter hoogte van de pols. Vooral het ulnaire en volaire deel van de radius zijn verkort (zie afbeelding 2.9a en b).
De stand van de pols geeft het beeld van een subluxatie in volaire en ulnaire richting, terwijl het distale einde van de ulna promineert. Extensie en supinatie van de pols zijn beperkt, in mindere mate de flexie en pronatie.

Afbeelding 2.9a
Schematische tekening van de normale stand van de ulna en de radius. De groeischijven van ulna en radius (weergegeven door de zwarte band) bevinden zich op gelijk niveau.

Afbeelding 2.9b
Schematische tekening van de stand van de ulna en de radius bij de Madelungse deformiteit. De groeischijven (weergegeven door de zwarte band) liggen niet meer in elkaars verlengde. De ulna is normaal aan het uitgroeien, de radius blijft aan de ulnaire zijde achter in groei.

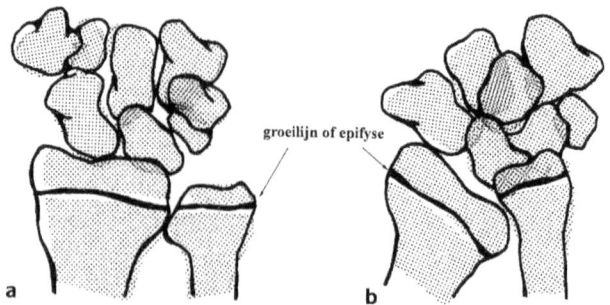

Correctie van deze deformiteit is vooral om functionele redenen noodzakelijk. Frictie tussen distale radius en ulna kan aanleiding geven tot heftige pijn bij bewegen van de pols. Ook een progressieve deformiteit van pols en/of hand (ook zonder pijnklachten), steeds verder interfererend in het dagelijks functioneren, is een indicatie voor operatieve correctie.

In het polsgewricht zelf treedt na correctie zelden een verbeterde beweeglijkheid op. De gecorrigeerde stand van onderarm en pols kan echter wel het gebruik ervan verbeteren. De eventueel aanwezige pijn verdwijnt.

De operatieve correctie bestaat gewoonlijk uit een osteotomie van de radius en/of de ulna. Vele methoden zijn hiervoor beschreven.

2.1.7 Amnionringen (congenitaal bandsyndroom)[3]

Amnionringen (zie afbeelding 2.10) vormen een aandoening waarbij circulaire ringen rond vingers, onderarmen, voeten, tenen of een ander lichaamsdeel aanwezig zijn. Als oorzaak wordt in de literatuur een defect in aanleg van subcutane weefsels of insnoering door amnionbanden (het amnionvlies is een van de vliezen rond het ongeboren kind) aangegeven. Ongeacht de oorzaak komt het erop neer dat ter plaatse van de ringen alleen hypotrofisch weefsel aanwezig is.

De ringen kunnen zich voordoen als banden, waarbij de vinger(s) of een ander lichaamsdeel normaal aangelegd zijn. Hypoplasie of deformatie distaal van een dergelijke ring komt echter ook voor. Zelfs volledige amputatie van het distaal

Afbeelding 2.10
In deze schematische tekening van de amnionringen is te zien dat er insnoeringen van de huid ter hoogte van de duim en de pink bestaan. De falangen zijn intact. Deze vingers zullen een normaal aanzien krijgen na het opheffen van de insnoeringen. De vingers II, III en IV tonen deformiteiten van de falangen als gevolg van de zeer diepe insnoeringen.

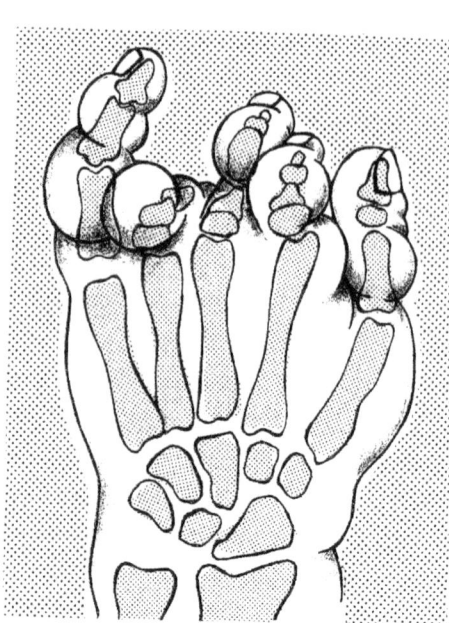

gelegen deel behoort tot de mogelijkheden. Afhankelijk van de uitingsvorm wordt een behandelplan vastgesteld.

Niet erg diepe insnoeringen kunnen wachten tot latere leeftijd; ingrepen worden dan gewoonlijk om esthetische redenen uitgevoerd. Bij diepere insnoeringen kan het op veel jongere leeftijd nodig zijn operatief in te grijpen om groeistoornissen distaal van de insnoering te voorkomen.

Bij correctie van de aandoening wordt de snoerende ring geëxcideerd en de huid verruimd door middel van huidtranspositie; daarbij wordt de Z-plastiek (methode van huidverschuiving waarbij het uitgangspunt een Z-vormige incisie is) het meest toegepast. Een enkele keer kan huidtransplantatie nodig zijn.

Referenties

1. Green DP. Operative Hand Surgery. New York: Churchill Livingstone, 1988;1; 10:255-537.
2. Steenwercks A, De Smet I, Fabry G. Congenital Trigger Digit. J Hand Surg 1996; 21A:909-911.
3. Buck-Gramcko D. Congenital Malformations of the Hand and Forearm. London: Churchill Livingstone, 1998.
4. Biezen JJ van der. Syndactylie. Proefschrift. Maastricht: 1993.
5. Koman LA, Toby EB, Poehling GG. Congenital Flexion Deformities of the Proximal Interfalangeal Joint in Children: a Subgroup of Camptodactyly. J Hand Surg 1990;15A:582-586.

HOOFDSTUK 3 | Traumata

Het behandelen van traumata is een belangrijk maar niet het gemakkelijkste onderdeel van de handproblematiek. Hoewel getracht wordt handletsels volgens een protocol te behandelen, kan dit vaak niet. Natuurlijk is de protocollaire benadering van een letsel wel mogelijk. Een goede anamnese, een goed gedocumenteerd fysisch-diagnostisch onderzoek en uitgebreide röntgen- en laboratoriumdiagnostiek zijn een vereiste. De hantering van gekwetste weefsels tijdens operatief herstel zal volgens strenge maatstaven uitgevoerd worden. Immers, wanneer alle dode weefsel is verwijderd en de achterblijvende weefsels en structuren zo spaarzaam mogelijk getraumatiseerd worden door de operateur en zo netjes mogelijk hersteld worden, zal de genezing met minder complicaties verlopen.

Bij enkelvoudige peesletsels is de protocollaire benadering meestal zeer goed uitvoerbaar. Met de (oefen)spalkmethode volgens Kleinert (zie paragraaf 8.1.1 en paragraaf 2 van Bijlage II) kunnen deze simpele letsels goed protocollair behandeld worden. Dit gaat over het algemeen zo goed dat behandeling door een fysiotherapeut niet nodig is.

Maar bij een handletsel zijn meestal meerdere structuren beschadigd. Daardoor kan de postoperatieve behandeling gecompliceerd zijn. De nabehandeling is dan moeilijker protocollair uit te voeren. Fracturen vragen een langere rustperiode (behalve als ze 'oefenstabiel' zijn); gewrichten en pezen vragen juist gedoseerde beweging direct na operatief herstel. Er moet dan geschipperd worden. Alleen de behandelend chirurg die het letsel heeft hersteld, kan aangeven wanneer een beweging wel of niet gunstig is voor het functioneel herstel.

In de inleiding schreven we al dat het centraal stellen van de behandeling van de individuele patiënt bij handproblematiek is aangewezen. Dit geldt niet in het minst bij het trauma van de hand. Streven naar perfectie in het functioneren en het verkrijgen van een perfecte esthetiek van de hand zijn ideaal en zeker het uitgangspunt, maar ervoor zorgen dat de persoon met het handletsel weer goed kan functioneren, is de kerntaak van de behandelaar. Soms moet men naar een mindere anatomische perfectie streven om voor de persoon een perfect functioneel resultaat te verkrijgen.

De in dit hoofdstuk beschreven aanwijzingen om tot een goed herstel van de functie van de hand na een trauma te komen, zijn dan ook richtlijnen.

De benadering van handletsels door de handchirurg

Traumata van de hand kunnen variëren van een enkelvoudig simpel huidwondje tot uitgebreid letsel van alle structuren. Onafhankelijk van het soort trauma is het van groot belang de anatomie van de structuren van de hand goed te kennen.[1]

Maar ook kennis van de wijze waarop verschillende structuren genezen is van groot belang. Deze kennis is nodig om een juiste diagnose te kunnen stellen, maar ook om de getraumatiseerde structuren zó te herstellen dat de oorspronkelijke situatie optimaal benaderd wordt. Acute traumata vereisen improvisatievermogen van de handchirurg, waarbij kennis van factoren als het beroep en de hobby's van de gekwetste een belangrijke rol kan spelen. Hoe irrelevant vragen over beroep en hobby voor een patiënt ook mogen lijken, de antwoorden dienen bekend te zijn vóór aan operatief herstel begonnen wordt.

Soms is anatomisch herstel niet mogelijk door het ontbreken van structuren. In een dergelijk geval zal een oplossing gezocht moeten worden met een functioneel zo gunstig mogelijk resultaat.

Voorbeeld Bij een fractuur van een vingergewricht ontbreekt een deel van het gewricht. Anatomisch herstel is dan niet mogelijk, maar functioneel herstel vaak wel. Er kan dan bijvoorbeeld gekozen worden voor een artrodese in functionele stand. Voor het proximale interfalangeale gewricht van de wijsvinger betekent dit een flexiestand tussen 30 en 40 graden (precisiegreep), voor de pink tussen 40 en 50 graden (krachtgreep), voor de distale interfalangeale gewrichten een flexiestand van 25 graden, ongeacht om welke vinger het gaat. Bij de bepaling van de mate van flexie speelt kennis van het beroep en de hobby's van de gekwetste een belangrijke rol.

Soms is er sprake van een dermate complex letsel dat de keuze gemaakt moet worden een vinger goed te herstellen ten koste van een andere vinger. Het kan voorkomen (bijvoorbeeld bij vuurwerkletsel) dat de keuze wordt gemaakt de (onmisbare) duim te herstellen door hiervoor delen van een van de andere gekwetste vingers te gebruiken. Het is van belang een inventarisatie te maken van de aanwezige opties vóór aan operatief herstel begonnen wordt, en deze zo mogelijk met de patiënt te bespreken.

Het kan voorkomen dat voor een snel en redelijk herstel gekozen zal worden boven een perfectie benaderend resultaat met een te verwachten langdurig herstel. En ook hier speelt kennis van het beroep en de hobby's van de patiënt, en van de wens van de patiënt, een rol. Het kan bijvoorbeeld voor een agrariër (maar ook voor andere kleine zelfstandigen) belangrijk zijn om snel het werk te kunnen hervatten. Deze groep patiënten zal bij een partieel geamputeerde middelvinger eerder kiezen voor het verzorgen van de amputatiewond dan voor microchirurgisch herstel van deze vinger waarna een langdurige postoperatieve herstelperiode te verwachten is en een aanzienlijke kans op het stijf worden van de vinger bestaat.

Functioneel herstel van een of meer vingers is minder afhankelijk van de gecompliceerdheid van het letsel dan van de mate van destructie van de betreffende structuren:
– Een doorgesneden zenuw van de wijsvinger die zich niet herstelt tot minimaal een protectieve sensibiliteit (zie paragraaf 3.4.6) leidt tot een normaal uitziende, maar onbruikbare vinger en kan sterk invaliderend zijn voor de gehele hand.

- Genezing na uitgebreid letsel van huid en pulpa (subcutaan weefsel van de vingers) met fracturen leidt meestal tot een goed resultaat. Er bestaan veel mogelijkheden om dit herstel, eventueel met aanvullende ingrepen, te bewerkstelligen. Bij een letsel van een zenuw zijn deze mogelijkheden vaak beperkt.
- Bij peesletsels is het herstel onder andere afhankelijk van de plaats van doorsnijding:
  - Herstel van buigpeesletsels ter hoogte van de pols geeft over het algemeen een goed resultaat, ook als er vele pezen doorgesneden zijn; herstel van een peesletsel ter hoogte van de proximale falanx leidt vaker tot een teleurstellend resultaat (zie paragraaf 3.2.1).
  - Bij strekpeesletsels is de locatie van het letsel eveneens belangrijk. Ter hoogte van de vingers leidt herstel vaak tot een minder gunstig resultaat dan proximaal van het metacarpofalangeale gewricht (zie paragraaf 3.2.2).

Uit het bovenstaande volgt dat een goede communicatie tussen handchirurg en fysiotherapeut van het grootste belang is voor een optimale behandeling bij letsel van de hand. Hoewel voor handtherapie na een handletsel algemene regels gelden, is een standaardprotocol niet altijd zonder meer toepasbaar. Het komt bij een handletsel nogal eens voor dat het peesletsel directe oefening vraagt, terwijl de begeleidende fractuur absolute rust vereist. Door goed overleg tussen handchirurg en fysiotherapeut, van week tot week, kan een werkbaar compromis worden bereikt, zonder een van de herstelde structuren geweld aan te doen.[2]

De benadering van handletsels door de fysiotherapeut

De hand is een orgaan dat functioneert bij de gratie van het continu aangeboden krijgen van prikkels. Het uitwisselen van boodschappen tussen hand en hersenen geeft inzicht omtrent gevoel en beweging, alsmede oriëntatie in de ruimte, waardoor willekeurige handelingen uitgevoerd kunnen worden.

Wanneer aan een hand weinig of geen prikkels aangeboden worden, is deze algauw onbruikbaar. Het is bekend dat bij een niet-gekwetste, normaal functionerende hand stijfheid en functieverlies optreden na een periode van immobilisatie. De voor de genezing noodzakelijke rust en immobilisatie van vingers en/of hand zijn naast de natuurlijke reactie om pijnlijke ledematen stil te houden de reden voor het verstijven van weefsels. Stijve gewrichten verhinderen mobiliteit van de pezen; adherente pezen verhinderen de normale bewegingsmogelijkheid van de gewrichten. Het doel van handtherapie bij peesletsels is het door gerichte oefentherapie terugwinnen van (bij voorkeur normale) mobiliteit en kracht van vingers en pols.

Nadat de gegevens van de behandelend chirurg zijn vastgelegd, worden functie, kracht en sensibiliteit op een gestandaardiseerde wijze genoteerd (zie hoofdstuk 7). Aan de hand van al deze gegevens wordt een behandelplan opgesteld.

Het overleg met de verwijzer blijft gedurende de voortgang van de oefentherapie van groot belang. In samenspraak zal bepaald worden hoe er geoefend moet of mag worden en welke belasting op welk moment is toegestaan.

Naast het geven van de juiste oefeningen is het essentieel dat de patiënt leefregels krijgt (zie paragraaf 10.1). De ervaring leert dat hij of zij door gerichte leefregels thuis met meer vertrouwen zal oefenen.

Het kan ook voorkomen dat er te weinig of te veel en te intensief geoefend wordt. Zowel te veel als te weinig oefenen kan een gunstig resultaat negatief beïnvloeden (zie hoofdstuk 10 en Bijlage III).
Er bestaan diverse methoden om een hand te oefenen; elke methode heeft een eigen doel. De algemene opbouw wordt in onderstaand overzicht weergegeven (zie ook hoofdstuk 7).

Passief oefenen
Passieve oefeningen hebben tot doel contracturen te voorkomen en de circulatie te bevorderen (oedeembestrijding). Deze oefeningen worden niet beperkt tot de aangedane gewrichten. De proximale gewrichten, elleboog en schouder, dienen eveneens soepel gehouden te worden.

Actief oefenen
Actieve oefeningen hebben tot extra doel de beweeglijkheid van weefsels ten opzichte van elkaar te bevorderen (bijvoorbeeld bij peesletsel het glijden van de pees) en spieren weer te laten contraheren, alsmede de propriocepsis te herstellen. Ook hier geldt dat de proximale gewrichten soepel gehouden moeten worden met actieve oefeningen.

Oefenen tegen weerstand
Weerstandsoefeningen zullen, naast passieve en actieve oefeningen, tot normaal en krachtig functionerende spieren leiden.
De oefeningen tegen weerstand kunnen statisch of dynamisch zijn.
- Bij de *statische* oefeningen vindt geen beweging plaats in de gewrichten.
- Bij de *dynamische* oefeningen wordt zo veel mogelijk gebruikgemaakt van de bewegingsuitslag van de gewrichten.

Naast het geven van manuele weerstand bij deze oefenvormen is het ook mogelijk om met materialen weerstand te geven, bijvoorbeeld met elastiek en klei.

Uiteindelijk worden kracht, soepelheid en coördinatie in spelvorm in de praktijk gebracht, gevolgd door hobby- en werksimulatie.

Onderstaand overzicht laat zien welke factoren het eindresultaat kunnen beïnvloeden.

Angst
Er is kans dat de patiënt angstig is. Meestal is er in korte tijd veel gebeurd; het gebeurde is vaak maar half begrepen, en meestal niet of maar gedeeltelijk verwerkt als de patiënt de eerste maal bij u komt. Stel de patiënt op zijn gemak door het achterliggende trauma te bespreken; eventueel begint u met een paar simpele ontspanningsoefeningen.
Denkt u dat de angst erg groot is en met simpele methoden niet te ondervangen zal zijn, dan kunt u, in overleg met de handchirurg, de patiënt voorstellen zich tevens te laten begeleiden door een medisch psycholoog. Bij een ernstig trauma zal met deze begeleiding vaak al klinisch zijn begonnen.

Motivatie van de patiënt

De motivatie en het geduld van de patiënt en de fysiotherapeut kunnen met name bij een langdurige behandeling op de proef worden gesteld. Een goed resultaat vraagt enthousiasme en creativiteit van de fysiotherapeut en de kracht om dit naar de patiënt over te brengen. Ook frequent contact met de handchirurg is van belang voor een optimaal resultaat (zie afbeelding 3.1).

Afbeelding 3.1
Feedback naar en van patiënt, behandelend arts, fysiotherapeut en psycholoog. De patiënt is de spil om wie de behandeling draait.

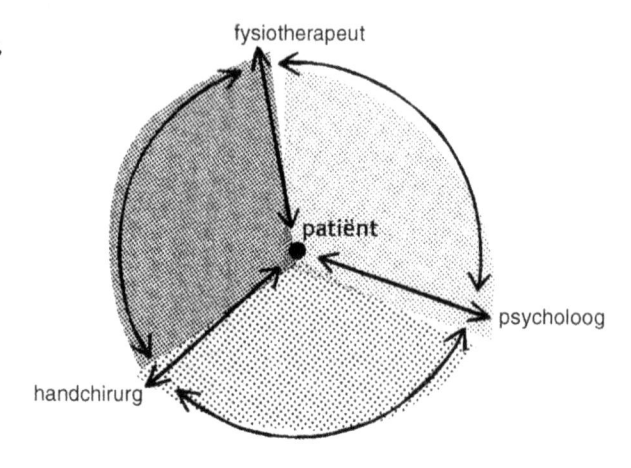

Uw rol als fysiotherapeut is van essentieel belang bij het motiveren van de patiënt tot het uitvoeren van de voorgestelde oefentherapie:
- U zult duidelijk moeten overbrengen aan de patiënt dat arts en fysiotherapeut slechts kunnen aangeven hoe het herstel bevorderd kan worden, maar dat het leeuwendeel in het herstel door de patiënt zelf geleverd zal moeten worden door vaak (saaie) oefeningen te doen.
- U kunt al vroegtijdig aangeven dat werk- en hobbysimulatie een welkome aanvulling zullen zijn naast de saaiere onderdelen van de oefentherapie en dat deze ingepast zullen worden zodra dit is toegestaan.
- Ook kunt u de patiënt vertellen dat u naast het vastgestelde oefenprogramma leefregels zult geven die passen bij zijn specifieke situatie en passen bij het moment in de behandeling, zodat te allen tijde duidelijk zal zijn wat wel en niet mag.

3.1 Huidletsels

Huidletsels van de hand komen dagelijks voor. Het overgrote deel van deze letsels wordt nauwelijks opgemerkt. Een blaar geneest in enkele dagen, een schaafwond evenzo. Prikletsels zijn niet eens zichtbaar.

Uitgebreid huidletsel kan het functioneren van de hand als geheel sterk negatief beïnvloeden. Als een hand voor een uitgebreider huidletsel een paar dagen in rust wordt gehouden, weet de gewonde vaak niet meer hoe hij de hand normaal moet gebruiken. In deze rustperiode zijn weinig prikkels aangaande de sensibiliteit en de gewrichtspositie aan de hersenen aangeboden.

Voorbeeld Een duidelijk voorbeeld hiervan is het bewegingspatroon van de vingers bij de opdracht om een vuist te maken. De vingers worden aarzelend gebogen, waarbij ze allemaal een eigen bewegingspatroon gaan volgen.
Laat u de patiënt de vingers verder buigen, dan ziet u vaak dat de MCP-gewrichten gaan strekken, zodat de vingers ten slotte alleen in de PIP- en DIP-gewrichten gebogen zijn. Agonisten (hier: de buigers van de vingers) en antagonisten (hier: de strekkers van de vingers) spannen dan tegelijkertijd aan. Op de vraag 'Maakt u altijd zo een vuist?' wordt steevast 'ja' gezegd. Als u nu vraagt een vuist te maken met de gezonde hand en beide handen te vergelijken, is men pas verrast over het verschil. Meer dan de helft van de patiënten zegt dan ook letterlijk: 'Ik weet niet meer hoe het moet.' Simpele bewegingsoefeningen van de hand in een bak met spliterwten (zie afbeelding 8.4) verbeteren dit onvermogen om een normale beweging te kunnen maken meestal snel.

Uitgebreid huidletsel dat in aanmerking komt voor handtherapie, komt voor bij beschadiging door verbranding, bij inwerking door chemicaliën of bij uitgebreide schaafwonden. Huidletsel is natuurlijk vrijwel altijd aanwezig bij gecompliceerdere letsels van de hand.
Het doel van de behandeling van huidletsels van de hand is: de huid zó te laten genezen dat de functie van de hand geheel behouden blijft, bij voorkeur gepaard gaand met een fraaie esthetiek. Vaak is de eerste doelstelling te verwezenlijken, de tweede niet altijd. Hoewel de verwachting van de minder fraaie esthetiek altijd door de handchirurg aangegeven wordt, gelooft de patiënt dit gewoonlijk niet. Helaas blijft de mythe voortbestaan dat de plastisch chirurg alles met huid kan.
Na een letsel van de huid van de hand worden de uitgebreidheid en de diepte van de huidlaesie vastgesteld en wordt een behandelplan opgesteld.

3.1.1 Brandwonden

Bij brandwonden is het meestal nodig deze te laten demarkeren om niet te veel en te vroeg huid te verwijderen. Hiertoe bestaan diverse protocollen. Een veelgebruikte therapie is het inpakken van de handen in ruime, huishoudelijk schone, plastic zakken waarin een flinke hoeveelheid Flammazine® gebracht is. Flammazine® heeft een verkoelende werking en is smeuïg. De patiënt krijgt de opdracht elke paar minuten de vingers te buigen en te strekken. Op deze manier wordt functieverlies door pijn, angst en ongemak zo veel mogelijk voorkomen. Het is niet ongebruikelijk dat de patiënt met zijn handen in plastic zakken van alles doet. Het is vermakelijk te zien hoe een patiënt bijvoorbeeld enkele dagen na een volledige verbranding van de huid van beide handen een sigaret rolt. Dan wordt tevens duidelijk hoe 'handig' deze manier van behandelen is.

Als duidelijk is geworden welk deel van de huid verwijderd moet worden (gewoonlijk na enkele dagen zichtbaar), vindt de operatie plaats. Na het verwijderen van de dode huid zal een deel van de huid direct gehecht kunnen worden zonder invloed te hebben op de functie van de hand. Een deel zal oppervlakkig verbrand zijn en bedekt kunnen worden met een dun huidtransplantaat; een ander deel is wellicht dieper verbrand en zal vervangen moeten worden door een volledikktehuidtransplantaat. Andere methoden om de onderhuidse structuren te bedekken zijn huidtranspositie (de bloedvoorziening van dit huiddeel blijft intact, de huid wordt na losmaken van de onderlaag opgeschoven) en een vrije huidlap (huid en subcutis worden met de aanvoerende en afvoerende vaten elders op het lichaam losgemaakt en op de gewenste plaats gebracht, waarna de aanvoerende en afvoerende vaten met behulp van de operatiemicroscoop met die van het te bedekken gebied worden verbonden).

De *nabehandeling* is zeer belangrijk. De hand wordt na de operatie verbonden in een stand met de MCP-gewrichten in ongeveer 90 graden flexie, de PIP- en DIP-gewrichten ongeveer 30 graden geflecteerd, om contracturen van met name de MCP-gewrichten te voorkomen.
Alles wat niet bedekt hoeft te worden met een verband, wordt vrijgelaten en de patiënt wordt geïnstrueerd en gestimuleerd om 'alles wat uit het verband steekt' te oefenen. Een goed aangelegd verband zit comfortabel, voorkomt pijn en kan tegen een stootje.
Naarmate het aanvankelijk dik gepolsterde verband vervangen kan worden door een dunner verband, neemt de bewegingsmogelijkheid toe; het oefenen kan uitgebreid worden en het gebruik van de hand wordt verder gestimuleerd.
Wachten met oefenen tot de huid fraai genezen is, geeft als resultaat verstijving van de hand.
Het motto bij de nabehandeling zal altijd zijn: een huid die wat langzamer en minder fraai geneest maar waardoor een goede handfunctie behouden blijft, heeft de voorkeur boven een huid die prachtig geneest met een stijve hand als resultaat.

3.2 Peesletsels

Peesletsels komen frequent voor. Een bekend ongeval bij handchirurgen is: de hobbyist die uitgeschoten is met een beitel of een stanleymes. Dit soort letsel veroorzaakt kleine doch diepe wonden aan de volaire zijde van de vinger(s). De buigpeesletsels die hierbij ontstaan, zijn meestal anatomisch te herstellen en leiden over het algemeen tot een goede genezing.
Schaafletsels aan de dorsale zijde van de hand of van de vingers ter hoogte van de gewrichten leiden vaak tot contracturen van de strekpezen, ook bij de kleinere maar diepere wonden. Na inventarisatie van het letsel wordt een individueel behandelplan opgesteld. De verwachting van het te behalen herstel zal waar mogelijk aan de patiënt uitgelegd worden.

3.2.1 Buigpeesletsels[3]

Zie voor functionele anatomie paragraaf 1.2.2.
Het herstel van buigpeesletsels is afhankelijk van vele factoren. Een aantal van de belangrijkste factoren waarmee rekening moet worden gehouden zijn:
- de plaats van het letsel;
- het soort letsel (scherpe doorsnijding of rafelig);
- het al of niet met bacteriën gecontamineerd zijn van de wond (bijvoorbeeld hondenbeet);

- welke vinger(s) aangedaan is (zijn);
- begeleidende letsels;
- de methode van chirurgisch herstel;
- de leeftijd van de patiënt;
- begeleidende systemische aandoeningen (bij diabetes mellitus bijvoorbeeld komt verhoudingsgewijs vaker vertraagde wondgenezing voor);
- de mate van coöperatie van de patiënt;
- beroep en hobby's van de patiënt.

Techniek om buigpeesletsels te herstellen

Buigpezen zijn ovaal tot rond; daardoor kunnen ze, technisch gezien, bij een scherpe doorsnijding fraai gehecht worden. De wereldwijd meestgebruikte techniek is de gemodificeerde peesnaad volgens Kessler-Mason-Allen (zie afbeelding 3.2a en b).

De peeseinden worden opgezocht en vervolgens worden de beide einden geapproximeerd (recht tegenover elkaar gebracht). De uiteinden van de doorgesneden pees moeten netjes tegen elkaar aan liggen en zo glad mogelijk afgewerkt worden om verklevingen met de omgeving te voorkomen. Hiertoe wordt na approximatie van de peesuiteinden met een stevige monofilamente draad (bestaande uit glad, gecoat kunstmateriaal), de circumferentie met een doorlopende dunne monofilamente draad gehecht om eventuele rafelige einden netjes af te werken.

Nadat de pees gehecht is, wordt een verband aangelegd. Er bestaat nog steeds discussie over de vraag op welke manier (im)mobilisatie de voorkeur verdient. De voorstanders van *gipsimmobilisatie* (gedurende zes (of meer) weken) met de pols en vingers in flexiestand beweren dat spontaan geknapte pezen minder vaak voorkomen dan bij de elastiektractie volgens Kleinert[4] (zie afbeelding 3.3 en II.12).

De voorstanders van de *elastiektractie* (gedurende zes weken) dragen aan dat met deze methode minder vaak adhesievorming tussen de pezen voorkomt, minder vaak contracturen van het proximale en distale interfalangeale gewricht ontstaan en snellere normalisering van de handfunctie verkregen wordt.

Uit vele onderzoeken is gebleken dat adhesievorming tussen de pezen onderling en van de pezen met de omgeving meer afhankelijk is van de zone van het letsel, en van de aard en de vorm van het letsel, dan van de manier van immobilisatie.

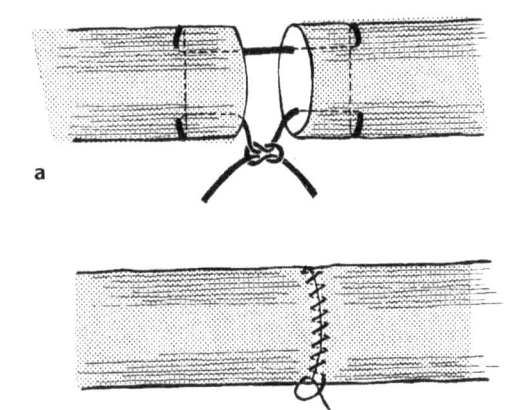

Afbeelding 3.2a en b
Gemodificeerde peesnaad volgens Kessler-Mason-Allen:
a *Eerst worden de peesnaden geapproximeerd door middel van een ingevlochten dikkere draad.* **b** *Daarna wordt de periferie omstoken met een veel dunnere draad om de pees zo glad mogelijk te maken.*

Afbeelding 3.3
Elastiektractie volgens het Kleinert-principe.

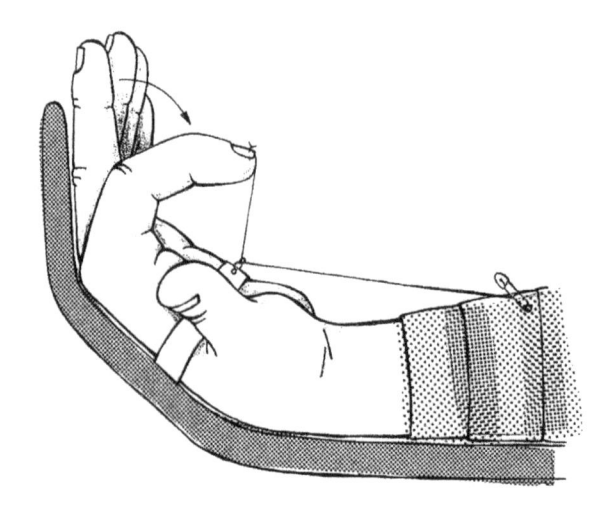

Spontaan geknapte pezen komen in een vrijwel gelijk percentage bij beide methoden voor.

Elastiektractie heeft inmiddels wereldwijd de voorkeur gekregen boven gipsimmobilisatie, aangezien met deze methode minder verstijving van de hand- en polsgewrichten optreedt.

Behandelresultaten

Ongeacht de hechttechniek komen geknapte peesnaden voor. Ook adhesievorming tussen gehechte pees en omgeving komt in een zeker percentage van de gevallen voor. Deze complicaties treden voornamelijk op in het gebied waar slechts een dunne laag synovia de pees bedekt. Dit is het gebied van zone II (zie paragraaf 1.2.2).

Zoals vermeld in paragraaf 1.2.2 krijgt een pees zijn voeding zowel door diffusie als perfusie. De theorie dat diffusie een grotere bijdrage aan de voeding levert dan perfusie, wordt op dit moment algemeen geaccepteerd in de literatuur. Een herstellende pees stelt verhoogde eisen aan de voeding en zo is het voor te stellen dat in het gebied met weinig synoviaal weefsel aan deze verhoogde eisen niet tegemoet kan worden gekomen. Er bestaat een grotere kans dat de peesnaden langzamer genezen. Als in een dergelijk geval de belasting vermeerderd wordt volgens protocol, kan de peesnaad spontaan knappen.

In zone II liggen de oppervlakkige en diepe pees tegen elkaar aan. Als een pees gelaedeerd is, zal de synovia van de intacte pees en/of bloedvaten uit de omgeving in de genezing betrokken worden. De gelaedeerde pees kan perfect genezen, maar adhesievorming is mogelijk, waardoor de functie minder goed of in het geheel niet op gang komt.

Bij adhesievorming tussen de diepe en oppervlakkige buigpees van een vinger kan geprobeerd worden door passieve en actieve oefeningen, eventueel gecombineerd met een strekspalkje (zie hoofdstuk 7 en 9), deze adhesies los te krijgen. Als na vier tot zes weken oefen- en spalktherapie geen vooruitgang is geboekt, zal spontane verbetering niet erg waarschijnlijk meer zijn. Laat de patiënt dan zijn dagelijkse werkzaamheden hervatten. Dit leidt vaak tot verbetering van de functie. Wanneer na vier tot zes maanden geen enkele verbetering is verkregen en de handfunctie te veel gehinderd wordt, kan een operatieve ingreep overwogen

worden. De wens van de patiënt staat hierbij centraal. Kan een persoon zich goed redden met een verminderde functie van de hand, dan is een ingreep ter verbetering van de functie niet geïndiceerd. Wanneer het gaat om een patiënt die angstig is voor een operatie, mag men aandringen op een verbeterende ingreep, maar alleen als deze ingreep een te verwachten spectaculaire verbetering zal geven.
Soms leidt operatieve adhesiolysis (losmaken van de verklevingen) van de pezen, gecombineerd met pre- en postoperatieve handtherapie, tot een goed resultaat. Het resultaat is echter onvoorspelbaar. Men mag de ingreep alleen aan goed gemotiveerde patiënten aanbieden.
Als er ten slotte in het geheel geen functie in een vinger te verkrijgen is, ondanks adhesiolysis en adequate handtherapie, kan een zogenaamde 'silastic rod' procedure uitgevoerd worden. Hierbij worden de verlittekende pezen geheel of gedeeltelijk geëxcideerd (verwijderd), waarbij de pully's (zie paragraaf 1.2.2) zo veel mogelijk gespaard blijven. In de plaats van de verwijderde pezen wordt een staafje siliconenmateriaal ingebracht. Zo'n staafje, dat in verschillende diktematen bestaat, zorgt voor de vorming van een nieuwe peeskoker van synoviaal weefsel (in wezen is dit littekenweefsel veroorzaakt door een vreemd voorwerp). Na minimaal twee maanden waarin de nieuwe peeskoker de gelegenheid krijgt matuur te worden (uit te rijpen), wordt het siliconenstaafje verwijderd en een peestransplantaat ingehecht. Het peestransplantaat wordt meestal verkregen door de pees van de musculus palmaris longus te gebruiken. Deze pees is echter bij 20 procent van de mensen afwezig. Dan wordt uitgeweken naar de pees van de musculus plantaris in het onderbeen (bekijk dit in een anatomieboek). Ook deze is soms niet aangelegd. Dan bestaat de mogelijkheid een van de teenextensoren te gebruiken. Afhankelijk van het belang van de gekwetste vinger kan ook gekozen worden voor een transpositie (verplaatsing) van een van de andere vingerbuigers.
De nabehandeling van peestransplantaten is dezelfde als voor gehechte pezen; deze wordt hierna (zie 'Handtherapie na buigpeesletsels') besproken.

Handtherapie na buigpeesletsels
In dit boek wordt uitgegaan van de tractiemethode volgens Kleinert (zie afbeelding 3.3). Deze methode gaat uit van vroegtijdige mobilisatie van de hand. Er zijn verschillende varianten van deze tractie in omloop. Kleinert zelf beschreef een dorsale gipsspalk van onderarm tot en met de vingertoppen met de pols en het MCP-gewricht in flexie en de vingers gestrekt. Een variant hierop is een dik gewatteerd drukverband in bovenstaande positie (voorkeursmethode van de handchirurg die dit hoofdstuk heeft samengesteld). Het gebruiken van een aangemeten kunststofspalk is ook mogelijk.
De Kleinert-tractie is een methode die tot doel heeft het glijden van de pees door de peesschede vanaf het moment van hechten te waarborgen en adhesies te voorkomen, terwijl tegelijkertijd de peesnaad beschermd wordt.
Sommige handchirurgen beginnen op de dag na de operatie al met het oefenen met behulp van de Kleinert-tractie; gewoonlijk wordt vijf tot zeven dagen gewacht om het herstelde getraumatiseerde weefsel tot rust te laten komen. Na deze periode is de meeste oedeemvorming verdwenen en is de patiënt al gewend geraakt aan het tractieverband.

3.2.2 Strekpeesletsels

Zie voor functionele anatomie paragraaf 1.2.5.

De strekpezen verlopen vanaf de strekspieren halverwege het dorsum van de onderarm tot aan de MCP-gewrichten als ronde of meer afgeplatte structuren, omgeven door synoviaal weefsel. Ronde strekpezen kunnen worden gehecht met een peesnaad, zoals ook bij buigpezen gedaan wordt (zie paragraaf 3.2.1).

Vanaf de MCP-gewrichten naar distaal zijn de strekpezen geen individuele pezen meer. De dorsale zijde van de vingers heeft voor het strekken van de vingergewrichten een afgeplat uitwaaierend driedimensionaal vezelsysteem. We spreken over het strekapparaat.

Indien mogelijk worden de synoviale lagen bij het herstel na een trauma zo veel mogelijk anatomisch hersteld. Dit wordt uitgevoerd om verklevingen tussen de weefsels onderling, met als effect een niet-verbeterende vingerfunctie, te voorkomen. Maar ook na herstel van deze lagen kunnen verklevingen van de pees met huid en/of periost van de ossa metacarpalia optreden.

Soms is dit met massage te verbeteren, soms ook niet. Door silastic plaatjes boven en/of onder de gehechte pezen in te brengen, krijgen deze lagen kans te herstellen. Het nadeel echter is dat de plaatjes weer verwijderd moeten worden waardoor opnieuw kans op verkleving ontstaat.

Laesies ter hoogte van de PIP- en DIP-gewrichten geven een zeer specifiek beeld en worden separaat besproken.[5]

Mallet finger

De strekpees ter hoogte van het proximale en distale interfalangeale (PIP- en DIP-) gewricht bestaat uit een brede plaat met een in longitudinaal verlopend deel in het midden en een schuin verlopend deel aan beide zijden hiervan (zie afbeelding 3.4 en paragraaf 1.2.7).

Bij een mallet finger is sprake van een afscheuring van het middelste gedeelte van de strekpees (middenslip) ter hoogte van het distale interfalangeale gewricht (zie afbeelding 3.5a). Soms scheurt ook een deel van het gewrichtsvlak van het eindkootje mee (zie afbeelding 3.5b).

De mallet finger ontstaat bij een plotselinge overmatige flexie in het DIP-gewricht, terwijl het PIP-gewricht gestrekt blijft. Voorbeelden van een dergelijk trauma zijn: het opmaken van bedden (met gestrekte vingers het laken onder de matras vouwen) en het volleybaltrauma (de bal komt precies op de top van de gestrekte vinger terecht).

Passief hangt het eindkootje er in flexie bij; actief strekken van het eindkootje is niet meer mogelijk.

Afbeelding 3.4
De uitlopers van de kleine handspieren vormen de laterale zijde van het strekpeesapparaat ter hoogte van het metacarpofalangeale gewricht. De strekpees vormt het centrale deel en hecht aan de middelste falanx aan. Vervolgens gaan de eerder genoemde laterale delen (slippen) centraal verlopen om zo aan te hechten aan de eindfalanx. De strekpees, vanuit de onderarm komend, doet hier niet meer mee.

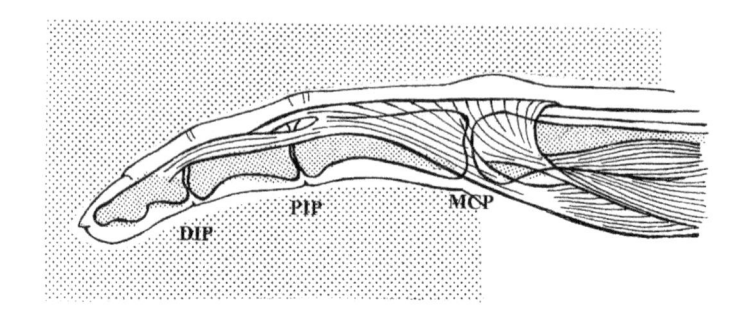

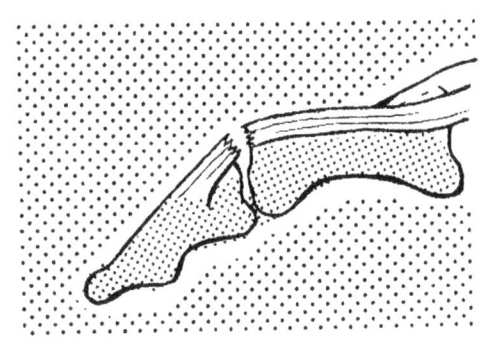

TRAUMATA

Afbeelding 3.5a
Mallet finger. Het strekpeesapparaat is gescheurd ter hoogte van het distale interfalangeale gewricht.

Afbeelding 3.5b
Het strekpeesapparaat is samen met een deel van de distale falanx afgescheurd. Het proximale interfalangeale gewricht vertoont een compensatoire hyperextensie.

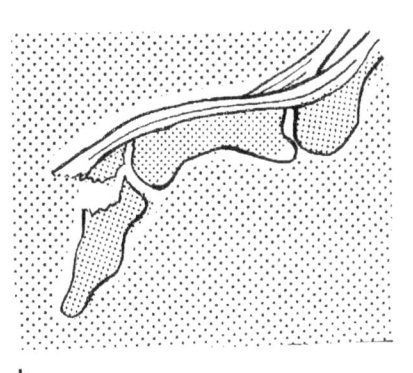

a   b

Klachten
Aanvankelijk pijn door het trauma zelf. Aan te raden valt een röntgenfoto te laten maken van de vinger met de vraag of er ook een fractuur aanwezig is, daar dit van invloed kan zijn op de methode van behandeling.
Na enige tijd bestaan de klachten uit het onvermogen om het DIP-gewricht te strekken. Er is een instabiel gewricht ontstaan. Tikken met de vingertop op tafel kan deze instabiliteit te zien geven. Wanneer wordt geprobeerd om het eindkootje in strekstand te houden, kan dit plotseling onbedoeld flecteren.

Therapie
Bij een fractuur aan de dorsale zijde van de eindfalanx van meer dan een derde van het gewrichtsvlak en/of dislocatie van dit fragment, heeft operatieve therapie de voorkeur. Bij operatief herstel wordt het stukje bot met de afgescheurde pees aan het eindkootje gefixeerd. Na genezing is er dan gewoonlijk een volledig normaal functionerend gewricht. In deze gevallen geeft de behandeling met alleen een spalk minder goede resultaten.
Bij een klein of groot afgescheurd fragment dat anatomisch staat (dat wil zeggen: er is geen enkele dislocatie van de fractuur) kan gekozen worden voor spalktherapie.
Is er geen fractuur (en dat is meestal het geval), dan wordt een mallet spalk aangelegd met het eindkootje in overstrekte stand.
De fabrieksmatige mallet spalk of de zelfgemaakte spalk mag *nooit* verlopend over het PIP-gewricht bevestigd worden (zie afbeelding 3.6a en b)!

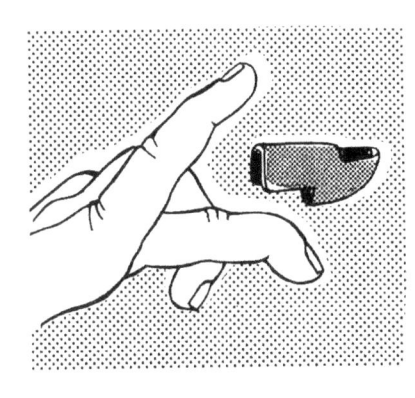

Afbeelding 3.6a
Het spalkje wordt afgemeten aan de vinger.

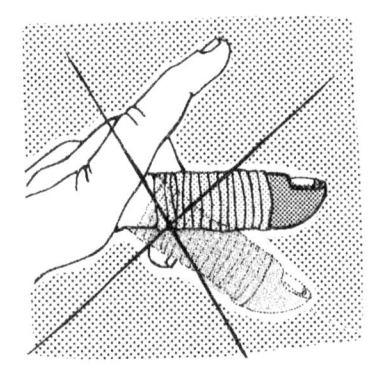

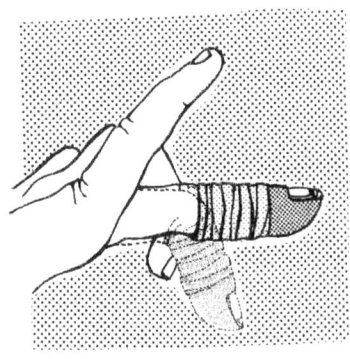

Afbeelding 3.6b
Op de linker tekening is te zien hoe dit spalkje vaak wordt aangelegd. Dit is onjuist. Het proximale interfalangeale gewricht kan niet buigen. Op rechter tekening ziet u hoe het spalkje op de juiste manier is aangelegd. Het proximale interfalangeale gewricht kan nu buigen. Hiermee wordt een onnodig stijf proximaal interfalangeaal gewricht voorkomen.

Het buigen van het PIP-gewricht ontspant de buigpees ter hoogte van het DIP-gewricht, waardoor de strekpees zonder spanning kan genezen. Een tweede voordeel is dat het PIP-gewricht minder verstijft en de functie van de gehele vinger sneller weer normaal is.

Het spalkje moet zes weken gedragen worden. Tussentijds mag de patiënt het een enkele keer afdoen, onder strenge en duidelijk uitgelegde voorwaarden, om vinger en spalk te kunnen schoonmaken (zie paragraaf 9.3).

Na zes weken kan het spalkje afgedaan worden gedurende lichte werkzaamheden, maar het moet nog wel gebruikt worden bij meer belastend werk. De patiënt kan dit zelf meestal goed aanvoelen.

Heeft de spalk te weinig effect gehad (een verminderd extensievermogen tot 20 graden is acceptabel), dan kan operatieve therapie overwogen worden.

Als ook peesoperaties (hechten van de pees na excisie van het littekenweefsel tussen de gescheurde uiteinden van de pees) en fixatie gedurende zes weken met een transarticulaire (door het gewricht heen) Kirschner-draad niet het gewenste resultaat geven en de vingertop pijnlijk of instabiel blijft, is artrodese van het DIP-gewricht in lichte flexie te verkiezen.

Instabiliteit met een onvermogen tot extensie van het DIP-gewricht van meer dan 20 graden is niet de enige reden om een mallet finger operatief te behandelen. Als de aldus ontstane flexiestand blijft bestaan, ontstaat er een dysbalans tussen de verschillende structuren van het extensieapparaat, waardoor ter hoogte van het PIP-gewricht geleidelijk aan een hyperextensiestand van dit gewricht ontstaat. Aanvankelijk is deze stand te redresseren. In een verder gevorderd stadium is deze redressie niet meer mogelijk en blijft het gewricht in deze stand gefixeerd. Er is dan een swanneck deformiteit (zie verderop en paragraaf 8.2.3) ontstaan. De vinger is onbruikbaar geworden waardoor de gehele hand minder goed kan functioneren. Operatieve correctie van deze stand is in een dergelijk geval aangewezen.

Boutonnière deformiteit

De afwijking na een trauma die de boutonnière (knoopsgat)deformiteit wordt genoemd, ontstaat doordat de middenslip van het extensieapparaat ter hoogte van het PIP-gewricht afscheurt van de middelste falanx. De zijslippen glijden na enige tijd af naar lateraal en het PIP-gewricht komt in flexiestand te staan (zie afbeelding 3.7).

Als volgend op het trauma geen behandeling wordt gegeven, ontstaat een toenemende flexiestand van het PIP-gewricht en een gefixeerde hyperextensiestand van het DIP-gewricht. Hierdoor wordt de vinger onbruikbaar en wordt de functie van de gehele hand belemmerd. De flexie in het PIP-gewricht wordt daarbij versterkt door reactieve verkorting van de buigpezen.

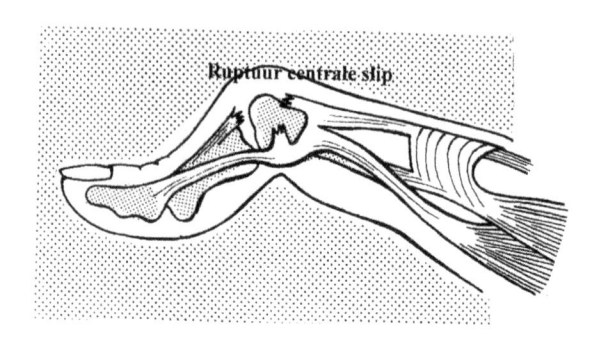

Afbeelding 3.7
Boutonnière deformiteit. De middenslip van het extensorapparaat (deze slip is afkomstig van de strekpees uit de onderarm) is van de middelste falanx afgescheurd. De laterale slippen (afkomstig van de kleine handspieren) glijden verder naar lateraal af, zodat het proximale interfangeale gewricht in flexie komt te staan. Compensatoir komt het distale interfalangeale gewricht in extensie te staan.

De oorzaak van een ruptuur van de centrale slip van het strekapparaat ter hoogte van het PIP-gewricht kan een krachtige flexie in dit gewricht zijn. Het is een bekend volleybaletsel. Ook een stomp letsel ter hoogte van het PIP-gewricht kan deze deformiteit veroorzaken. Er bestaat ook een congenitale boutonnière deformiteit, de camptodactylie (zie paragraaf 2.1.4), die in dit hoofdstuk niet verder behandeld zal worden.

Klachten
Behalve de pijn volgend op het trauma zijn er aanvankelijk geen klachten. Het PIP-gewricht toont meestal al de bovengenoemde stand. In een later stadium kan het PIP-gewricht een flexiecontractuur gaan vertonen, waardoor de vinger in de weg komt te zitten bij het gebruik van de hand.

Therapie
In het 'verse' stadium, dat wil zeggen binnen een week na het letsel, heeft operatieve therapie de voorkeur. De afgescheurde middenslip wordt gereïnsereerd aan de middenfalanx en de zijslippen worden teruggehecht naar hun normale positie. Hoewel deze ingreep gewoonlijk tot een bevredigend resultaat leidt, geeft het geen honderd procent kans op volledige genezing.
Als de deformiteit reeds geleid heeft tot contractuurvorming in het PIP-gewricht, is er ook sprake van een contractie van de volaire plaat en de collaterale ligamenten. Alvorens operatieve correctie te overwegen zal deze contractie opgeheven moeten worden. Een methode hiervoor is het oprekken van de contractie met behulp van verende strekspalken. De resultaten bij de aandoening zoals in bovenstaande alinea geschetst, zijn gewoonlijk minder voorspelbaar dan bij het verse letsel.
Bij een contractuurstand van het DIP-gewricht in hyperextensie is het soms noodzakelijk de middenslip van het extensieapparaat ter hoogte van dit gewricht te klieven. Er wordt dan een operatieve mallet afwijking gecreëerd (zie eerder in deze paragraaf). Klieving van de middenslip geeft na de ingreep geen mallet stand door de veranderde balans van de structuren van het extensieapparaat.
Oefentherapie bij een onbehandelde boutonnière deformiteit heeft, buiten strekspalktherapie, geen zin. Handtherapie na operatieve correctie bestaat vooral uit het geven van leefregels, en het weer inpassen van de vinger in het schema van de hand (zie paragraaf 10.1).

Swanneck deformiteit
De swanneck deformiteit is het anatomische tegengestelde van de boutonnière deformiteit. Bij de swannneck deformiteit is sprake van een hyperextensiestand van het PIP-gewricht. Traumatisch kan een swanneck deformiteit ontstaan door een hyperextensieletsel in het PIP-gewricht dat leidt tot een afscheuring van de volaire plaat (zie afbeelding 3.8). Als gevolg hiervan ontstaat er een subluxatie

Afbeelding 3.8
Swanneck deformiteit. De volaire plaat van het proximale interfalangeale gewricht is afgescheurd, waardoor een hypertensie in dit gewricht ontstaat. Compensatoir ontstaat een flexiestand van het distale interfalangeale gewricht, doordat de zijslippen (afkomstig van de kleine handspieren) zich naar dorsaal verplaatsen.

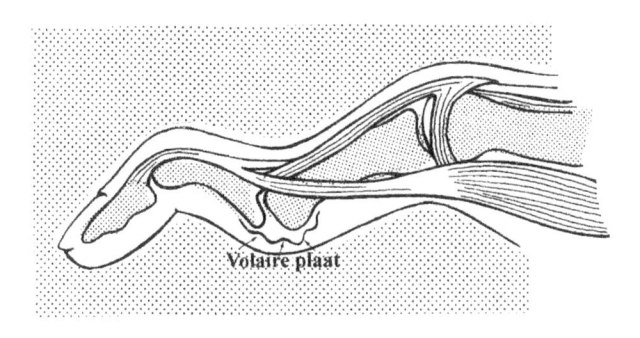

naar volair in het PIP-gewricht. Door dysbalans van het extensieapparaat ter hoogte van het PIP-gewricht decompenseert op den duur ook het gedeelte ter hoogte van het DIP-gewricht en ontstaat een reactieve mallet stand van dit gewricht.

De swanneck deformiteit kan ook het gevolg zijn van congenitaal slappe weefsels; daarbij kan in alle PIP-gewrichten deze swanneck deformiteit ontstaan. Het leidt echter zelden tot klachten die voor operatieve therapie in aanmerking komen.

Klachten

Aanvankelijk is de subluxatiestand van het PIP-gewricht redresseerbaar, maar bij langdurig bestaan ervan ontstaat een gefixeerde stand.

De klacht bestaat uit een onvermogen om de gelaedeerde vinger in het PIP-gewricht te buigen, waardoor de gehele hand in zijn functioneren wordt gehinderd. Pijnklachten zijn er meestal niet.

Therapie

Bij het vaststellen van een letsel van de volaire plaat ter hoogte van het PIP-gewricht wordt de functie van het gewricht getest onder lokale anesthesie.

Bestaat er een goede functie van het gewricht, zonder ontstaan van hyperextensie bij actief strekken, dan is spalkbehandeling voor vier weken voldoende. In de spalk wordt het DIP-gewricht volledig gestrekt gehouden en het PIP-gewricht in enige flexie geplaatst. Na de spalktherapie kan verdere handtherapie volgen.

Als bij actieve extensie van de gelaedeerde vinger forse hyperextensie optreedt, is operatief herstel aangewezen (de volaire plaat is dan volledig afgescheurd; met conservatieve therapie is geen herstel te verwachten).

Na operatie is de handtherapie erop gericht om de vinger en de gehele hand door middel van oefentherapie en leefregels (zie paragraaf 10.1) te normaliseren.

Kapselruptuur MCP-gewricht met subluxatie van de strekpees

Door een hyperflexieletsel in het MCP-gewricht, dat gepaard gaat met krachtige ulnaire of radiale deviatie, kan in het minder sterke peesblad tussen de centrale versterking en de laterale versterking van het strekpeesapparaat een ruptuur optreden aan de ulnaire of radiale zijde. Het gewrichtskapsel scheurt ook. Als resultaat hiervan kan het MCP-gewricht niet meer volledig gestrekt worden en wordt radiaal of (meestal) ulnair afglijden van de strekpees zichtbaar.

Als de ruptuur over de lengte van het gehele gewricht loopt, kan zelfs een niet te reponeren luxatie naar dorsaal in het MCP-gewricht optreden.

Klachten

Bij een dergelijke luxatie steekt het gewricht als een knoop door een knoopsgat door de kapselruptuur naar buiten. De betreffende vinger kan niet meer gebogen of gestrekt worden.

Therapie

De therapie is altijd operatief en altijd succesvol, ook wanneer de aandoening al langere tijd bestaat. De ruptuur wordt gehecht en gedurende vier tot zes weken in extensie gefixeerd, gewoonlijk met transarticulaire Kirschner-(K-)draden. De PIP- en DIP-gewrichten blijven hierbij vrij. Na het verwijderen van de K-draden volgt handtherapie in de vorm van oefentherapie. Ook leefregels vormen een onderdeel van de handtherapie (zie paragraaf 10.1).

3.3 Fracturen

De behandeling van handfracturen is afhankelijk van:
- de soort fractuur;
- de locatie van de fractuur;
- de stand van de fractuurstukken ten opzichte van elkaar;
- de mate van destructie van de omliggende structuren.

De behandeling is erop gericht functieverlies zo veel mogelijk te beperken en de functie bij voorkeur terug te brengen naar normaal.
In dit hoofdstuk beperken we ons tot enkelvoudig letsel van het bot, waardoor een zekere structuur in de behandeling aan te geven is.
Fracturen zijn onder te verdelen in intra-articulaire en schachtfracturen.

3.3.1 Intra-articulaire fracturen

Zelfs een kleine intra-articulaire fractuur kan grote gevolgen hebben voor de functie van het betrokken gewricht en daarmee voor de gehele hand. Kleine avulsiefragmenten aan de volaire zijde van een gewricht kunnen de flexie hiervan fors beperken. Een gewricht is tenslotte meer dan het anatomische gegeven dat twee botuiteinden bedekt met kraakbeen naadloos tegen elkaar aan liggen. Er is een complexe anatomische verbinding van de twee einden van een vingergewricht door middel van volaire plaat, gewrichtskapsel, collaterale banden, peesschede van de buigpezen en de driedimensionale structuren van het strekpeesapparaat (zie paragraaf 1.2).
De genezingsperiode van een intra-articulaire fractuur totdat de maximaal te behalen functie is bereikt en een normaal uitwendig aspect is verkregen, is vaak lang: weken tot maanden. Deze periode is onafhankelijk van een conservatieve of een operatieve behandeling van de fractuur.

Kleine intra-articulaire fragmenten zonder dislocatie kunnen conservatief behandeld worden. Vroegtijdig, maar vooral adequaat oefenen is met name van belang.
Soms leidt de conservatieve behandeling van een dergelijke fractuur toch tot een onvoldoende functioneel resultaat. Operatieve verwijdering van eventuele botfragmenten of het klieven van het kapsel kan dan overwogen worden. Dat dit niet direct na het trauma gebeurt, heeft te maken met het feit dat genezing van weefsel gepaard gaat met fibrose. Fibrose is een tijdelijke reparatie van structuren. In de beginfase is er sprake van reparatie door middel van uitbundige vorming van jong littekenweefsel. In een later stadium van de genezing ontstaat het definitieve littekenweefsel (het weefsel dat ontstaat doordat het uitbundige jonge weefsel verandert in structuren die de anatomie van voor het trauma zo dicht mogelijk benaderen). Tijdens de periode met uitbundige fibrosering is er sprake van stijfheid van het weefsel. Operatie vraagt om een toegangsweg naar het gewricht en leidt tot littekenweefsel, waardoor het operatietrauma tot extra littekenweefsel kan leiden.

Met het bovenstaande in gedachten is te begrijpen waarom bepaalde intra-articulaire fracturen bij voorkeur conservatief behandeld worden. Indicatie voor conservatieve behandeling zijn fracturen die a priori niet zullen leiden tot functionele problemen van het gewricht.

Als echter bij het trauma fragmenten in het gewricht vastgesteld worden, is dit altijd een operatie-indicatie. Grote intra-articulaire fragmenten (een derde van het gewrichtsvlak of meer) worden gefixeerd; kleine fragmenten worden verwijderd. Voor het fixeren van fracturen staat een aantal methoden ter beschikking:
- Kirschner-(K-)draadfixatie;
- cerclage met chirurgisch staaldraad, oplosbaar of onoplosbaar hechtdraad (cerclage = omcirkelen van de fractuur, waarna de uiteinden van de gebruikte draad aan elkaar geknoopt of in elkaar gedraaid worden);
- schroefosteosynthese;
- plaatosteosynthese.

Welke methode gekozen zal worden, is afhankelijk van de bevindingen bij operatie. Enkele voorbeelden van fixatiemethoden zijn te zien op afbeelding 3.9a t/m d.

Soms lijkt op de röntgenfoto een groot fragment aanwezig te zijn, maar blijkt bij operatie dat dit fragment uit meerdere kleine fragmenten bestaat. Als het technisch niet mogelijk is om een goede fixatie van fragmenten uit te voeren doordat het gewricht te veel beschadigd is, wordt soms gekozen voor een primaire artrodese van het gewricht. De restanten van het kraakbeen worden verwijderd, de botuiteinden aan elkaar congruent gemaakt en in een stand gefixeerd die specifiek is voor dat ene gewricht bij die ene patiënt (ken uw patiënt, weet wat hij of zij doet in het dagelijkse leven!).

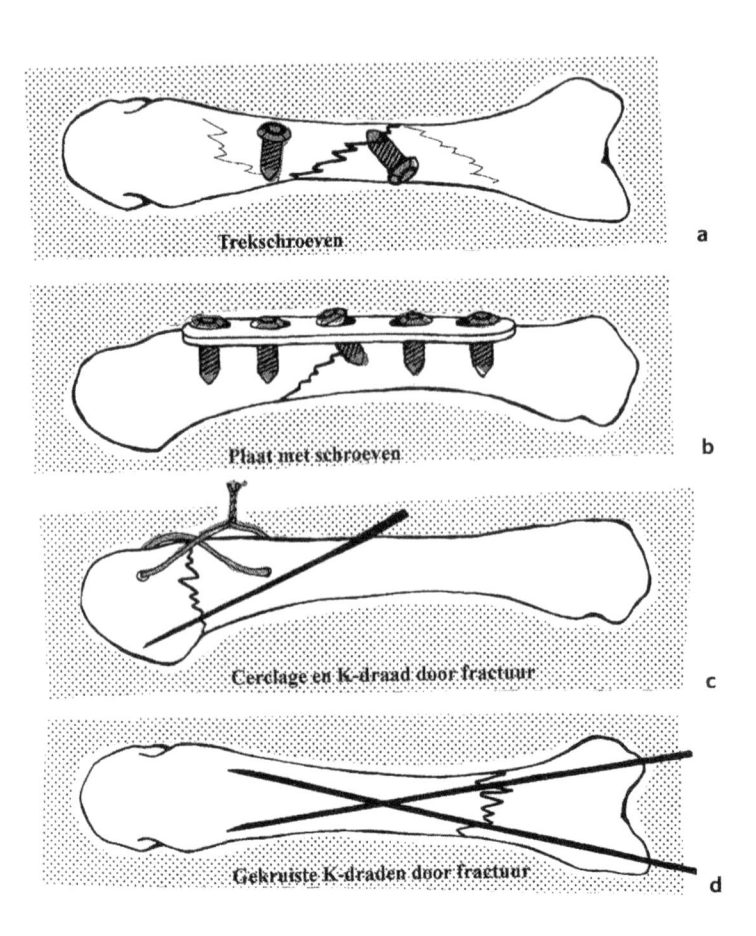

Afbeelding 3.9a t/m d
Enkele voorbeelden van fractuurbehandelingen van falangen van de hand: a de toepassing van trekschroeven; b het gebruik van een geschroefde plaat; c het gebruik van de combinatie van een Kirschner-draad en cerclage; d een voorbeeld van het gebruik van gekruiste Kirschner-draden (de meest gebruikte methode).

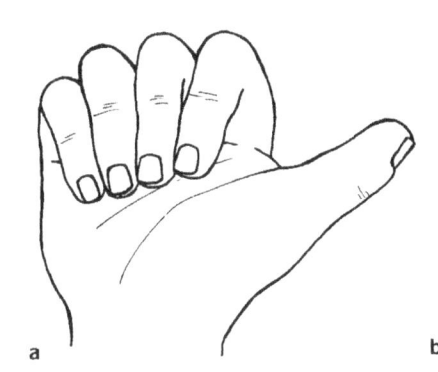

Afbeelding 3.10a
De normale stand van de nagels bij flexie van de vingers.

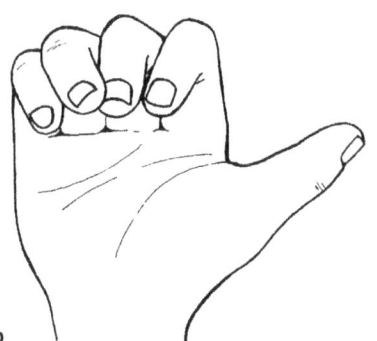

Afbeelding 3.10b
De stand van de nagels bij flexie van de vingers bij een lichte rotatie-afwijking. De ringvinger staat deels over de middelvinger gedraaid.

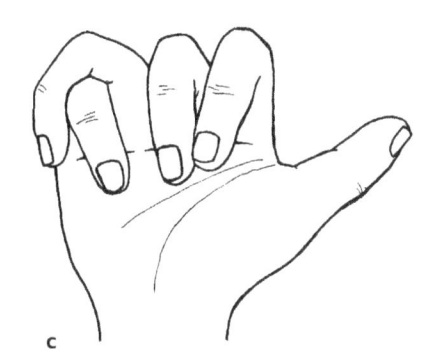

Afbeelding 3.10c
De stand van de nagels bij flexie van de vingers bij een forse rotatie-afwijking. De ringvinger schaart.

3.3.2 Schachtfracturen

Schachtfracturen kunnen onderscheiden worden in dwarse en schuine fracturen. Een zekere mate van dislocatie in ventrale of dorsale en in laterale richting kan acceptabel zijn. De behandeling van de fractuur kan veelal uitgevoerd worden door enkele weken immobilisatie met een gips- of aluminiumspalk te geven, gevolgd door oefentherapie.
Beslist *niet* acceptabel is een rotatiestand van de vinger!
De mate van rotatie is nooit zichtbaar op een röntgenfoto en evenmin met meetinstrumenten te meten. De rotatie kan bepaald worden door de functie van de vinger te testen (eventueel onder lokale verdoving). Men vraagt de patiënt de vingers zo ver mogelijk te buigen. Daarbij wordt gelet op de stand van de nagels. Alle nagels horen denkbeeldig naar het os naviculare te wijzen (zie afbeelding 3.10a). Zelfs minimale rotatie wordt op deze wijze zichtbaar.
Als rotatie aanwezig is, staat de nagel gekanteld naar ventraal en lateraal of ventraal en mediaal (zie afbeelding 3.10b).
Als rotatie niet opgemerkt wordt, kan na genezing van de fractuur bij flexie scharen van de vingers optreden (zie afbeelding 3.10c). De functie van de gehele hand wordt hierdoor belemmerd. De enige oplossing is dan een derotatie-osteotomie. Hierbij wordt het genezen bot doorgezaagd op een tevoren bepaalde plaats en vervolgens in de goede stand vastgezet met een van de eerder genoemde osteosynthesetechnieken (zie afbeelding 3.9a t/m d). Controle of de stand van de vinger juist is, geschiedt door de pols van de patiënt in extensie te plaatsen.
Door de volledige (narcose) of regionale anesthesie (zenuwblokkade) zijn de spieren verslapt. Brengt men de pols in deze toestand naar dorsaal, dan buigen de vingers zich spontaan. Bij een goede stand staan nu alle nagels netjes op een rij, zoals geschetst in afbeelding 3.10a.

Schuine fracturen en gedisloceerde of instabiele dwarse fracturen worden gewoonlijk operatief behandeld. Schuine fracturen zijn per definitie instabiel. Rotatie is veelal aanwezig.
Voorbeelden van operatieve fixatie van schuine en meervoudige fracturen door K-draadfixatie, plaat- en/of schroefosteosynthese zijn aangegeven in afbeelding 3.9a t/m d.

3.3.3 Immobilisatie van vingers

Voor elke fractuur geldt: immobiliseer de twee aangrenzende gewrichten, maar laat de rest vrij.

Vingers mogen nooit in volledige extensie worden gefixeerd als het MCP-gewricht eveneens in extensie wordt gefixeerd. Er is dan gevaar voor verkorting van de intrinsieke handspieren en kapselschrompeling van het MCP-gewricht. Het gevolg is een gefixeerde extensiestand van dit gewricht die ook met handtherapie moeilijk te normaliseren is.

Vingerfracturen genezen snel en zijn na ongeveer vier weken, afhankelijk van de ernst van het trauma, licht belastbaar.

Als de chirurg aangeeft dat de fractuur oefenstabiel is gefixeerd, betekent dit dat er geen extra uitwendige fixatie nodig is in de vorm van gips- of drukverbanden. Tevens betekent het dat de hand door de patiënt in alle gewrichten bewogen mag worden zonder dat de gewrichten belast worden of passieve manipulatie plaatsvindt.

3.4 Zenuwletsels[1,6]

De zenuwen die ter hoogte van pols en handen verlopen, zijn: de sensibele tak van de nervus radialis, de sensibele en motorische takken van de nervus medianus en ulnaris (zie paragraaf 1.2.3, 1.2.4 en 1.2.5).

3.4.1 Sensibele voorziening van de huid

Sensibele zenuwtakken zorgen niet alleen voor de fijne tastzin, maar ook voor het functioneren van zweetkliertjes, de kleinste bloedvaatjes (capillairen) en de erectiespiertjes van de haren (kippenvel).

De sensibele tak van de nervus radialis (ramus superficialis) verzorgt het dorsum van de duim, de wijsvinger, de middelvinger en het deel van de ringvinger tot aan het PIP-gewricht; de sensibele tak van de nervus ulnaris verzorgt het dorsum van digitus III en IV tot aan het DIP-gewricht alsmede de ulnaire zijde van digitus IV volair, en de gehele pink.

Er zijn nogal eens overlappende gebieden tussen de sensibele takken van de nervus radialis en nervus ulnaris ter hoogte van het dorsum van de hand. Afbeelding 3.11a geeft een van de mogelijkheden weer.

De sensibele tak van de nervus medianus verzorgt de volaire zijde van de vingers en handpalm tot en met digitus III; de dorsale zijde van de vingertoppen en de radiale zijde van digitus IV (zie afbeelding 3.11a en b).

Het sensibele verzorgingsgebied van de nervus medianus blijkt vrij constant te zijn. Uit vele kadaverstudies blijkt dat het verloop van de nervus radialis en ulnaris zeer variabel is. Daardoor kunnen de uitvalspatronen bij zenuwletsel op eenzelfde plaats, per patiënt verschillen.

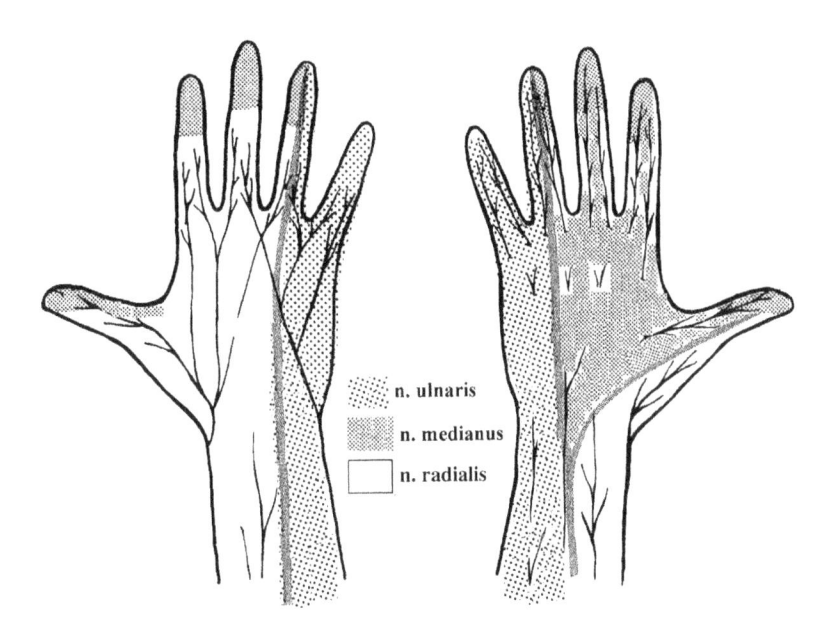

Afbeelding 3.11a
Dorsum van de hand. De nervus radialis (witte gebied) verzorgt het grootste deel van de sensibiliteit van de handrug, de nervus medianus (donker gebied) alleen de distale vingertoppen. De nervus ulnaris (gestippeld gebied) verzorgt de ulnaire zijde van de handrug.

Afbeelding 3.11b
Volaire zijde van de hand. De nervus radialis verzorgt het radiale deel (witte gebied) van de sensibiliteit van het gebied van de duim, de nervus medianus (donker gebied) verzorgt de handpalm en de vingers I t/m IV, en van de laatste vingers alleen het radiale deel. De nervus ulnaris verzorgt de sensibiliteit van de pink en het ulnaire deel van de ringvinger (gestippeld gebied).

3.4.2 Motorische verzorging van de kleine handspieren

De motorische tak van de nervus medianus verzorgt de duimmuisspieren (musculus flexor pollicis brevis (caput superficiale), musculus abductor pollicis brevis en musculus opponens pollicis) en de musculi lumbricales I en II.

In het kanaal van Guyon takt zich een motorisch deel af van de tot dan toe gemengde nervus ulnaris (zie paragraaf 1.2.4). Deze tak verzorgt de motoriek van de pinkmuisspieren (musculus abductor digiti quinti, musculus opponens digiti quinti, musculus flexor digiti quinti brevis), musculus flexor pollicis brevis (caput profundum), musculus adductor pollicis, alle musculi interossei en de musculi lumbricales III en IV.

Door laesies ter hoogte van de pols of meer distaal kunnen bovenstaande functies geheel of gedeeltelijk uitvallen.

Bij doorsnijding van de nervus medianus ter hoogte van de pols wordt het voor de duim onmogelijk te opponeren. De sensibiliteit van een deel van de handpalm en de vingers vanaf de duim tot en met de radiale zijde van de ringvinger is verdwenen. Herstel van de sensibiliteit na operatief herstel is meestal goed; herstel van de oppositiebeweging is vaak minder goed. De behandeling door de fysiotherapeut na operatief herstel van de zenuw, is erop gericht het herstel van de sensibiliteit te begeleiden en (eventueel met spalken) te voorkomen dat een adductiecontractuur van de duim ontstaat. Komt de oppositie niet of onvoldoende terug, dan kan deze functie hersteld worden door peestranspositie. Een adductiecontractuur van de duim zou een peestranspositie zinloos maken.

Kort na een doorsnijding van de nervus ulnaris ter hoogte van de pols kan men motorische uitval vaststellen door de patiënt een blad papier tussen duim en wijsvinger stevig te laten vastpakken (proef volgens Froment). Bij een intacte nervus ulnaris wordt de duim gestrekt gehouden; bij uitval van de nervus ulnaris wordt het interfalangeale gewricht van de duim gebogen gehouden. Door de uitval van de musculus adductor pollicis en het caput profundum van de musculus flexor pollicis brevis kan het vastklemmen alleen nog door de musculus flexor pollicis longus geschieden. Derhalve flecteert de duim in het interfalangeale gewricht.
Enige tijd na motorische uitval van de nervus ulnaris ter hoogte van de pols ontstaat het beeld van een vlakke hand (door atrofie van de door de nervus ulnaris geïnnerveerde intrinsieke handspieren) met eventuele klauwstand van de ringvinger en de pink. De sensibele uitval bij een letsel van de nervus ulnaris ter hoogte van de pols betreft de ulnaire zijde van de ringvinger, de gehele pink, de ulnaire zijde van de handpalm.

De behandeling door de fysiotherapeut na operatief herstel van de zenuw is erop gericht het herstel van de sensibiliteit te begeleiden alsmede de eerder genoemde klauwstand te voorkomen of te corrigeren. Dit kan met gerichte oefentherapie en/of ondersteuning met spalken (zie hoofdstuk 8 en 9).
Uitval van de ramus superficialis van de nervus radialis ter hoogte van de pols veroorzaakt een doof gebied aan de radiale zijde van het dorsum van de hand of een deel van de vinger(s).
Ter hoogte van de bovenarm veroorzaakt een letsel van de ramus profundus van de nervus radialis verlamming van de extensoren van hand en pols, waardoor het beeld van de 'dropping hand' ontstaat. Bij het bestaan van een 'dropping hand' kan men de hand normaal laten functioneren door de pols met een spalk in dorsale extensie te fixeren.

3.4.3 Zenuwdoorsnijding en zenuwcontusie

Een gesloten of een open letsel van een perifere zenuw doet zich voor als een tintelend en/of doof gevoel in het verzorgingsgebied van de sensibele zenuw; in het verzorgingsgebied van de motorische zenuw treedt paralyse (totale verlamming) of parese (gedeeltelijke verlamming, slappere spieren) van de geïnnerveerde spier(en) op.
Contusie van een zenuw herstelt zich meestal spontaan. De tijdsduur tot volledige genezing is afhankelijk van de mate van contusie. Volledig herstel na geringe contusie kan variëren van enkele uren tot enkele dagen. Bij ernstiger contusie is de tijd tot genezing gelijk aan die van een doorgesneden zenuw. De uitgroei van een zenuw is ruwweg één millimeter per dag.
Een doorgesneden zenuw geneest gewoonlijk niet spontaan, maar komt, zoals uit onderstaand voorbeeld blijkt, een enkele maal voor.

Voorbeeld Een jongen van dertien jaar liep een ernstig crushletsel aan de volaire zijde van zijn hand op. Hierbij werden fracturen van de proximale falangen en een ernstig wekedelenletsel van de handpalm vastgesteld. De fracturen werden gereponeerd en gefixeerd; uitgebreid wondtoilet werd verricht en de circulatie van de digitale arteriën van de wijsvinger hersteld. De ulnaire digitale zenuw van de wijsvinger bleek rafelig afgescheurd te zijn en niet te approximeren. De restanten van het

TRAUMATA

proximale en distale uiteinde werden met een dunne hechtdraad gemarkeerd voor een latere exploratie (een van de mogelijkheden zou het invoegen van een zenuwtransplantaat zijn), daar de circulatie van de vinger dubieus was.
De vinger overleefde het en de hand werd voor dagelijkse handelingen weer goed bruikbaar. Bij een van de sensibiliteitstesten bleek er sensibiliteit aan de ulnaire zijde van de wijsvinger te bestaan. Bij herhaling bleek deze sensibiliteit te verbeteren tot vrijwel normaal. De zenuwvezels hadden elkaar kennelijk via de enkele fascikels die min of meer in elkaars gebied lagen bereikt, zodat het proximale deel van de doorgesneden zenuw kon ingroeien in het distale deel van de zenuw.

Een doorgesneden zenuw wordt met behulp van de operatiemicroscoop hersteld, meestal kort na het ontstaan van het letsel. Uitgestelde hechting van een doorgesneden zenuw is ook mogelijk (bij voorkeur binnen tien dagen) en leidt tot eenzelfde eindresultaat.

3.4.4 Zenuwhechting

Doorgesneden zenuwen worden met zeer dunne monofilament nylon hechtingen en met behulp van de operatiemicroscoop gehecht. De draden zijn fijner dan een haar. De techniek is vrij simpel, maar vergt goede ogen, een vaste hand en veel oefening.
De zenuw bestaat uit fascikels, die binnen een buis van epineurium (zie afbeelding 3.12a en b) verlopen. Dit epineurium wordt gehecht, waarbij men zo veel mogelijk de fascikels aan beide doorgesneden uiteinden probeert te 'matchen' (fascikels die qua dikte en vorm op elkaar lijken, worden zo veel mogelijk tegenover elkaar gelegd (of gehecht)). Vooral op het niveau van de pols is dit van belang. De nervus medianus en nervus ulnaris bestaan hier nog uit zowel sensibele als motorische vezels. Motorische en sensibele fascikels zijn microscopisch niet van elkaar te onderscheiden.
Als de matching niet optimaal is (en dit is niet altijd te vermijden), kan het fenomeen zich voordoen dat bij terugkeer van de sensibiliteit een andere vinger wordt gevoeld dan wordt aangeraakt. Op den duur leren de hersenen echter dit te integreren en verdwijnt het fenomeen.

Afbeelding 3.12a
Dwarsdoorsnede door een zenuw. De fascikels hebben een verschillende diameter.

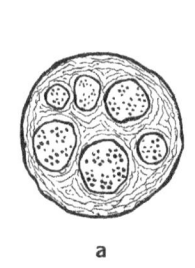

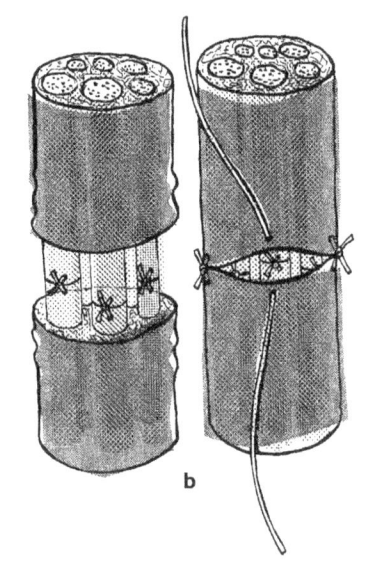

Afbeelding 3.12b
De fascikels zijn 'gematched', waarna het epineurium over de fascikels wordt gesloten.

3.4.5 Zenuwtransplantaat

Soms is het letsel van dien aard dat een gedeelte van de zenuw ontbreekt of over grotere afstand ernstig gekneusd is. Primaire zenuwhechting is niet mogelijk, invoegen van een zenuwtransplantaat is dan noodzakelijk. Er wordt een donorzenuw gebruikt die zo veel mogelijk met het kaliber van de gekwetste zenuw overeenkomt en qua sensibiliteit gemist kan worden. Ook kan een langer stukje zenuw in meerdere kleinere fragmenten worden verdeeld om het kaliber van de gekwetste zenuw te benaderen.

Ook hier geldt: waar mogelijk matching van de fascikels van het proximale en distale deel, ook al zit er een stukje transplantaat tussen (zie afbeelding 3.13).

Afbeelding 3.13
Het middelste gedeelte stelt een zenuwtransplantaat voor. Ook in het transplantaat wordt gezocht naar fascikels die zo veel mogelijk de diameter van de beide uiteinden van de doorgesneden zenuw benaderen.

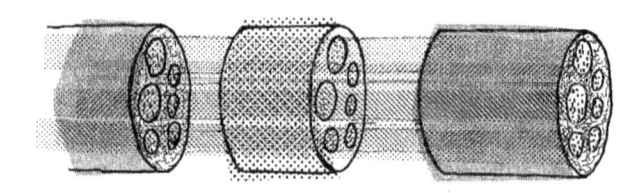

3.4.6 Het verloop van zenuwgenezing: microscopisch, macroscopisch, klinisch

We maken onderscheid tussen microscopisch, macroscopisch en klinisch verloop:
- *Microscopisch*
  Na een zenuwdoorsnijding neemt de grootte van de centrale zenuwcel toe door toename van de eiwitproductie. Deze verhoogde eiwitproductie dient ter reparatie van het doorgesneden zenuwuiteinde. De toegenomen productie duurt gewoonlijk twintig dagen. Daarna neemt ze langzaam af. De centrale zenuwcel krijgt zijn normale grootte terug.
- *Macroscopisch*
  Het doorgesneden zenuwuiteinde zwelt door oedeemvorming. Hiermee wordt de wond van de zenuwvezel tijdelijk gerepareerd. Na een week begint het proximale zenuwuiteinde uit te spruiten om de zenuwwond te overbruggen. Inmiddels is het zenuwuiteinde distaal van de doorsnijding aan het degenereren. Het celmateriaal verdwijnt; alleen de kanalen blijven bestaan. Hierin zoeken de groeiende uiteinden van het proximale deel hun weg. Deze groei heeft een snelheid van ongeveer 1 millimeter per dag.
- *Klinisch*
  Er bestaan talloze tests om de diverse soorten sensibiliteit van de vingertoppen te testen. De meestgebruikte staan in het overzicht op bladzijde 49.

3.4.7 Neuroom

Soms blijft bij herhaald onderzoek het teken van Tinel steken ter hoogte van de zenuwwond. Het proximale deel van de zenuw is dan genezen met een litteken, bestaande uit een massa uitspruitsels. Deze uitspruitsels kunnen een zeer hinderlijke pijn veroorzaken. De zenuw heeft niet naar distaal kunnen groeien en we spreken dan van een neuroom.

Gezien de hinder die dergelijke neuromen veroorzaken, wordt meestal operatief ingegrepen. Er zijn vele methoden ontwikkeld, maar ze kennen geen van alle een honderd procent voorspelbaar goed resultaat.

Teken van Tinel
Het teken van Tinel is een test om vast te stellen over welke afstand een regenerende zenuw is uitgegroeid. De groei van het proximale zenuwuiteinde kan vervolgd worden door te tikken over het traject van het zenuwverloop. Er kan een prikkelende sensatie worden waargenomen. Het punt waar deze sensaties niet meer worden waargenomen, is het meest distale punt tot waar de zenuw al ingegroeid is. Dit punt schuift bij vorderende genezing steeds verder naar distaal. Als de vingertop bereikt is, kan het gevoel getest gaan worden door bijvoorbeeld de tweepuntsdiscriminatietest.

Tweepuntsdiscriminatietest
Deze test is een kwaliteitstest voor de vordering van de genezing van de fijne tastzin. Andere tests, zoals het wrijven met een wattenstokje over de huid, het prikken in een vinger en koud-warmonderzoek geven andere kwaliteiten van een sensibele zenuw weer.
De tweepuntsdiscriminatietest gaat als volgt: U neemt een paperclip en buigt deze volledig terug, zodat beide uiteinden tegenover elkaar staan. Door nu de twee 'pootjes' in afstand te variëren, kunt u meten wanneer nog net twee punten op een vingertop gevoeld kunnen worden. U moet de aanraking niet te stevig uitvoeren (dan wordt de pijnzin geprikkeld) en niet bewegen (anders wordt de vibratiezin geprikkeld). De patiënt mag niet kijken als de test wordt uitgevoerd, want u biedt nu eens één pootje aan, dan weer twee. U zult de patiënt moeten instrueren dat er geen foute antwoorden mogelijk zijn.
Een normale tweepuntsdiscriminatie is 2 tot 4 millimeter, afhankelijk van het individu. Vergeet niet ook de vingers van de gezonde hand te testen. Individuele variaties van de meetafstand zijn mogelijk.
Behalve de statische tweepuntsdiscriminatietest wordt soms ook de tweepuntsdiscriminatietest gebruikt waarbij de twee pootjes over een korte afstand bewogen worden.

Als alleen aanraking gevoeld wordt spreken we van protectieve sensibiliteit (tweepuntsdiscriminatie van 10 millimeter of meer). Als de kwaliteit van het gevoel verbetert, zal de afstand die nog wordt waargenomen steeds kleiner worden, tot idealiter waarden worden bereikt die gelijk zijn aan die van de andere vingers.

Desensibilisatie door middel van elektrische prikkeling is een niet-operatieve mogelijkheid.

Vaststellen van motorisch herstel
Herstel van de motorische tak van de nervus medianus herkennen we grofweg aan het steeds beter kunnen opponeren van de duim; herstel van de nervus ulnaris door verbeteren van de spreid-sluitbeweging van de vingers en het afnemen van een eventuele klauwstand van de vierde en vijfde vinger.
Voor reconstructies bij blijvende zenuwuitval: zie paragraaf 3.7.

3.5 Vaatletsels

De circulatoire voorziening van hand en vingers bestaat uit de arteriële aanvoer en de veneuze afvoer. De arteriële aanvoer verloopt voornamelijk via de arteria radialis en arteria ulnaris die beide bij de pols nog radiaal en ulnair verlopen en een gescheiden traject volgen. Eenmaal ter hoogte van de carpus vormen beide arteriën de diepe en oppervlakkige boog (of arcade) van waaruit segmentale arteriën naar de vingers ontspringen (zie afbeelding 3.14)

Afbeelding 3.14
De arteria radialis en de arteria ulnaris vormen een diepe (met grijs aangegeven) en een oppervlakkige (met zwart aangegeven) boog.

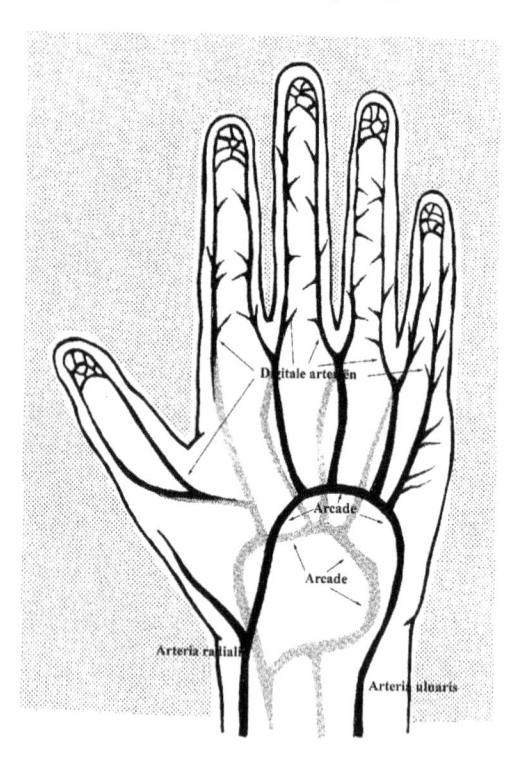

Elke vinger heeft een radiale en ulnaire digitaalarterie die door middel van een fijne plexus verbinding met elkaar hebben. De radiale en ulnaire arteriën zijn eindarteriën, hetgeen betekent dat bij een letsel de arteriële voorziening niet overgenomen kan worden door andere in de buurt lopende arteriën. De digitale arteriën, venen en zenuwen verlopen samen als vaatzenuwbundel aan de volaire zijde van de vinger. Er zijn een radiale en een ulnaire vaatzenuwbundel.
Een gelijktijdig letsel van beide arteriën van een vinger geeft een volledig ischemische vinger.
De veneuze afvloed verloopt ter hoogte van de arteriën eveneens segmentaal. Daarnaast zijn er vele fijne veneuze plexus die, anders dan bij de arteriën, bij uitval van de segmentale venen de veneuze circulatie volledig kunnen overnemen. Naast het volaire systeem zijn er verbindingen met het veneuze systeem op het dorsum van de hand.

3.5.1 Arterieel letsel

Arterieel letsel aan de hand zal vrijwel altijd zo veel mogelijk operatief hersteld worden.
Geïsoleerde doorsnijding van de arteria radialis of ulnaris ter hoogte van de pols kan theoretisch onbehandeld blijven, daar de intacte arterie de circulatie via het

boogsysteem in de hand kan overnemen. Er bestaat echter de mogelijkheid van een anatomische variant, waarbij deze boogvorming niet of maar gedeeltelijk is aangelegd. Ook kan het kaliber van de arteriën zeer variëren. Het is derhalve raadzaam deze arteriën na doorsnijding wel te herstellen.

Een test om de doorgankelijkheid van de arteria radialis of de arteria ulnaris vast te stellen is de test volgens Allen (zie onderstaand overzicht).

Test volgens Allen
- Zorg voor warme handen van de patiënt en uzelf.
- De patiënt legt de hand en arm met de handrug op tafel. U drukt de arteriën ter hoogte van de pols dicht en vraagt de patiënt een vuist te maken (zie afbeelding 3.15a). Hiermee wordt bloed uit de hand geknepen.
- Vervolgens vraagt u de patiënt de hand te openen terwijl u nog steeds de arteriën dichtgedrukt houdt (zie afbeelding 3.15b).
- Dan heft u de druk op een van de arteriën op. Bij een goede doorgankelijkheid van de hoofdstam en boog ziet u direct de hand roze kleuren (zie afbeelding 3.15c).
- U herhaalt dit voor de andere arterie.

Deze test is ook uitvoerbaar voor de digitale arteriën. U drukt (met twee vingers) aan de basis van de te onderzoeken vinger, aan de volaire zijde, beide digitale arteriën dicht en laat de vinger buigen. Vervolgens laat u de vinger strekken en pas daarna laat u een van de arteriën doorstromen door een van uw vingers los te laten. Bij goede doorgankelijkheid van de arterie kleurt de helft van de vinger roze. U herhaalt deze test voor de andere arterie.

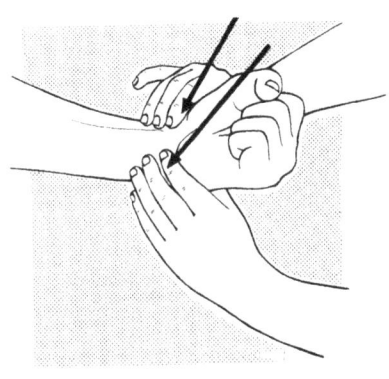

Afbeelding 3.15a
De onderzoeker drukt de arteria radialis en de arteria ulnaris dicht; de patiënt maakt een vuist.

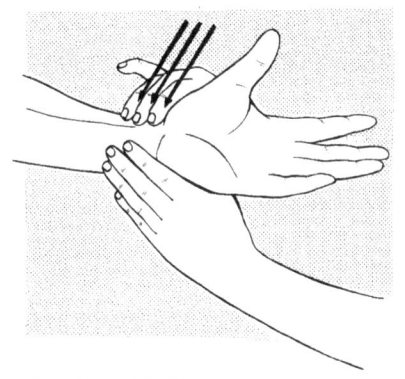

Afbeelding 3.15b
De patiënt maakt de vuist open, terwijl de onderzoeker de arteria radialis en de arteria ulnaris blijft dichtdrukken.

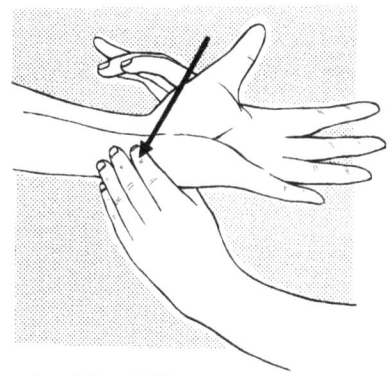

Afbeelding 3.15c
De onderzoeker neemt de vingers boven de arteria radialis weg, terwijl de arteria ulnaris dichtgedrukt blijft.

3.5.2 Veneus letsel

Door de uitgebreide plexusvorming van het volaire en dorsale veneuze systeem is herstel van de venen zelden nodig. Wel wordt de begeleidende vene van de arteria radialis en ulnaris gewoonlijk gehecht als er sprake is van een arterieel letsel. Deze begeleidende vene maakt deel uit van het afvloedsysteem van de arterie zelf.

3.5.3 Revascularisatie en replantatie van de vinger

Als na een letsel in een vinger geen circulatie meer bestaat of de vinger geamputeerd is, wordt een plan opgesteld voor het herstel van de vinger. Tenzij de vinger dermate gekwetst is dat geen enkele functie te verwachten valt, kunnen pezen, arteriën en zenuwen gehecht en fracturen verzorgd worden.

De overweging om een vinger (of meerdere vingers) te replanteren (terug te plaatsen), is afhankelijk van de ernst van het letsel, welke vinger het betreft, kennis van werk en hobby's van de patiënt en van diens wensen.

De pink is een vinger waarvan revasculariatie (herstel van de circulatie) of replantatie meestal tot een slecht direct en laat functioneel resultaat leidt. De vaten bijvoorbeeld zijn zeer fijn van kaliber, waardoor grote kans op trombosering ontstaat. Na genezing treedt vaak stijfheid van de gewrichten op.

Afhankelijk van het beroep van de gekwetste is soms amputatie door het os metacarpale V, waardoor een zogeheten 'smalle hand' ontstaat, te verkiezen boven replantatie. Het genezingsproces van een gereplanteerde vinger vergt twee tot drie maanden als alles vlot verloopt, maar een langer durende revalidatie is niet ongewoon. Koudegevoeligheid kan lang aanwezig blijven, vaak meer dan een jaar. Met name mensen met een ambachtelijk beroep en/of een eigen bedrijf kiezen eerder voor het verzorgen van een snel genezende functionele amputatiestomp dan replantatie. Zij kunnen zich de tijdsduur van revalidatie vaak niet veroorloven.

Een duim wordt, waar mogelijk, altijd hersteld.

3.5.4 Hypothenar hammer syndroom

Een bijzonder vasculair probleem is het hypothenar hammer syndroom. Dit wordt veroorzaakt door een afsluiting van de arteria ulnaris in het kanaal van Guyon en geeft het volgende klinische beeld:
- (pijnlijke) pulserende zwelling hypothenar (bij een aneurysma);
- ischemische klachten na inspanning;
- positieve test van Allen (zie paragraaf 3.5.1);
- geen uitval van de nervus ulnaris;
- Raynaud-fenomeen met ontbreken van hyperemische fase.

De arteria en nervus ulnaris komen de hand binnen door het kanaal van Guyon. Dit kanaal is lateraal begrensd door het os pisiforme en os hamatum, dorsaal door het transversale carpale ligament en ventraal door het volaire carpale ligament (zie paragraaf 1.2.4). In dit starre kanaal vertakt de arteria ulnaris zich. De diepe tak penetreert samen met de motorische tak van de nervus ulnaris de hypothenarspieren, terwijl de oppervlakkige tak over deze spieren loopt over een traject van ongeveer twee centimeter vóór deze onder de palmaire aponeurose duikt om daar het grootste aandeel van de volaire arcade te leveren (zie afbeelding 3.16a en b).

Juist in het gebied waar de arterie uit het kanaal van Guyon treedt, is deze kwetsbaar voor traumata. De arterie wordt tegen het os hamatum gedrukt, waardoor intimabeschadiging kan optreden; dit kan de basis zijn voor een stenose of aneurysma (zie paragraaf 6.1.6).

Het symptomatisch worden van een afwijking is afhankelijk van collateraalvorming vanuit de arteria radialis en van de anatomie van de volaire arcade.

Afbeelding 3.16a en b
Het kanaal van Guyon. De arteria ulnaris loopt achter het os hamatum langs en komt dan naar de oppervlakte om deel te nemen aan de arteriële handboog. Waar de arterie oppervlakkiger gaat verlopen, kan deze door het os hamatum (aangegeven door pijlen) afgedrukt worden. De nervus ulnaris is de in dit schema wit getekende streng lateraal van de donkerder gekleurde arterie.

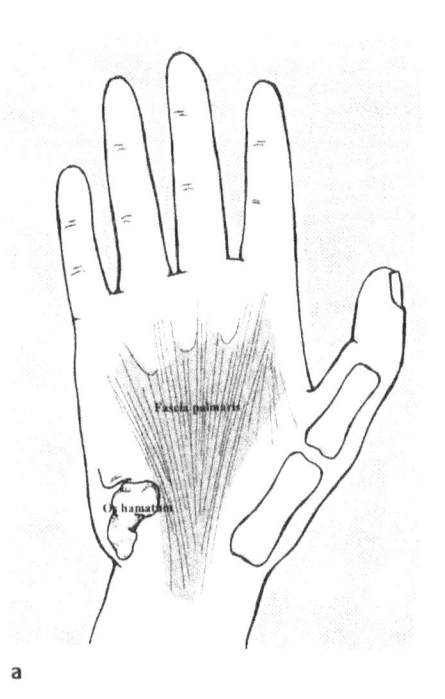

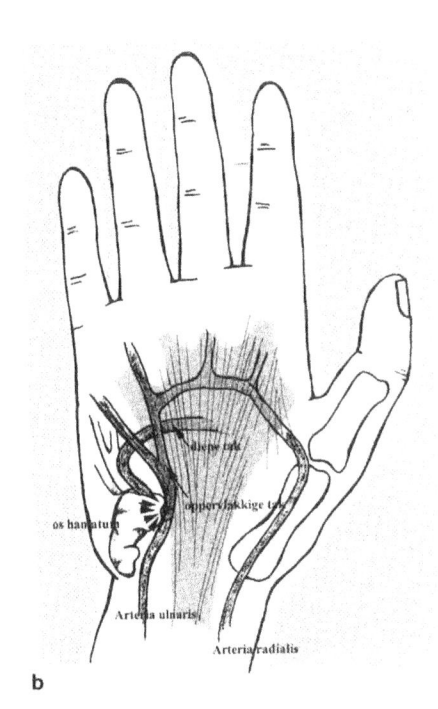

De significantie van het syndroom ligt in de potentie tot het vormen van micro-embolieën naar de digitaalarteriën, waardoor het zich kan manifesteren als het Raynaud-fenomeen (reactie op koude of emotie; de vinger wordt eerst wit door vasospasme, dan blauw door verzuring en vervolgens rood omdat de capillairen gaan openstaan), maar ook kan leiden tot verlies van haargroei, vingerpulpa en huidelasticiteit. In de meer ernstige gevallen kan het leiden tot ulceratie of gangreen (afsterving van weefsels) van de vingers en in 1 procent van de gevallen zelfs tot amputatie.

Het syndroom komt voornamelijk voor bij mannen die werken met pneumatische werktuigen, met een overall incidentie van 14 procent, oplopend tot 61 procent bij gebruik van kettingzagen (Fins onderzoek). Ook roken is een risicofactor. Bilateraal komt het in 1 procent van de gevallen voor.

Casus Man, 33 jaar, timmerman werkend met pneumatische gereedschappen.

Klachten
- Pijnlijke zwelling van beide pinkmuizen sinds drie weken.
- Pijn die verergert bij gebruik van de hand.
- Ischemie dig IV rechts na werken of bij overgang naar koelere omgeving.

Onderzoek hand
- Pulserende zwelling hypothenar beiderzijds.
- Geen circulatiestoornissen.
- Geen sensibiliteitsstoornissen.
- Geen functiestoornissen.
- Allen-test: rechts positief, links negatief.
- Doppler-test: rechts niet-pulserende zwelling zonder souffle, links pulserende zwelling met souffle.

Laboratoriumonderzoek
Angiografie van de handen toonde de volgende afwijkingen:
- In de rechterhand werd een stenose van de arteria ulnaris gevonden met geringe collateraalvorming naar de volaire arcade; tevens micro-embolische afwijkingen in de ulnaire digitaalarterie van de wijsvinger, de radiale digitaalarteriën van de ringvinger en de pink.
- In de linkerhand werd een aneurysmatische verwijding van de arteria ulnaris gezien, waarbij de röntgenoloog opmerkte dat de grootste flow via deze arterie verliep.

Operatie
- Bij operatie werd rechts een sacculair aneurysma aangetroffen (zie afbeelding 3.17a) waarin een verse trombus. Het aneurysma werd geëxcideerd, waarna de continuïteit hersteld kon worden door een primaire anastomose.
- Links werd bij operatie een fusiform aneurysma aangetroffen (zie afbeelding 3.17b) over een traject van ongeveer twee centimeter. Dit aneurysma was volledig gestenoseerd door een zogeheten 'witte' trombus. Na excisie werd de continuïteit hersteld door middel van een veneus interponaat (tussenzetsel).
- Zes maanden na operatie functioneren beide anastomosen goed, zoals blijkt uit Doppler-onderzoek.
- De Allen-test is in beide handen negatief.

Aangezien deze afwijking kan recidiveren, is de beste preventie het niet meer gebruiken van pneumatische werktuigen. Voor onze patiënt was het onmogelijk om dan zijn vak te blijven uitoefenen en hij heeft gekozen voor omscholing. Hij werkt nu als buschauffeur.

Afbeelding 3.17a
In de rechter arteria ulnaris werd een sacculair aneurysma aangetroffen.

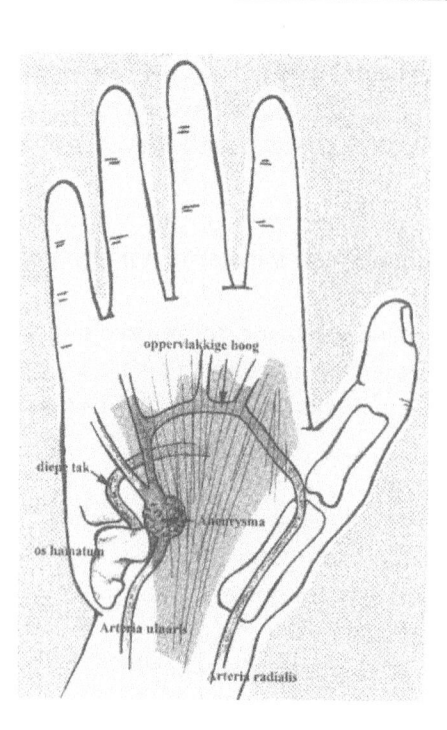

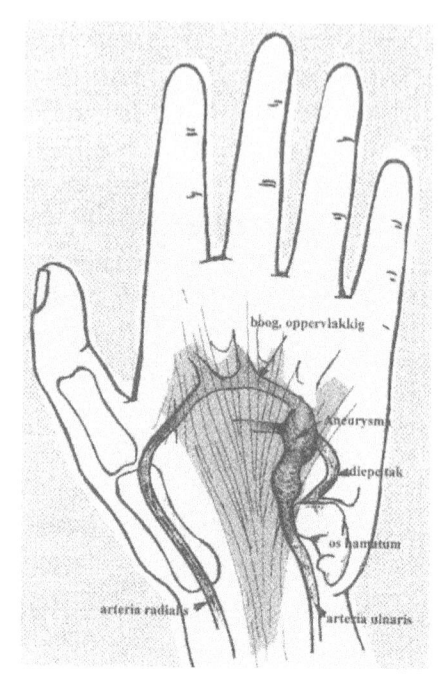

Afbeelding 3.17b
In de linker arteria ulnaris werd een fusiform aneurysma aangetroffen.

Hoewel er discussie bestaat over het al of niet herstellen van de continuïteit na excisie van aneurysma of stenose, blijkt uit de literatuur dat er een stijgende tendens bestaat om dit wel te doen. Met de huidige microchirurgische technieken hoeft het herstel van de continuïteit geen probleem meer te zijn.

3.6 Gecompliceerde letsels

3.6.1 Contusie

Een contusietrauma geeft gewoonlijk meer schade dan een vergelijkbaar scherp letsel. Waar arteriën en zenuwen bij een scherp letsel door simpele hechting hersteld kunnen worden, is daarvan bij een (gesloten) contusieletsel vaak geen sprake.

In macroscopisch intacte arteriën is vaak geen circulatie meer aanwezig. Bij exploratie van een dergelijk vat blijkt de intima (binnenste laag van een bloedvat) vaak over grotere afstand gekwetst te zijn. Herstel door excisie van het gekwetste deel en vervanging door een interponaat is technisch vaak wel uit te voeren. De ervaring leert echter dat een dergelijke reconstructie toch vaak tot mislukken gedoemd is. Waarschijnlijk komt door destructie van fijne capillairen (de kleinste bloedvaatjes) de circulatie van het gekwetste weefsel niet meer op gang. Als een of meer vingers het wel overleven, worden ze vaak stijf doordat ook banden en pezen dermate gekwetst zijn dat uitgebreide fibrosering het gevolg is. Operatief herstel is er ook bij het contusietrauma op gericht om een voldoende functie voor de hand te waarborgen. De gewrichten zullen altijd geplaatst worden in een stand die bij een eventuele verstijving toch een redelijke handfunctie zal geven.

Voor een wijsvinger bijvoorbeeld is een lichte flexie in het PIP-gewricht en het DIP-gewricht al voldoende voor een redelijke stuurfunctie. Voor een ringvinger of een pink zal deze flexie duidelijk meer moeten zijn in verband met de krachtgreepfunctie van deze vingers.

Compartimentsyndroom of logesyndroom
Een bijzonder contusieletsel is het compartimentsyndroom. Door hematoomen/of oedeemvorming in de door spierfascie begrensde ruimte treedt verhoogde weefseldruk op. Hierdoor kunnen arteriën, venen en zenuwen bekneld raken. De circulatie van de spier in deze ruimte kan tot stilstand komen. Bij een tijdige herkenning van het syndroom kan de circulatie hersteld worden door het compartiment operatief te decomprimeren, waardoor necrose van structuren voorkomen wordt.

Bij de onderarm kan dit leiden tot bijvoorbeeld de Volkmannse contractuur. Bij deze contractuur zijn necrose en fibrosering van de onderarmspieren opgetreden.

Een ander voorbeeld is verstijving van de vingergewrichten na een contusietrauma als gevolg van een compartimentsyndroom van de kleine handspieren, zonder dat de vingers zelf gekwetst zijn geweest.

Hoewel er meerdere oorzaken kunnen zijn voor het in extensie verstijven van de PIP- en DIP-gewrichten als gevolg van een verkorting van de musculi lumbricales, is een van de mogelijkheden een niet-onderkend compartimentsyndroom van de kleine handspieren.

Het moment waarop het hoogleggen van de gecontusioneerde extremiteit en het geven van antistolling niet meer voldoende zijn en tot operatieve decompressie moet worden overgegaan, is niet altijd eenvoudig te bepalen. Frequente controle van de circulatie van de extremiteit, eventueel aangevuld met monitoring van de zuurstofsaturatie (gehalte aan zuurstof in het circulerende bloed) kunnen hulpmiddelen bij een dergelijke beslissing zijn. Het bovenstaande geschiedt tijdens een klinische opname.

De therapie van een vastgesteld compartimentsyndroom is eenvoudig; deze bestaat uit het ruim openen van de spiercompartimenten en het openlaten van de (grote) wonden.

Een compartimentsyndroom komt ook aan de onderste extremiteiten voor. De beschrijving hiervan valt echter buiten het bestek van dit boek.

3.6.2 Chemicaliën

Letsels door chemicaliën komen niet veel voor, maar ze kunnen vergaande consequenties hebben. Chemicaliën veroorzaken over het algemeen ernstige brandwonden met directe necrose van alle weefsels. Het is belangrijk een eventueel antidotum (neutraliserend middel, ook wel 'tegengif') te kennen en te weten welke middelen ernstiger necrose kunnen veroorzaken. Het kan voorkomen dat applicatie van water diepere necrose veroorzaakt. Dergelijke verwondingen moeten dan niet met water gespoeld of gekoeld worden.

Meestal weet een bedrijf waar met chemicaliën gewerkt wordt, goed met deze verwondingen om te gaan. Mocht dit niet zo zijn, dan wordt bij de toxicologische dienst van het RIVM (Rijksinstituut voor Volksgezondheid en Milieuhygiëne) naar de juiste behandelwijze geïnformeerd.

De behandeling komt meestal neer op een snelle chirurgische verwijdering van necrose en het voorkomen van een compartimentsyndroom.

Casus Een man van 34 jaar werd aangeboden aan de plastisch chirurg met een chemicaliënverbranding van zijn rechtervoorvoet. Ongemerkt was een bijtende stof, gebruikt voor het schoonmaken van machines, op de neus van zijn leren schoen met stalen neuzen gedrupt. Na het werk deed hij zijn schoen uit, omdat zijn voet hem wat hinderde en tot zijn verbazing zag zijn voorvoet er alarmerend uit.
De bedrijfsleider kende de te nemen maatregelen bij een dergelijk letsel en startte met het spoelen van de voet met een middel dat verdere necrose zou voorkomen. Tevens stelde hij de plastisch chirurg op de hoogte (die ogenblikkelijk de operatiekamer waarschuwde) en kwam met de patiënt mee. Hij bracht ook het spoelmiddel en een bijsluiter van het middel mee.
Daar de behandeling snel ter plaatse gestart werd, de operatiekamer klaarstond om alle reeds ontstane aanwezige necrose (en daarmee de restanten van de nog werkzame chemicaliën) te verwijderen, is de schade voor deze man beperkt gebleven tot verlies van huid en het oppervlakkige deel van de spieren van de voorvoet. Het defect werd hersteld met huidtransplantaten. Na herstel kon de patiënt normaal lopen. Zonder het adequaat ingrijpen door de bedrijfsleider en een tragere start van de operatieve behandeling zouden necrose en verlies van de voorvoet waarschijnlijk zijn geweest.

3.6.3 Vuurwerkletsel

Bij vuurwerkletsel is meestal sprake van een meervoudig letsel. Als vingers al niet van de hand zijn afgeblazen, is er toch vaak sprake van dermate gekwetste vingers dat amputatie de enige mogelijkheid is.

Bij een dergelijk gecompliceerd letsel wordt zorgvuldig bekeken welke delen nog voor reconstructie in aanmerking komen. Belangrijk is de beschikking te hebben over een duim en een haakvormige vinger (bij voorkeur een functionerende vinger), zodat een pincetgreep mogelijk blijft.

Vaak is het niet mogelijk en wenselijk om reconstructies direct na het letsel uit te voeren, omdat de weke delen te zeer gekwetst zijn en door uitgebreide ingrepen nog meer weefsel verloren kan gaan. Het beleid is dan: de weke delen zo optimaal mogelijk laten genezen en de handrest zo ver mogelijk laten revalideren. Na deze revalidatie wordt een plan gemaakt om de hand minimaal een pincetfunctie te geven. Iedere getraumatiseerde hand vraagt om een individueel opgesteld plan. Bij volledig ontbreken van vingers kan een teen-vingertransplantatie overwogen worden.

Naast reconstructie van vingers bestaat de mogelijkheid tot het aanmeten van een handprothese, waarvan er vele soorten bestaan. Een voorbeeld is de prothese die door spiercontracties elektroden aanstuurt, waardoor de vingers van de prothese een gevraagde beweging gaan maken. Een ervaringsfeit van revalidatieartsen is echter dat patiënten een dergelijke prothese graag willen proberen, maar er uiteindelijk nauwelijks gebruik van maken. Het best bevalt over het algemeen de simpele prothese met een haak of grove pincet (zoals die van captain Hook).

3.7 Late reconstructie

Met late reconstructie wordt bedoeld: aanvullend herstel na volledige wondgenezing en volledige revalidatie.

Voor elke patiënt zal een individueel plan opgesteld worden waarbij van belang is:
- een volledig functieonderzoek van de hand door de handchirurg;
- een volledig functieonderzoek van de hand door de revalidatiearts, de ergotherapeut en de fysiotherapeut;
- welke functie in de eerste plaats hersteld dient te worden gezien het beroep of de specifieke hobby's van de gekwetste;
- de medewerking van de patiënt (het heeft weinig zin om ingewikkelde plannen op te stellen als de patiënt het nut van een dergelijke behandeling niet inziet).

Als bovenstaande vragen beantwoord zijn, worden de verschillende mogelijkheden overwogen. De vraag 'Is er een methode om de gevraagde functie bij deze specifieke patiënt te herstellen?' zal beantwoord moeten worden. Men zal moeten overwegen of een ergotherapeutische aanpassing of een chirurgische ingreep de voorkeur heeft, of een combinatie van beide.

Zoals we eerder vermeldden, is de medewerking van de patiënt van essentieel belang. Bestaat er twijfel over de motivatie van de patiënt (bijvoorbeeld oefenmoe of mogelijk niet intelligent genoeg), dan zal minder snel een ingewikkelde en tijdrovende behandeling voorgesteld worden. Bij iemand die zeer gemotiveerd is en een mogelijke mislukking aanvaardt, zal het onderste uit de kan gehaald kunnen worden.

Voor deze late reconstructie is een goede samenwerking tussen handchirurg, fysiotherapeut, ergotherapeut en revalidatiearts noodzakelijk, daar allen in een bepaald stadium van de genezing verantwoordelijk zijn voor een deel van de behandeling. Is deze samenwerking er niet, dan kan het uiteindelijke resultaat minder goed zijn.

3.7.1 Huidreconstructie

Er kunnen huidcontracturen ontstaan zijn door bijvoorbeeld brandwonden. Bij kleine kinderen met ernstige brandwonden aan een hand kan het directe resultaat zeer goed zijn. Soms groeien huidtransplantaten niet mee en kan op latere leeftijd een functiestoornis van de hand ontstaan. Vele methoden zijn beschikbaar om huidproblemen op te lossen, zoals aanvullende huidtransplantaten en huidtransposities.

Casus Op de polikliniek plastische chirurgie meldde zich een 12-jarig meisje uit een van de derdewereldlanden met de klacht dat de huid van haar handen altijd zo strak was en snel kapotging. Als peuter had zij haar beide handen verbrand met heet water.

Bij onderzoek bleken er extensiecontracturen van beide handen ter hoogte van de MCP-gewrichten te bestaan. De pink kon nauwelijks flecteren en stond in abductie. De huid was, behalve bij de pink, redelijk soepel en bewoog goed ten opzichte van de onderlaag.

De röntgenfoto liet geen groeistoornissen van het bot zien. Hier was alleen sprake van een niet-meegegroeide huid.

Operatief werden de contracturen opgeheven door het invoegen van een volledikte huidtransplantaat op het dorsum van de hand en multipele Z-plastieken ter hoogte van de dorsale zijde van de pink. Het uiteindelijke resultaat is een goed functionerende hand, waarbij de huid soepel is geworden en geen laesies meer vertoont. De pink functioneert weer normaal en vertoont geen abductiestand meer. Mooi wordt het echter nooit en dat is voor deze 12-jarige op dit moment het grootste probleem.

3.7.2 Peesreconstructies

Het resultaat van peesreconstructies is vaak matig.
Bij buigpezen komt dat doordat de peesschede met haar belangrijke glijweefsel vaak ernstig gelaedeerd is; bij strekpezen omdat dezelfde glijfunctie door het trauma van de subcutane weefsels verloren is gegaan.

Om een neopeesschede voor een buigpees te creëren wordt een silastic rod geplaatst. Siliconenmateriaal is zeer inert, wordt door het lichaam probleemloos geaccepteerd, maar wordt altijd omgeven door een kapsel. En dat is nu precies de bedoeling. Na twee à drie maanden is deze koker voldoende gevormd om de silastic rod te vervangen door een lichaamseigen peestransplantaat. Meestal wordt daarvoor de pees van de musculus palmaris longus gebruikt.

Na transplantatie kunnen zich de volgende problemen voordoen:
- De pees blijkt te dik te zijn voor de neopeesschede; hierdoor komt de functie niet op gang.
- Er ontstaan verklevingen tussen pees en neopeesschede die leiden tot een contractuur.
- Een van de verbindingen tussen het transplantaat en de distale of proximale stomp gaat los, met als resultaat een niet-functionerend transplantaat.
- Het transplantaat blijkt te kort of te lang om een goede functie aan de vinger te geven, hoewel de glijfunctie goed is.

Met het bovenstaande in gedachten zal het eens te meer duidelijk zijn dat alleen een goed gemotiveerde patiënt in staat zal zijn eventuele teleurstellende resultaten te verwerken.

Als strekpezen verkleefd zijn met de huid, kan de huid losgemaakt worden. Tussen de huid en de pees en/of bot en pees wordt een Gore-tex lapje ingebracht ter voorkoming van nieuwe verklevingen. Na plaatsing kan en moet de patiënt oefenen om de handfunctie te waarborgen. Het Gore-tex lapje is glad en zorgt voor de vorming van een gladde laag weefsel tussen de verkleefde structuren.

Meestal moet het Gore-tex lapje wel weer operatief verwijderd worden, daar het ruimte inneemt en bijvoorbeeld ter hoogte van gewrichten tot een verminderde functie kan leiden. Ook om esthetische redenen wordt het verwijderd, daar het vaak door de huid zichtbaar blijft. De door de Gore-tex gevormde gladde laag blijft echter intact na het verwijderen van het lapje.

3.7.3 Peestransposities

Naast peestransplantaties zijn peestransposities mogelijk. Een voorbeeld is transpositie van een van de buigpezen van een goed functionerende vinger naar bijvoorbeeld een niet-functionerende vinger. Hier geldt natuurlijk wel dat de opoffering van een deel van de functie van een goede vinger niet mag leiden tot een verslechtering van de functie van de gehele hand, wanneer een dergelijke ingreep toch niet tot een goed resultaat mocht leiden.

Peestransposities ter verbetering van resterende verlammingen worden vaker uitgevoerd dan om eerdergenoemde reden.

Als voorbeeld van een peestranspositie beschrijven we hierna een techniek ter verbetering van de oppositie van de duim na een letsel van de nervus medianus.

Voorbeeld van een peestranspositie bij een verstoorde oppositie van de duim
Na doorsnijding van de nervus medianus kan een onvermogen tot oppositie van de duim resteren, terwijl de sensibiliteit voldoende is hersteld. Er ontstaat een hand die functioneert als een apenhand. Gegrepen wordt met de vingers en de duimmuis.

Het veranderde gebruik van de hand zal op den duur leiden tot decompensatie van andere handstructuren en daarmee van de functie van deze structuren. Als gevolg hiervan kunnen pijnklachten en vergroeiingen ontstaan, die niet zo makkelijk te verhelpen zijn.

Peestranspositie voor het herstel van de oppositie van de duim is een simpele ingreep en leidt vrijwel altijd tot een goed resultaat. Er is geen kans op verminderde handfunctie bij mislukken van de ingreep.

De meestgebruikte en meest simpele methode is transpositie van de pees van de musculus extensor indicis proprius (de wijsvinger heeft twee strekpezen en kan er probleemloos een missen; zie paragraaf 1.2.5).

De pees wordt losgemaakt ter hoogte van het MCP-II-gewricht, subcutaan naar de ulnaire zijde van de pols gevoerd en daar naar buiten gebracht. Vervolgens wordt een volaire subcutane (onderhuidse) tunnel naar de basis van de duim gecreëerd en wordt de pees doorgevoerd en vastgehecht aan het extensieapparaat van de duim. De bepaling van het traject van de tunnel en het niveau van fixatie van de pees is van groot belang voor het verkrijgen van een goede mogelijkheid tot oppositie.

3.7.4 Duimreconstructie

De duim is een onmisbare vinger. Zeker voor een dominante hand leidt het gemis van een totale duim tot een invaliditeit van honderd procent. Het is dus belangrijk om de duimfunctie te herstellen. Bij voorkeur zal deze functie hersteld worden door verbetering van de intrinsieke mogelijkheden van een nog deels aanwezige duim. De eerste interdigitale ruimte kan bijvoorbeeld verdiept worden om de functionele lengte van een resterende duim te verbeteren; een adductiecontractuur kan hiermee eveneens verholpen worden. Met intensieve revalidatie kan de functie van een dergelijke duim dermate verbeterd worden dat de meeste handelingen mogelijk worden.

De duim kan substantieel verlengd worden door een bottransplantaat (van de heup) in te voegen, aangevuld met transpositie van huid om het bottransplantaat te voeden en te bedekken.

Een andere methode voor verlenging van een falanx is distractie van het bot. Hiertoe wordt de falanx doorgezaagd (osteotomie) en wordt een externe fixateur aangebracht. Daarmee kan graduele verlenging verkregen worden door na verloop van tijd de fixateur uiteen te draaien, waardoor de doorgenomen botuiteinden verder van elkaar komen te liggen. Als voldoende verlenging verkregen is, krijgt de falanx kans om in de fixateur te genezen.

Is het restant van de duim echter zeer kort, dan zijn andere reconstructies nodig, zoals pollicisatie van een vinger[7] en teen-naar-handtransplantatie.

Door transpositie van een (deel) van een vinger kan een functionerende duim gereconstrueerd worden. Bij voorkeur zal gebruikgemaakt worden van een eveneens gelaedeerde vinger. Hierdoor is het bijkomende effect ook esthetisch een verbetering. De hand ziet er minder geamputeerd uit.

Als er geen beschadigde vinger(rest) is, dan kan een goede vinger worden gepolliciseerd.

Is ook dit niet wenselijk (jonge vrouw weigert transpositie van een goede ringvinger; beroep van man vraagt vooral krachtsinspanning welke wordt geleverd door de ringvinger en pink, enzovoort), dan kan een teen-naar-hand vrije transplantatie overwogen worden. Hierbij wordt een teen geheel of gedeeltelijk met bot, pezen, zenuwen en vaten geoogst en getransplanteerd naar de plaats van de duim. Functioneel geeft dit een goed resultaat bij overleving van het transplantaat. Het esthetische aspect is minder fraai. Een teen lijkt nooit op een duim. Wordt de grote teen gebruikt, dan ziet deze er grof uit met een grote brede nagel; wordt een andere teen gebruikt, dan is de duim iel en opvallend klein.

Referenties

1 Tweede Cursus Topografische Functionele Anatomie van de hand en pols. Referaten 1 en 2. AMC 1990.
2 Dongen LM van, Pilon JHJ. Transmuraal spreekuur 'Handig Overleg'. NTvH 1998;7;1:14-15.
3 Ohrenstein HH. Hand III: flexor tendons. SRPS 1992;6;34:1-28.
4 Crosby CA, Wehbé A. Early Protected Motion after Tendon Repair. J Hand Surg 1999;13A:1061-1071.
5 Zancolli E. Structural and dynamic bases of hand surgery. 3nd edition. J.B. Lippincott Company, 64-105.
6 Aulucino PL. Neurovascular Injuries in the Hands of Athletes. Hand Clinics 1990;6;3:455-466.
7 Peimer CA, Wheeler DR, Barrett A, Goldschmidt PG. Hand Function Following Single Ray Amputation. J Hand Surg 1999;15A:1245-1249.

HOOFDSTUK 4

Degeneratieve aandoeningen[1,4]

Hoewel het voor de hand ligt om bij degeneratieve aandoeningen aan ouderen te denken, zijn deze aandoeningen niet aan leeftijd gebonden. Bij de oudere mens komen degeneratieve aandoeningen voor als gevolg van een algemene biologische weefselverandering. Op jonge(re) leeftijd kunnen de gevolgen van congenitale aandoeningen van het bewegingsstelsel, een doorgemaakte infectie of een trauma aanleiding geven tot het ontstaan van degeneratieve aandoeningen.
Ook al lijkt de genezing na een letsel en/of ontsteking perfect te zijn, toch is er schade aan normaal weefsel geweest en is de kwaliteit van het gevormde reparatieweefsel toch anders. Na een botbreuk, een pees- of ligamentair letsel kan een subtiele verandering in de manier van belasten van de betreffende extremiteit zijn ontstaan. Hierdoor kunnen niet-gekwetste weefsels anders belast en zelfs overbelast gaan worden. Uiteindelijk kan dit leiden tot vervroegde degeneratie van het gewrichtskraakbeen en leiden tot klachten zoals we die op oudere leeftijd ten gevolge van artrose vaker zien.

Naast veranderingen in steunende weefsels en gewrichten door het vorderen van de leeftijd, infecties en traumata kennen we een aantal aandoeningen die pathologische degeneratie van weefsel veroorzaken, onafhankelijk van de leeftijd, maar gebonden aan de expressie van deze aandoening. Reumatoïde artritis (RA) is hiervan een voorbeeld. Spierziekten en een aantal andere neurologische aandoeningen zijn andere voorbeelden.
Aangezien dit boek een handleiding wil zijn voor de meest voorkomende aandoeningen in de reguliere praktijk van de fysiotherapeut, zal een aantal weinig voorkomende aandoeningen niet beschreven worden. Patiënten die aan deze aandoeningen lijden, worden gewoonlijk in speciale centra behandeld.
De aandoeningen zullen betrekkelijk summier worden beschreven. Wilt u meer weten over een van de aandoeningen, dan adviseren wij u een monografie over het onderwerp te raadplegen.

Bouw en functie van het kraakbeen
De uiteinden van articulerende botten zijn bedekt met kraakbeen, en wel in een laag van minder dan één tot enkele millimeters aan beide zijden van een gewricht. Kraakbeen is elastisch, is vochthoudend en heeft een krachtig vermogen tot herstel. Het is goed bestand tegen zogeheten piek- en duurbelasting. Bot daarentegen is stug en weinig bestand tegen duurbelasting. Het zou gaan 'afschaven' als het niet door kraakbeen beschermd zou worden. Doordat bot beschermd wordt door het kraakbeen, kan het een trabeculaire structuur houden (trabeculair in de richting van de krachtlijnen op het desbetreffende bot). Zonder deze

bescherming zou bot massief moeten zijn om de erop werkende krachten te kunnen opvangen.
Een gewricht wordt 'gesmeerd' met een laagje synoviaal vocht, waardoor de glijfunctie van gewrichten gewaarborgd blijft (zie ook hoofdstuk 1).

Wat zijn de gevolgen van aandoeningen van het kraakbeen?
Door micro- of macrotraumata kan het kraakbeen beschadigd worden. Bij een intra-articulaire fractuur is het kraakbeen altijd mede beschadigd. Het kan gescheurd zijn en nog op het bot vastzitten, maar het kan ook losgeraakt zijn van het bot. Meestal is het kraakbeen in staat op een zodanige manier te genezen dat weer een normale functie van het gewricht ontstaat.
Het kraakbeen kan ook met onregelmatigheden genezen. Ook mogelijk is dat na genezing het kraakbeen deels afwezig blijft, zodat delen van het bot niet meer met kraakbeen bedekt zijn.
We spreken dan van posttraumatische artrose.
Onregelmatigheden van het kraakbeen geven aanleiding tot onevenredige belasting van een gewricht. Daardoor kan er oedeem in het gewricht ontstaan, met als gevolg spanning op de structuren rond het gewricht. Deze spanning geeft aanleiding tot prikkeling van de pijnreceptoren waardoor het gewricht ontzien wordt. Ontzien van het ene gewricht heeft zijn weerslag op andere structuren. Hierdoor kan weer spanning (en dus pijn) in verder van het gewricht gelegen structuren als spieren en gewrichten veroorzaakt worden. Op deze manier kan een aanvankelijk betrekkelijk geringe aandoening van het kraakbeen van een proximaal interfalangeaal gewricht aanleiding geven tot een pijnlijke dysfunctionerende hand en zelfs klachten veroorzaken van elleboog en schouder.

Degeneratieve aandoeningen kunnen dezelfde verschijnselen geven.
Bij degeneratieve aandoeningen verandert de samenstelling van het kraakbeen zodanig dat dunner en minder belastbaar weefsel ontstaat; uiteindelijk kan alle kraakbeen verdwijnen. Het bot reageert op het minder worden van het kraakbeen met de aanmaak van botwoekeringen op de plaatsen waar het kraakbeen verdwenen is; bij randwoekeringen spreken we over exofyten. Botpunten kunnen langs elkaar gaan schuren, waardoor pijn wordt veroorzaakt.
Door de pijn zal een gewricht ontzien gaan worden. De bewegingsbeperking verstijft het gewricht wat weer versterkt wordt door reactieve contractie van het gewrichtskapsel en verkorting van ligamenten. Ook het toenemende verdwijnen van het kraakbeen draagt bij tot verstijving van het gewricht. Bij volledig verdwijnen van het kraakbeen bestaat de kans dat het bot aan beide gewrichtsuiteinden geheel of gedeeltelijk fuseert. We spreken dan over het ontstaan van een spontane artrodese.
De aanvankelijke pijn door beweging in het degenererende gewricht verdwijnt na verstijving van dit gewricht.

Klinisch beeld en röntgenonderzoek
Het klinische beeld bij een degeneratieve aandoening kan zeer wisselend zijn. Er kunnen pijnklachten bestaan van een enkel gewricht zonder functieverlies (al of niet met fysisch-diagnostisch onderzoek vast te leggen) tot ernstige deformaties en functieverlies van alle gewrichten.
De handchirurg ziet een patiënt meestal vanwege pijnklachten die zijn dagelijkse gang van zaken verstoren. Zelden meldt de patiënt zich vanwege deformatie

van hand en/of vinger, tenzij door de ontstane deformiteit een toenemende invaliditeit ontstaat. Het is belangrijk zich te realiseren dat met name pijnklachten en (zij het minder vaak) deformaties de leidraad zijn bij de behandeling van degeneratieve aandoeningen.

Het is niet ongewoon dat op een röntgenfoto van de handgewrichten weinig of geen afwijkingen zijn te zien, terwijl er hevige pijnklachten bestaan. Evenzo kan een röntgenfoto een volledig verdwenen gewrichtsspleet laten zien met de meest fantastische botwoekeringen, terwijl de desbetreffende patiënt alleen wat stijve handen aangeeft. Vooral bij reumatoïde artritis kunnen de röntgenbeelden soms zeer indrukwekkend zijn zonder dat dit iets hoeft aan te geven over de pijnklachten en/of het functioneren van de patiënt. Om de verwarring compleet te maken: heftige klachten kunnen gepaard gaan met forse röntgenafwijkingen.

Waarom dan röntgenonderzoek?

Het onderzoek wordt gebruikt voor de differentiële diagnostiek en ter bepaling van de in te stellen behandeling. Reumatoïde artritis bijvoorbeeld kan op het röntgenbeeld onderscheiden worden van artrose. Daarnaast is het röntgenbeeld belangrijk voor het bepalen van een operatie-indicatie, alsmede het type ingreep (zie ook paragraaf 4.2).

Er zijn meer aandoeningen die een ziektebeeldspecifiek röntgenbeeld laten zien, bijvoorbeeld te snel werkende bijschildklieren (spelen een belangrijke rol in de calciumhuishouding). Op het röntgenbeeld is een voor deze aandoening typische afwijking te zien. Behandeling van de bijschildklieren is dan de voornaamste therapie, naast een lokale behandeling gericht op de door de aandoening veroorzaakte pijnklachten.

4.1 Artrose

Artrose van een gewricht is het geleidelijk verdwijnen van het kraakbeen. Bij het volledig verdwenen zijn van het kraakbeen komt bot tegen bot te liggen. Als deze situatie ontstaan is, kunnen de boteinden geheel of gedeeltelijk fuseren om ten slotte tot een spontane artrodese te leiden (zie afbeelding 4.1 en 4.2a en b).

Zolang het proces in een beginnend stadium is, zal het kraakbeen proberen te voldoen aan de gevraagde belasting. Op den duur wordt echter de belasting van het kraakbeen groter dan het vermogen tot aanmaak van kraakbeencellen. Ook de homeostase (handhaving van het normale evenwicht van de aanwezige stoffen) van het synoviale vocht raakt verstoord, wat zich uit in een teveel of een gebrek aan vocht in het gewricht. Bij een teveel aan vocht zien we dat het gewricht in lichte flexie staat en fusiform gezwollen is. Een dergelijk gewricht is pijnlijk bij bewegen. De pijn wordt veroorzaakt door rekken van het gewrichtskapsel door een teveel aan intra-articulair vocht en/of langs elkaar schurende botpunten.

Een dergelijk gewricht heeft rust nodig. Met rust wordt de aanvankelijk aanwezige zwelling gewoonlijk na een week al minder. Soms is deze korte periode al voldoende om het gewricht te normaliseren. Tegelijk met het afnemen van de zwelling nemen ook de pijnklachten af.

Een gespannen gewricht is pijnlijk, ook in rust. Het vraagt om rust, geef die dan ook.

DEGENERATIEVE AANDOENINGEN

Afbeelding 4.1
Röntgenbeeld van een hand met normale gewrichten. De gewrichtsvlakken tonen een luchtfiguur. Dit geeft de breedte van het bedekkende kraakbeen weer. De randen van de gewrichten zijn gaaf en glad. De botstructuur is normaal: de cortex is als een scherpe lijn zichtbaar.

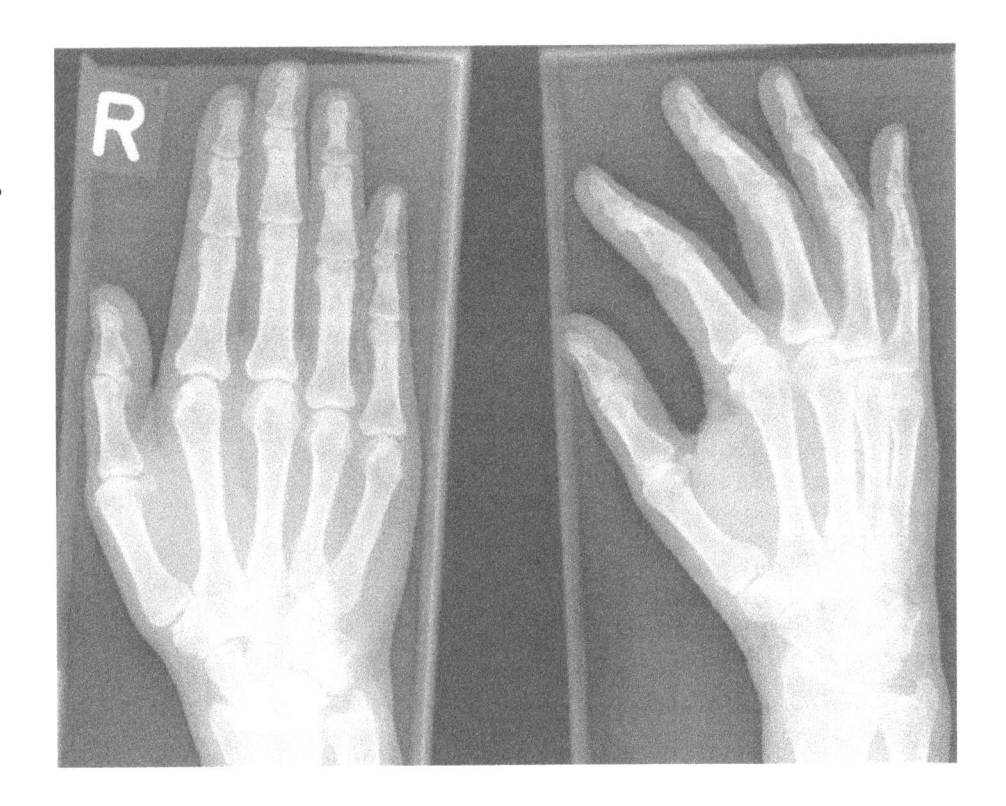

In onze 'gisteren-weer-beter-maatschappij' moet alles snel weer goed zijn. De natuur houdt echter nog steeds haar eigen tempo van genezen aan.
Hoewel de klachten van een pijnlijk gewricht met rust gewoonlijk binnen een week al veel minder zijn, kan het ook twee of meer weken duren. Dat de natuur zich niet laat dwingen, zult u uw patiënten keer op keer moeten uitleggen. Bij voortschrijdende artrose verdwijnt de aanvankelijke pijn, maar het gewricht wordt stijf. Dit is een natuurlijke gang van zaken, die met een goede begeleiding van en begrip voor het onderliggende proces, voor de patiënt draaglijk gehouden kan worden.

Als neiging tot verstijving van een gewricht (of artrodese) gaat ontstaan, is het zinvol om deze verstijving (c.q. artrodering) in een functionele stand te laten gebeuren. Deze stand kan verkregen worden door langdurig een corrigerende spalk te laten dragen. Op deze wijze kan een corrigerende operatieve ingreep bij een aantal aandoeningen achterwege blijven.

4.1.1 Artrose van de kleine vingergewrichten

Artrose begint vaak als eerste bij de kleine vingergewrichten. De vingers zijn wat pijnlijk na langer belasten. De gewrichten kunnen zwellen ten gevolge van een reactieve synovitis.
Bij artrose zijn twee hoofdvormen te onderscheiden: niet-deformerende en deformerende artrose. De laatste is bekend onder de naam arthrosis deformans (zie afbeelding 4.2b).
Bij elke vorm van artrose, en dus ook bij de kleine vingergewrichten, geldt: geef (gedoseerde) rust bij pijn en zwelling.
Als er sprake is van arthrosis deformans, is het belangrijk tijdens de voortgang van het proces te letten op de mate en snelheid van deformering. Mensen kunnen

Afbeelding 4.2a
Röntgenbeeld van artrose van het CMC-gewricht van de duim. De luchtfiguur (lees: het kraakbeen) is verdwenen, het gewrichtsvlak is onregelmatig.

Afbeelding 4.2b
Röntgenbeeld van arthrosis deformans van de wijsvinger. Het PIP-gewricht is gaaf, er is een luchtfiguur te zien en de gewrichtsvlakken zijn evenwijdig. Het DIP-gewricht daarentegen heeft een onregelmatig gewrichtsvlak, de luchtfiguur is asymmetrisch en er is een deviatie van de eindfalanx naar ulnair.

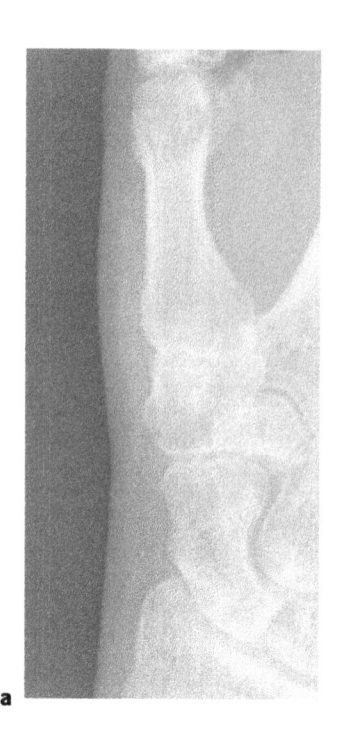

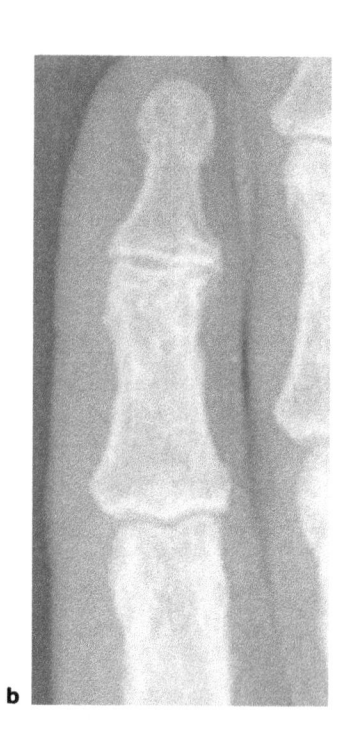

soms verbazingwekkend goede adaptatie vertonen bij deformatie van hand- en polsgewrichten, maar... verdere deformatie voorkomen door goede begeleiding is beter. Het gebruik van kleine maar goed corrigerende spalken (zie hoofdstuk 9 en Bijlage II) kan essentieel zijn voor het voorkomen of het beperken van deformaties. Een operatieve correctie kan op deze wijze mogelijk vermeden worden of zal minder uitgebreid hoeven te zijn. Operatieve correcties worden pas uitgevoerd als deformatie heeft geleid tot verminderde functie van vingers (en/of pols), met als gevolg een verminderde functie van de gehele hand.

Om esthetische redenen zal door de handchirurg nooit een indicatie tot operatie worden gesteld. (Op verzoek van de patiënt zelf wordt wel eens een operatie om esthetische redenen uitgevoerd, maar nooit als dit ten koste zou gaan van functionaliteit.)

4.1.2 Artrose van het carpometacarpale gewricht van de duim

Het carpometacarpale (CMC-)gewricht van de duim is het gewricht tussen het os metacarpale I en het os trapezium. Als enige CMC-gewricht in de hand heeft het een zadelgewricht en kan flexie, extensie, abductie en adductie uitvoeren. Het belang van het gewricht is het in oppositie kunnen brengen van de duim ten opzichte van de andere vingers.

Artrose of 'slijtage' van een gewricht wordt door degeneratieve processen veroorzaakt, bijvoorbeeld door het vorderen van de leeftijd, na een trauma of door een veranderde belasting van een gewricht als gevolg van een andere oorzaak. Door de mobiliteit van het CMC-I-gewricht en een daardoor grotere gevoeligheid voor veranderde belasting, treedt in dit gewricht betrekkelijk vaak artrose op (zie afbeelding 4.3). Het kraakbeen van het gewricht verdwijnt en de botuiteinden beginnen langs elkaar heen te schuren.

Uiteindelijk kan alle kraakbeen verdwijnen en verstijft het gewricht. Er kan zelfs fusie optreden tussen de delen van het gewricht. De pijnklachten zijn dan overigens verdwenen.

DEGENERATIEVE AANDOENINGEN

Test om om het CMC-gewricht te onderzoeken
- Druk op de dorsale zijde van het gewricht ter hoogte van de basis van het os metacarpale I (zie afbeelding 4.4a). Bij artrose treedt pijn op bij deze manoeuvre.
- Beweeg het os metacarpale I ten opzichte van het os trapezium (zie afbeelding 4.4b en I.22). Bij artrose zijn crepitaties te voelen en is de manoeuvre pijnlijk.

Soms is het onderzoek zeer pijnlijk; voer de test dan ook nooit met veel kracht uit.

Klachten
Pijnklachten in het CMC-gewricht gaan optreden na langdurige belasting en dan vooral na wringende bewegingen (bijvoorbeeld een deksel van een pot draaien). Zwelling van het gewricht kan zich voordoen door toename van synoviaal vocht. Het gewrichtskapsel wordt opgerekt, waardoor pijnreceptoren geprikkeld worden.

Een andere reden voor het optreden van pijn is het onregelmatig worden van de gewrichtsvlakken, doordat het kraakbeen op sommige plaatsen dunner wordt of verdwijnt en botwoekeringen ontstaan (zie afbeelding 4.3). Naarmate aan beide kanten van het gewricht minder kraakbeen aanwezig is, verdwijnt de aanwezige pijn door het verstijven van het gewricht. Het gewricht vertoont de neiging om in adductie en met de duim in het vlak van de andere vingers te verstijven, zodat de mogelijkheid tot oppositie verloren gaat. Het is zaak dit te voorkomen.

Diagnose
De anamnese is meestal diagnostisch. Fysisch-diagnostisch onderzoek van het gewricht kan de diagnose bevestigen.

Therapie
In een beginnend stadium kan relatieve rust, door middel van leefregels (zie paragraaf 10.1) en aangemeten afneembare spalken (zie hoofdstuk 9 en Bijlage II), veel van de klachten wegnemen. Deze maatregelen kunnen gecombineerd worden met het gebruik van pijnstillers. Met name NSAID's zijn preparaten die de voorkeur verdienen (met inachtneming van de eventuele bijwerkingen!).

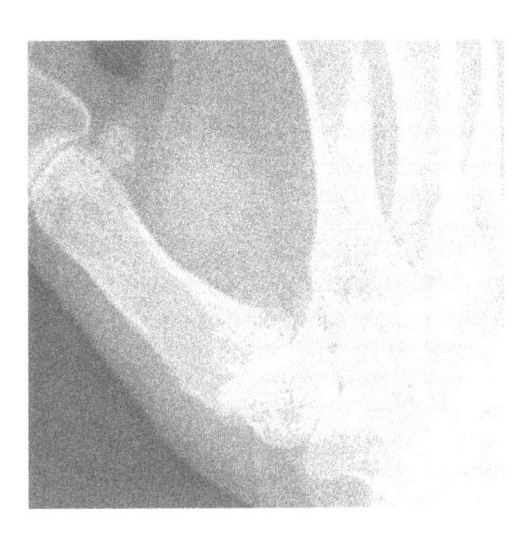

Afbeelding 4.3
Het CMC-I-gewricht is onregelmatig en vrijwel verdwenen. Er zijn duidelijke randwoekeringen aan de ulnaire zijde zichtbaar. Botdoorgroei is nog niet aanwezig; de gewrichtsvlakken zijn nog als witte lijntjes zichtbaar.

Afbeelding 4.4a (links)

Afbeelding 4.4b

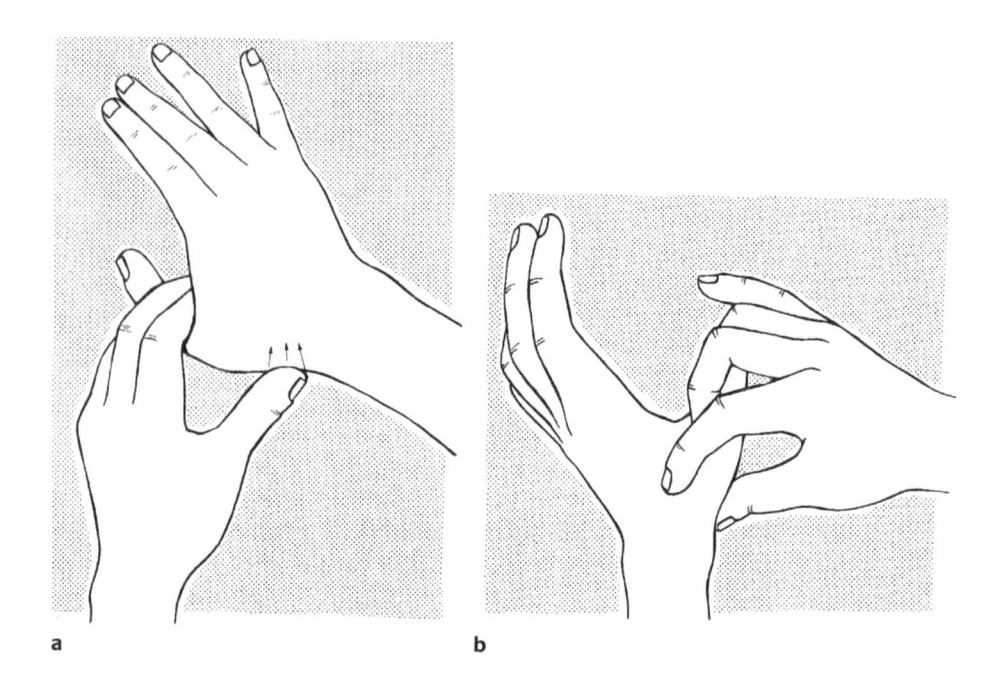

Bij een zeer actieve artrose, met ondanks de eerder genoemde adviezen en behandeling persisterende ernstige pijnklachten, kan een operatieve artrodese voorgesteld worden.

Ook wordt tot een artrodese overgegaan bij een zodanige deformatie van het CMC-I-gewricht dat de oppositiebeweging van de duim te sterk beperkt wordt. De normale functie van de gehele hand raakt verstoord, en klachten van pols, elleboog en schouder kunnen ontstaan.

In een enkel geval wordt een artrodese verricht bij personen die door hun werkzaamheden bovengenoemde conservatieve maatregelen niet kunnen (of willen) toepassen. Postoperatief is echter een langdurige nabehandeling met verbanden en/of (gips)spalken nodig, waardoor het aanbieden van een dergelijke oplossing bij personen die geen conservatieve therapie willen ondergaan, zeer dubieus is. De operatieve ingreep bestaat uit een artrodese van het CMC-I-gewricht in een oppositiestand. Hiermee wordt artrose van het MCP-gewricht door de veranderde belasting zo veel mogelijk voorkomen.

Er bestaan nog vele andere operatietechnieken ter vermindering van pijn, waarbij het uitgangspunt is de beweeglijkheid in het gewricht te behouden. Voorbeelden hiervan zijn de gewrichtsvervangende prothese of bijvoorbeeld interpositie van een opgerolde pees na resectie van de gewrichtsvlakken. Met name bij jongere personen kan overwogen worden het gewricht te vervangen door een gewrichtsprothese of een artroplastiek uit te voeren. Kunstgewrichten bestaan in verschillende varianten; de keuze voor een bepaald kunstgewricht is afhankelijk van de persoonlijke voorkeur en ervaring van de chirurg.

Na het plaatsen van een prothese komen pijnklachten frequenter voor dan na een artrodese. Gezien de geringe functie van het CMC-I-gewricht wordt, zeker bij ouderen, vaker voor een artrodese dan voor het plaatsen van een prothese gekozen.

4.2 Reumatoïde artritis (RA)

De diagnose reumatoïde artritis wordt gesteld op het vaak zeer specifieke klinische beeld. In een deel van de gevallen kunnen bepaalde pathologische factoren in het bloed worden aangetoond. RA kan echter zogenaamd 'seronegatief' zijn. Reumatoïde artritis is een systemische aandoening van het synoviale weefsel dat aanwezig is in de gewrichten en rond de pezen. Alle afwijkingen die bij RA voorkomen, zijn het gevolg van de destruerende werking van het ziekelijk veranderde synovium. Het synovium gaat woekeren, rekt de omliggende weefsels op, waardoor uitwendige deformiteiten gaan ontstaan (zie afbeelding 4.5a en b). Het pathologische synovium is in staat kraakbeen af te breken en in peesweefsel en bot in te groeien.

Afbeelding 4.5a en b
Deformiteit door synoviaproliferatie bij reumatoïde artritis.

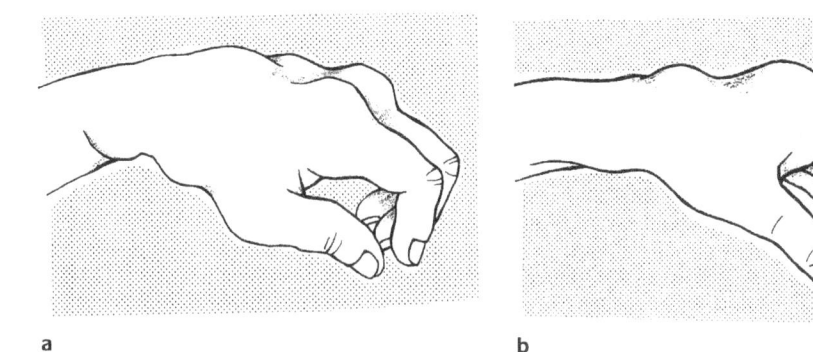

Een voorbeeld is de aandoening van de synoviale lagen van de buigpezen van een vinger, waardoor de functie van deze vinger verloren kan gaan. Synoviaproliferatie in de peeskoker kan aanleiding geven tot vermindering van het vermogen van de pully's om van vorm te veranderen. Hierdoor kan een vinger geen flexiebeweging meer maken, hoe krachtig de spierbuik ook aan de pees trekt. Ook kan door dit proliferatieve weefsel destructie van de pees optreden en/of kunnen verklevingen tussen pees en peeskoker ontstaan, waardoor de functie van de pees verloren gaat. Als er dan ook nog sprake is van proliferatie van het synoviaweefsel in een vingergewricht, gaat het vermogen om het gewricht te buigen eveneens verloren. Een onbruikbare vinger is het resultaat.

In dit proces gaat de balans tussen de steunende weefsels verloren. Door deze decompensatie kan het gebruik van nog niet aangedane weefsels negatief worden beïnvloed. Destructie van gewrichten kan door stijfheid van de gewrichten en (sub)luxaties aanleiding geven tot verstoring van de balans tussen de intrinsieke en extrinsieke handmusculatuur. Dan kunnen zich specifieke afwijkingen zoals we die bij RA kennen, ontwikkelen. Voorbeelden hiervan zijn de ulnaire deviatie van de vingers in de MCP-gewrichten, en (sub)luxaties van gewrichten waardoor het beeld van een boutonnière deformiteit of van een swanneck deformiteit ontstaat (zie afbeelding 4.5c t/m e).

De handchirurg wordt bij de behandeling van RA voornamelijk geconfronteerd met de gevolgen van destructie van gewrichten, en minder voor de behandeling van RA waarbij aandoening van de weke delen op de voorgrond staat. Peesweefsel (en dan met name de buigpezen) kan dermate door synoviaal weefsel gedestrueerd worden, dat rupturen ontstaan. Ook kunnen verdikte pezen aanleiding zijn tot het carpaletunnelsyndroom (zie paragraaf 5.2) of een trigger finger (zie paragraaf 2.1.1).

Afbeelding 4.5c
Deformatie van de hand door reumatoïde artritis: swanneck deformiteit PIP-gewrichten, mallet stand DIP-gewrichten.

Afbeelding 4.5d
Deformatie van de hand door reumatoïde artritis: subluxatie MCP-gewrichten, swanneck deformiteit PIP-gewrichten.

Afbeelding 4.5e
Dorsum van een hand met deformiteiten door reumatoïde artritis.

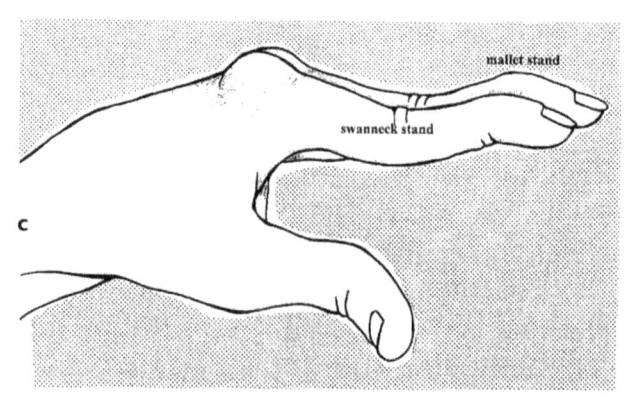

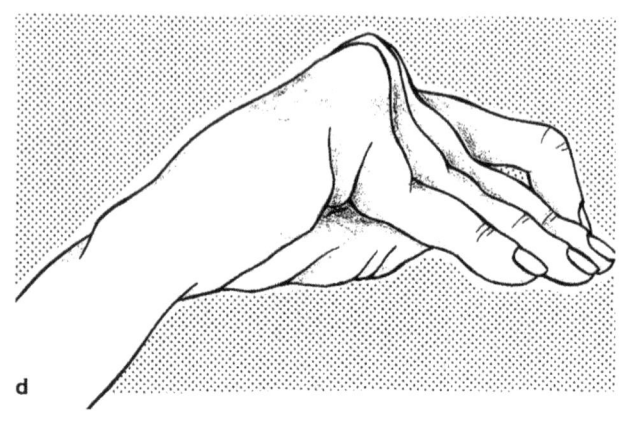

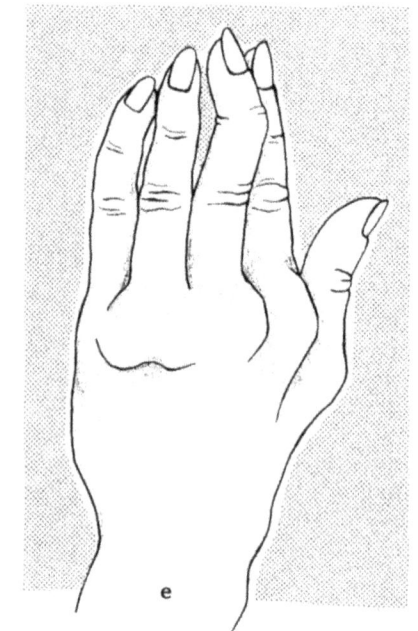

Een uitgebreidere beschrijving van het ziektebeeld van RA valt buiten het bestek van dit boek; hiervoor bevelen we andere literatuur aan. We zullen ons verder richten op de onderwerpen die van belang zijn voor de handchirurg en de fysiotherapeut.

4.2.1 Indicaties voor conservatieve en operatieve behandeling van RA

Er bestaat geen beslisboom voor de indicatiestelling van een operatieve ingreep aan de handen bij RA. Wel moet een operatieve correctie aan een aantal factoren kunnen voldoen:
- vermindering van de pijn;
- verbetering van de functie;
- vertraging van de voortgang van de ziekte;
- verbetering van de esthetiek.

Voor elke patiënt (en in overleg met de patiënt) wordt een individueel plan opgesteld.

Bij gedeformeerde gewrichten waarbij een goede functie van de handen bestaat zonder dat er sprake is van invaliderende pijn, is correctie gecontra-indiceerd. In een dergelijke situatie kan een ingreep een negatief effect op het functioneren veroorzaken.

Ook bij de verwachting dat de functie van de gehele hand zal verminderen na verbetering van een deel van de hand, bestaat een contra-indicatie voor een corrigerende ingreep.

Vermindering van de pijn
Er zijn verschillende redenen voor het optreden van pijn bij RA.

Pijn kan veroorzaakt worden door proliferaties van het synoviale weefsel en vermeerdering van synoviaal vocht, respectievelijk in de gewrichten en rond de pezen: rekkingspijn. Ook luxaties van gewrichten en pezen kunnen een bron van pijn vormen.

Ter vermindering van deze pijn kunnen synovectomieën en/of pees- en gewrichtschirurgie uitgevoerd worden (zie paragraaf 4.2.2).

Pijn aan pols en vingers, gepaard gaande met dove en tintelende vingers, vinden we bij het carpaletunnelsyndroom (CTS) (zie paragraaf 5.2).

Het CTS bij RA kan door verschillende oorzaken manifest worden:
- toename van het synoviale weefsel in en rond de pezen;
- toename van het synoviale weefsel in het polsgewricht en in de carpale gewrichtjes;
- deformatie van het polsgewricht en de carpale gewrichtjes, waardoor het carpale kanaal afgeplat wordt;
- combinaties van bovengenoemde factoren (gewoonlijk).

Bij RA kunnen zich periodes met snel progressieve toename van de ziekte voordoen. In een dergelijke periode kan zich bijvoorbeeld het acute carpaletunnelsyndroom ontwikkelen door een plotselinge verhoging van de druk in het carpale kanaal door toename van 'reumaweefsel' en/of synoviaal vocht. De nervus medianus is zeer gevoelig voor drukverhoging. Een spoedoperatie kan dan aangewezen zijn om de nervus medianus te decomprimeren. De pijn en andere verschijnselen, passend bij het CTS, verdwijnen dan snel. Een vrij snel optredende pijnlijke trigger finger kan soms het eerste diagnosticum zijn bij RA. Bij het openen van de peesschede komt proliferatief synoviaal weefsel te voorschijn dat vastzit aan de ziekelijk veranderde pezen. Deze pezen zien er dof uit in plaats van vochtig glanzend, en ze zijn vaak met elkaar verbakken. Ook wordt dikwijls bruinachtig, troebel vocht in de peesschede aangetroffen. Hoewel het beeld meestal zeer specifiek is, wordt pro diagnosi altijd een deel van het proliferatieve weefsel gebiopteerd voor microscopisch onderzoek.

Verbetering van de functie
Zie ook paragraaf 4.2.2.
Door destructie van gewrichten kunnen luxaties ontstaan waardoor met name strekpezen hun normale positie kunnen verliezen. Deze dysbalans kan aanleiding geven tot typische klinische beelden. Een voorbeeld hiervan is de ulnaire deviatie van de MCP-gewrichten (zie afbeelding 4.6a en b).

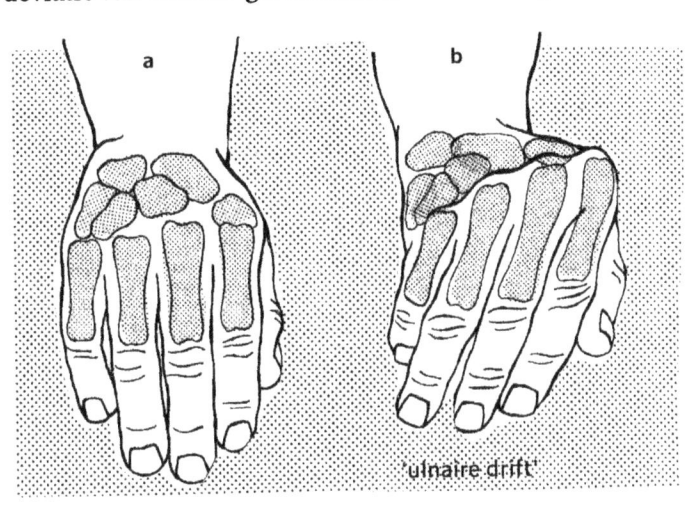

Afbeelding 4.6a en b
*Ulnaire deviatie van de MCP-gewrichten: **a** de stand van de ossalia bij een normale hand; **b** de radiaire deviatie in de pols en de ulnaire deviatie in de MCP-gewrichten.*

Door destructie van de gewrichten, het verloren gaan van de normale structuur van onder andere de collateraalbanden, luxatie van de strekpezen naar ulnair (door hun natuurlijke neiging) ontstaat het typische beeld van de ulnaire deviatie van de vingers, gecombineerd met flexie in de MCP-gewrichten en extensie in de PIP-gewrichten (swanneck deformiteit). Aanvankelijk zijn deze afwijkingen reversibel, maar bij langer bestaan worden zij irreversibel door contractie van weefsels als de collateraalbanden en het gewrichtskapsel. Contracturen van de musculi lumbricales uiten zich door beperking van de flexie van de proximale interfalangeale gewrichten bij het strekken van metacarpofalangeale gewrichten. Het zal duidelijk zijn dat een dergelijke hand volkomen onbruikbaar kan worden (zie afbeelding 4.5c t/m e).

> *Test om verkorting van de intrinsieke handspieren vast te stellen*
> - Wanneer een vinger volledig in het PIP-gewricht gebogen kan worden, terwijl het MCP-gewricht in flexie, respectievelijk extensie wordt gehouden, is er geen verkorting van de intrinsieke spieren (= normale situatie).
> - Wanneer het PIP-gewricht wél gebogen kan worden, terwijl het MCP-gewricht in flexie wordt gehouden, maar niet als het MCP-gewricht in extensie wordt gehouden, is verkorting van de intrinsieke handspieren opgetreden.

Het is belangrijk om het ontstaan van deformiteiten vroegtijdig te onderkennen teneinde adviezen voor corrigerende spalken te kunnen geven. Corrigerende spalken worden in deze gevallen aangeraden ter voorkoming van verdere deformatie. Reeds ontstane deformatie kan echter niet gecorrigeerd worden.
Vaak is het moeilijk om een patiënt te motiveren tot het dragen van preventieve spalken en is de vraag om correctie van een al ingezette deformiteit het eerste moment van kennismaking met de handchirurg.

Vertraging van de voortgang van de ziekte
Synovectomie (het verwijderen van ziekelijk gedegenereerd weefsel) vertraagt de destructieve invloed van RA in de omgeving van het operatiegebied. Een recidief van de synoviale zwelling na operatie komt zelden voor.
Synovectomie rond pezen bijvoorbeeld kan destructie van pezen (rupturen) voorkomen.
Het is ook bekend, dat synovectomie een positieve invloed heeft op de activiteit van de ziekte in andere gewrichten (mogelijk een feedback door de vermindering van auto-immuunfactoren door verwijdering van de hoeveelheid synoviaal weefsel? Effect van operatiestress door hormonale veranderingen?).

Verbetering van de esthetiek
Hoewel verbetering van de esthetiek een sociaal effect kan hebben, is het zelden een primaire reden voor chirurgie. Wel is verbetering van de functie per definitie ook altijd esthetische winst.

4.2.2 Enkele specifieke operatieve ingrepen en de daarbijbehorende handtherapie

Chirurgische ingrepen voor gewrichtsdeformaties die worden veroorzaakt door RA, staan nooit op zichzelf. Ze maken deel uit van een volledig behandelplan,

waarbij de reumatoloog, de revalidatiearts, de fysiotherapeut, de ergotherapeut en de handchirurg betrokken zijn. Belangrijk voor een optimaal resultaat na een corrigerende ingreep is een zo gering mogelijke activiteit van de ziekte. Als de aandoening zeer progressief is, wordt het postoperatieve resultaat te onvoorspelbaar. Alleen synovectomieën zijn aan te raden in een actief stadium van de ziekte. Hiermee wordt de ziekte lokaal tot vermindering gebracht.
Alvorens tot een ingreep te besluiten dient een inventarisatie plaats te vinden: naar de aanwezige afwijkingen, welke afwijkingen ten slotte in aanmerking komen voor correctie en welke volgorde van behandeling de beste zal zijn.

De stand van de pols (mate van radiale deviatie) speelt een belangrijke rol bij het ontstaan van de ulnaire deviatie van de MCP-gewrichten. Uitgebreide ingrepen ter verbetering van de ulnaire deviatie van de MCP-gewrichten, gevolgd door intensieve fysiotherapeutische behandeling, zullen tot een weinig gunstig resultaat leiden bij een zeer pijnlijke, door synoviale zwelling aangedane pols.
Het is derhalve zaak eerst de meest proximale afwijking te stabiliseren alvorens ingrepen aan meer distaal gelegen afwijkingen te verrichten. Eerst een stabiele polssituatie creëren alvorens distale gewrichten te stabiliseren. En ook: eerst ulnaire deviatie van de MCP-gewrichten opheffen, alvorens deformatie van PIP- en DIP- gewrichten te corrigeren.
Nadat de te volgen lijn is vastgesteld, wordt (waar nodig) de patiënt voorbereid op het dragen van spalken. Aan de hand van voorbeelden en proefspalken wordt de voortgang van zaken aan de patiënt uitgelegd. Soms is het noodzakelijk om preoperatief spalken te laten dragen om de uitgangspositie voor een corrigerende ingreep optimaal te maken.
Hierna volgen van proximaal naar distaal de meest uitgevoerde ingrepen en de daarbij behorende hand- en/of spalktherapie.

De pols
Aan de orde komen:
- synovectomie van het polsgewricht;
- synovectomie van de strekpezen;
- synovectomie van de buigpezen;
- klieven van het carpale kanaal;
- prothese;
- artrodese.

Synovectomie
Synovectomie is het verwijderen van ziekelijk veranderd synoviaal weefsel.
Bij de pols kan het pathologische weefsel niet alleen in het gewricht aanwezig zijn, maar ook pezen rond het gewricht kunnen aangedaan zijn. Via een licht gebogen incisie over, en in de lengte van, de dorsale zijde van de pols kan tenosynovectomie van de strekpezen alsook het polsgewricht uitgevoerd worden. Tenosynovectomie van de buigpezen wordt uitgevoerd door het carpale kanaal te openen.

Aansluitend aan de ingreep wordt voor de nabehandeling een goed gewatteerd drukverband tot aan de MCP-gewrichten, al of niet verstevigd met een gipsspalk, aangelegd. Dit verband wordt aangelegd om het geopereerde weefsel rust te geven totdat de eerste fase van zwelling verstreken is. Een goed zittend verband is overigens het beste medicijn tegen pijn!

Instructies voor het bewegen van elleboog en schouder worden gegeven, alsmede voor het bewegen van die delen van de vingers die niet in het verband opgenomen zijn. Populair gezegd: alles wat niet in het verband zit, moet bewogen worden.

Na een à twee weken (afhankelijk van het door de handchirurg gehanteerde protocol; dit kan per kliniek nogal eens verschillen) wordt het verband vervangen door een afneembare spalk voor de pols. Deze spalk laat de MCP-gewrichten vrij (zie paragraaf 1 van Bijlage II).

Vanaf dit moment wordt de pols ook gemobiliseerd door de spalk elke dag een paar maal af te laten nemen en oefeningen te laten doen. Deze mobilisatie is afhankelijk van eventuele pijnklachten. Vaak lukt het vrij vlot om pijnvrij te mobiliseren, soms neemt dit meer tijd in beslag. Door een individueel behandelschema op te stellen is een dergelijke pols meestal na zes tot acht weken (langer komt echter ook voor) redelijk tot goed gemobiliseerd en wordt de spalk alleen nog incidenteel gedragen.

Prothese en artrodese
Bij ernstige destructie van een polsgewricht, waarbij met name pijn de invaliderende factor is, kan overwogen worden een artrodese uit te voeren of een prothese (kunstgewricht) te plaatsen. (Er bestaan nog andere operatieve methoden; deze vallen echter buiten bestek van dit boek. Mocht u echter interesse voor de verschillende operatietechnieken hebben, dan kunt u deze onder andere vinden in Green. Operative Hand Surgery. Churchill Livingstone, 1988.)

Afhankelijk van de indicatie en het soort gewricht bestaat de mogelijkheid een gewricht volledig of partieel (soms wordt bij de pols alleen de ulnakop vervangen) te vervangen door een prothese. Hiermee kan (een deel van) de functie van het polsgewricht hersteld worden, waardoor het uitvoeren van de dagelijkse werkzaamheden weer mogelijk wordt. Bij de jongere patiënt met een uitgebluste RA is het implanteren van prothesen het meest succesvol.

De methode kent complicaties. De prothese kan los gaan zitten door osteolyse rond de prothese. Bij een ernstige osteolyse kan zelfs doorbraak van de proximale of distale steel ontstaan, wat aanleiding geeft tot luxatie van de prothese. Ook aantasting van de steunende weefsels door RA kan bovenstaande problemen geven.

Het alternatief is artrodese. In het natuurlijke verloop van de aandoening komt artrodering spontaan voor. Meestal komt de aangedane pols te staan in een stand die wordt gedicteerd door de inwerking van de nog functionerende omringende structuren. Dit is vaak een voor de patiënt goed hanteerbare stand. Als deze spontane artrodering aan het ontstaan is en nog pijn aanwezig is, kan een simpele afneembare (cock-up) spalk tot aan de MCP-gewrichten het proces ondersteunen. De spalk neemt de pijn weg en als artrodering volledig is (duurt soms tot een jaar, een enkele keer langer) kan de spalk afgelaten worden.

Een operatieve artrodese wordt uitgevoerd bij een sterk gedeformeerd polsgewricht met pijn en functieverlies. De stand van de pols wordt preoperatief bepaald en kent geen standaardpositie, maar wordt gedicteerd door de noden van de patiënt.

Preoperatief wordt door fysiotherapeut of ergotherapeut bepaald in welke stand de pols voor de patiënt optimaal zal functioneren. Dit kan een neutrale stand zijn, maar evengoed een stand in flexie of extensie. Ook het functioneren van de andere pols heeft invloed op de gewenste stand van de te opereren pols. Soms zal één pols in flexie staan en de andere in extensie (zelfstandig kunnen eten en zelfstandig naar het toilet kunnen gaan is een groot goed).

De nabehandeling van zowel prothese als artrodese verschilt niet veel van de synovectomie. Eerst rust met een drukverband en vervolgens het drukverband vervangen door een afneembare spalk totdat het gewenste postoperatieve resultaat verkregen is. In het geval van artrodese wordt de spalk gedragen tot fusie van de botuiteinden verkregen is (dit kan maanden duren!). Oefenen kan dan alleen voor elleboog, schouder en vingers. De handchirurg zal na elke ingreep aangeven wanneer welk gewricht bewogen of belast mag en moet worden en in welke mate.

De MCP-gewrichten
Aan de orde komen:
- synovectomie van het gewricht;
- prothese;
- artrodese.

Synovectomie
Synovectomie is het verwijderen van ziekelijk veranderd synoviaal weefsel.
Bij de MCP-gewrichten kan proliferatief synoviaweefsel dermate gaan woekeren, dat het gewrichtskapsel gerekt en verzwakt wordt, waarbij aan de dorsale zijde synoviaal weefsel gaat uitpuilen. Aan de volaire zijde wordt dit verhinderd door de volaire plaat en de daarmee samenhangende peesschede met buigpezen.
Het woekerende weefsel kan pijn veroorzaken, maar dat hoeft niet. Wel kan het leiden tot destructie van het kraakbeen, (sub)luxatie van het gewricht en de strekpezen.
Om dit proces te vertragen en zo mogelijk te voorkomen kan synovectomie uitgevoerd worden. Een dwarse incisie over het gewricht aan de dorsale zijde geeft toegang tot het gewricht. Gewoonlijk wordt een kapselplastiek uitgevoerd na de synovectomie, waarbij de over het gewricht lopende strekpees gecentraliseerd wordt.

Nabehandeling vindt plaats met een gewatteerd drukverband, waarbij de MCP-gewrichten in extensie worden gehouden. Na een week wordt een dynamische spalk aangelegd (zie paragraaf 2 van Bijlage II), waarbij de MCP-gewrichten in extensie worden gehouden door de 'hangmatjes', maar waarbij flexie van de gewrichten mogelijk is. Op deze manier kan het gereconstrueerde kapsel genezen, terwijl het normale bewegingstraject van de vinger zo veel mogelijk behouden blijft. Na vier tot zes weken wordt het gebruik van de spalk verminderd en worden actieve oefeningen voorgeschreven. 's Nachts wordt voor langere tijd een corrigerende spalk gedragen om het bereikte resultaat te stabiliseren.

Prothese en artrodese
Als een gewricht dermate gedestrueerd is dat luxatie en/of verstijving zijn opgetreden, maar de buig- en strekpeesfunctie behouden is gebleven, kan overwogen worden een kunstgewrichtje te plaatsen. Er zijn velerlei modellen in de handel. De schrijver van dit hoofdstuk maakt gebruik van het iso-elastische vingergewrichtje.[2] Dit gewrichtje bestaat uit twee in elkaar klikkende delen. De beide

delen worden in de mergholte gefixeerd volgens het keilboutprincipe. De voorkeur voor dit systeem boven spacers als de Swanson-prothese is het feit dat het als gewrichtje functioneert.[2]

Recent longitudinaal onderzoek toont echter aan dat er op de langere termijn geen verschil is in het functionele resultaat van beide methoden.[3]

De vingergewrichten II t/m V komen in aanmerking voor een prothese; het MCP-gewricht van de duim kán eveneens vervangen worden. Maar aangezien dit gewricht meer gebaat is bij stabiliteit dan bij beweging, wordt eerder gekozen voor een artrodese in een lichte flexie waarbij de oppositie van de duim gewaarborgd blijft, dan voor een gewrichtsvervangende prothese.

De duim is overigens in zijn gehele gewrichtsketen meer gebaat bij stabilisatie in oppositie dan bij de mogelijkheid tot beweging. Een in alle gewrichten geartrodeerde duim in oppositie en lichte flexie in MCP- en IP-gewricht bij normaal functionerende vingers II t/m V geeft een redelijk normale functie aan de volledige hand. Ingeleverd wordt alleen de mogelijkheid tot het gemakkelijk aandoen van handschoenen en het in de broekzak tasten, een relatief gering verlies als de duim tevoren een onbruikbaar slap aanhangsel was zoals dit zich bij RA kan voordoen.

De PIP- en DIP-gewrichten

Aan de orde komen:
- synovectomie;
- prothese;
- artrodese.

Synovectomie

Synovectomie is het verwijderen van ziekelijk veranderd synoviaal weefsel.
Net als bij de MCP-gewrichten geldt ook hier dat door woekering van synoviaal weefsel het kapsel dermate opgerekt kan worden dat (sub)luxaties in het gewricht kunnen ontstaan. Als er al neiging is tot ulnaire deviatie van de MCP-gewrichten, maar vooral wanneer er sprake is van verkorting van de intrinsieke handspieren, dreigt decompensatie van het PIP-gewricht in de zin van een swanneck deformiteit (zie paragraaf 4.2.1). Het verwijderen van het woekerende weefsel kan dit proces tot staan brengen.

De nabehandeling vindt plaats door middel van een gewatteerd drukverband in een lichte flexiestand van het PIP-gewricht, gevolgd door oefenen in een dynamisch spalk voor dit gewrichtje (zie hoofdstuk 9 en Bijlage II).

Prothese en artrodese

De indicatie voor het plaatsen van een gewrichtsprothese voor het PIP-gewricht is een zodanige asstanddeviatie van de vinger dat de functie van het gewricht verloren is gegaan. Een voorwaarde is, net als bij de MCP-gewrichten, dat de functie van de strek- en buigpezen intact moet zijn gebleven.

De nabehandeling is vroegtijdig actief oefenen na het afnemen van het gewatteerde drukverband. Het vroegtijdig oefenen is toegestaan omdat dit gewricht slechts één bewegingsrichting kent (van dorsaal naar volair en vice versa), terwijl het MCP-gewricht daarnaast laterale bewegingen kent. Bij onvoldoende functionerende pezen, waarbij echter wel een indicatie bestaat voor een correctie van het PIP-gewricht vanwege een niet-acceptabele asdeviatie, is artrodese een goed alternatief.

Aangezien er vaak sprake is van matig functionerende pezen, wordt de artrodese over het algemeen vaker uitgevoerd dan het plaatsen van een prothese.
Voor bepaling van de stand van het gewricht van de vinger(s) na artrodese kijkt de fysiotherapeut of ergotherapeut samen met de patiënt preoperatief naar diens behoeften. Hoewel de stand nooit zo extreem zal afwijken als bij een polsartrodese soms nodig is, kan meer of minder flexie van een bepaald gewricht veel uitmaken voor het gebruik van de gehele hand bij die individuele patiënt.
DIP-gewrichten komen zelden in aanmerking voor een gewrichtsprothese. Er zijn hier meer nadelen dan voordelen. Een artrodese in een goede stand is de meest aangewezen ingreep bij asstandafwijkingen van het DIP-gewricht die aanleiding hebben gegeven tot pijn en/of functieverlies.

De pezen
Aan de orde komen:
- synovectomie van de strek- en buigpezen;
- trigger finger;
- peesrupturen.

Synovectomie
Synovectomie is het verwijderen van ziekelijk veranderd synoviaal weefsel.
Bij ernstig aangedane buig- of strekpezen kan de functie van de hand verminderen door een beperking van het bewegingstraject van de pezen en/of door peesrupturen. Synovectomie van het ziekelijk veranderde weefsel rond de pezen is dan geïndiceerd.

De nabehandeling bestaat uit een goed gewatteerd drukverband voor enkele dagen en vervolgens actief oefenen, zo nodig met behulp van oefen- of rustspalken.

Trigger finger
Een trigger finger (zie paragraaf 5.1) kan ontstaan wanneer peesinfiltratie met reumatisch weefsel de buigpees plaatselijk verdikt ter hoogte van het MCP-gewricht (A1 pully). Een enkele keer komt het trigger fenomeen ter hoogte van de meer distaal gelegen gewrichten voor.
Woekerende synovia rond strek- en buigpezen kan de pezen ingroeien en deze dermate verzwakken dat zij spontaan ruptureren.

Peesrupturen
Peesrupturen komen voornamelijk voor bij de pezen die over of langs een vaste structuur lopen. Dit kan een peesschede zijn (buigpezen), maar ook woekeringen van een gewricht (de ruptuur van de pees van de musculus extensor pollicis longus is daar berucht om) of het retinaculum extensorum (strekpezen ter hoogte van de pols) kunnen dit veroorzaken.
Hechten van buigpezen en/of het vervangen van de zieke pees door een peestransplantaat geeft vaak matige resultaten bij RA. Goede resultaten worden echter bereikt na reïnsertie van een ter hoogte van de eindfalanx afgescheurde buigpees. De nabehandeling is als voor elke herstelde buigpees (zie paragraaf 3.2.1).

Geruptureerde strekpezen komen in aanmerking voor peestranspositie. Een geruptureerde pees van de musculus extensor pollicis longus kan worden vervangen door een van de strekpezen van de wijsvinger, namelijk de pees van de musculus extensor indicis proprius: maar alleen als deze wijsvinger na de ingreep niet zelf in de problemen kan komen!

Bij een pees van slechte kwaliteit zijn deze ingrepen zinloos en zal gekozen worden voor artrodese van de desbetreffende vinger in een stand die gunstig is voor het functioneren van de hand van die individuele patiënt.

Voorkomen heeft ook hier de voorkeur.

Referenties

1 Green DP. Operative Hand Surgery. New York: Churchill Livingstone, 1988;1 and 3.
2 Vermeiren JAM, Dapper ML, Schoonhoven LA, Merkx PWJ. Isoelastic Arthroplasty of the Metacarpofalangeal Joints in Rheumatoid Artritis: a Preliminary Report. J Hand Surg 1994;19A:319-324.
3 Houpt P. Arthroplastiek van het metacarpofalangeale gewricht bij reumatoïde artritis: de iso-elastische prothese. Proefschrift 1999. ISBN 90-9012935-9.
4 Reuma Hand; In dit verband. Mei 1993;jaargang 3;nr 2.

HOOFDSTUK 5

Overige aandoeningen

Er zijn veel 'overige aandoeningen'; enkele daarvan zullen we meer gedetailleerd beschrijven. Ook voor dit hoofdstuk geldt dat we er geenszins naar streven om alle aandoeningen weer te geven, maar wel om u meer kennis te verstrekken betreffende een aantal vaker voorkomende ziektebeelden.

5.1 Trigger finger[1,2]

Synoniemen voor trigger finger zijn: snapping finger en tendovaginitis stenosans.

De twee buigpezen van de vingers (de duim heeft er maar één) lopen door een peeskoker die op strategische punten verstevigd is (zie paragraaf 1.2.2). Een van die verstevigingen ligt aan de volaire zijde ter hoogte van het metacarpofalangeale gewricht (de A1 pully). Bij een trigger finger glijden de pezen bij het uitvoeren van flexie en extensie niet soepel meer door de peeskoker.

Een trigger finger kan zich op elke leeftijd voordoen. Bij een pasgeborene komt de trigger finger vooral voor bij de duim. De duim staat in flexie en wordt niet spontaan gestrekt (zie voor uitgebreidere beschrijving van de congenitale trigger finger paragraaf 2.1.1).

Soms is er een andere duidelijke reden voor de trigger finger, bijvoorbeeld een aangetaste verdikte pees bij reumatoïde artritis (tenosynovitis) of een verdikking in een pees door een litteken na een trauma; maar vaker is er geen duidelijke oorzaak aan te wijzen.

Men veronderstelt wel dat een trigger finger vaker voorkomt bij mensen met diabetes mellitus of aanwezige hartproblemen. Vaker dan verwacht komen er in de anamnese compressiesyndromen voor als het carpaletunnelsyndroom, het tarsaletunnelsyndroom of het thoracic outlet syndroom.

Klachten
De betrokken vinger is in het begin pijnlijk, maar functioneert goed. De pijn wordt aanvankelijk gelokaliseerd aan de dorsale zijde van het proximale interfalangeale gewricht! De klachten kunnen aanvankelijk wisselend zijn. Periodes met pijn worden afgewisseld door pijnvrije periodes. Bij persisteren van de aandoening kan het typische trigger fenomeen ontstaan, waarbij het strekken van de vinger stroef gaat verlopen. Er kan een duidelijk voelbaar en soms hoorbaar knappen aan de volaire zijde van het MCP-gewricht aanwezig zijn (op het niveau van de A1 pully), waarachter de buigpees (buigpezen) blijft (blijven) haken.

Het bewegingstraject van de vinger kan bij voortschrijden van de aandoening steeds pijnlijker en beperkter worden en ten slotte leiden tot een gefixeerde flexie- of extensiestand van de vinger.

Therapie
- *Fysiotherapie*
  Fysiotherapie heeft geen zin.
- *Spalktherapie*
  Een klein aangemeten spalkje (zie hoofdstuk 9) kan bij kort bestaande klachten in een aantal gevallen tot genezing leiden. Dit spalkje voorkomt het volledig flecteren van de buigpezen, hetgeen voldoende kan zijn om de oorzaak van de aandoening weg te nemen (bijvoorbeeld een reactieve synovitis na contusie van een vinger). Een dergelijke spalkje hoeft meestal maar enkele weken gedragen te worden.
  Een spalkje kan ook gebruikt worden in de periode die voorafgaat aan een operatieve ingreep. Het geeft verlichting van de pijnklachten.
- *Corticosteroïden*
  Injecties met corticosteroïden kunnen soms soelaas bieden voor langere of kortere tijd. Corticosteroïden kunnen echter tot degeneratie van pezen en zelfs tot rupturen van pezen leiden (met name als de corticosteroïden in de pees zelf geïnjiceerd worden).
- *Chirurgische therapie*
  Chirurgische decompressie is een snelle en afdoende manier van genezing. Onder lokale anesthesie wordt via een lengte-incisie ter hoogte van het metacarpofalangeale gewricht aan de volaire zijde de peeskoker opgezocht en in de lengte gekliefd (zie afbeelding 5.1). De pees wordt altijd geïnspecteerd. De patiënt moet direct na klieving van de peesschede (voordat de huid gesloten is) de vinger bewegen en aangeven of dit bewegen weer normaal verloopt. Pas nadat de patiënt dit bevestigt, wordt de huid met enkele hechtingen gesloten. De gehele ingreep is binnen tien minuten klaar.
  De patiënt krijgt instructies de geopereerde vinger regelmatig te bewegen om verklevingen van de buigpezen met de omgeving te voorkomen. Deze instructies zijn: 'U móét de vinger bewegen, u mág de hand gebruiken.' Uiteraard wordt aangegeven hoe vaak de vinger bewogen mag worden (enkele malen per uur) en wordt uitgelegd dat het optreden van pijn na gebruik van de hand reden is om tijdelijk het gebruik ervan te verminderen.
  Gezien de simpele mechanische ingreep moet een geopereerde vinger binnen een week weer normaal kunnen functioneren, als de patiënt de aanwijzingen van de operateur goed opvolgt. Binnen twee weken is de vinger gewoonlijk weer normaal bruikbaar. De laatste klachten die verdwijnen, zijn pijnklachten aan de dorsale zijde van het proximale interfalangeale gewricht en een stijf gevoel in de geopereerde vinger. Deze klachten zijn meestal binnen zes weken verdwenen.

Afbeelding 5.1
De A1 en vaak ook de A2 pully worden gekliefd. De pezen kunnen dan weer langs elkaar glijden.

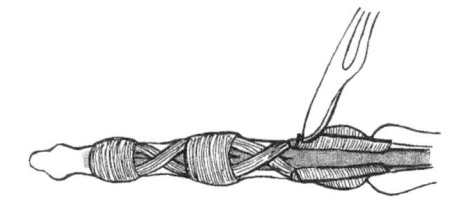

OVERIGE AANDOENINGEN

Een enkele keer slechts is het nodig dat de hulp wordt ingeroepen van de fysiotherapeut. Het gaat dan gewoonlijk om patiënten die angstig zijn en/of de instructies niet op de juiste manier uitvoeren. Enkele bezoeken aan de fysiotherapeut lossen dit meestal op (zie hoofdstuk 7 en 8).

Voorbeeld Van Dongen heeft in de periode van een jaar 108 operatieve ingrepen uitgevoerd voor een trigger finger. Drie patiënten werden verwezen voor aanvullende handtherapie, daar na een week bleek dat er onvoldoende juist geoefend was. Slechts eenmaal was er sprake van een recidief trigger finger door verlittekening in het operatiegebied.

5.2 Het carpaletunnelsyndroom (CTS)[3-12]

Zie voor de anatomie ook paragraaf 1.2.3.
De carpale tunnel is de ruimte die dorsaal begrensd wordt door de boog van de middenhandsbeentjes en volair door de duim- en pinkmuis, die met elkaar verbonden zijn door een peesblad. Dit peesblad is het retinaculum flexorum. Door de tunnel lopen de nervus medianus en alle buigpezen van de duim en vingers. De nervus medianus is een gemengde zenuw. Er is een motorisch deel dat zorgt voor de functie van de duimmuisspieren (oppositie van de duim) en een sensibel deel dat zorgt voor het gevoel aan de volaire zijde van de duim, wijsvinger en middelvinger en de radiale zijde van de ringvinger.

Er zijn vele oorzaken die kunnen leiden tot het carpaletunnelsyndroom. Anatomische vernauwingen door tumoren, exostosen, tenosynovitis (bijvoorbeeld bij reumatoïde artritis) of oedemen (bekend is het optreden van het carpaletunnelsyndroom tijdens een zwangerschap) kunnen de oorzaak zijn. Vaak is de oorzaak echter niet te achterhalen.
Welke aandoening ook de primaire oorzaak is, alle veroorzaken een (relatief) verhoogde druk in het carpale kanaal die onder andere leidt tot een verminderde bloedvoorziening van de nervus medianus. Langdurig bestaan van deze verhoogde druk kan tot fibrosering van de zenuw leiden, en zelfs tot een permanente stoornis in de zenuwgeleiding. Dit uit zich in verlies van gevoel in de vingertoppen van duim, wijsvinger, middelvinger en radiale zijde van de ringvinger; en later ook in het onvermogen om de duim te opponeren.

Klachten
Prikkelende en tintelende, dove gevoelens in de vingertoppen. Er is pijn aan de volaire zijde van de pols aanwezig die naar elleboog en schouder kan trekken. Opvallend zijn de nachtelijke klachten. Men wordt wakker door een dove en tintelende, soms pijnlijke hand. Een typerende beweging om de klachten te verminderen is schudden van de hand.

Diagnostiek
Het klinische verhaal geeft gewoonlijk al de diagnose CTS.
Om de diagnose te bevestigen worden provocatietests uitgevoerd, maar deze zijn lang niet altijd duidelijk positief. In onderstaand overzicht worden de tests beschreven.

> **Tests om de diagnose CTS te bevestigen**
> - Polsflexie(Phalen-)test: gedurende 1 minuut pols in flexie laten houden en laten aangeven wanneer er veranderingen in het gevoel optreden. Tijdsduur in seconden noteren (zie afbeelding 5.2a).
> - Polsextensietest: als boven, maar nu met de pols in extensie (zie afbeelding 5.2b).
> - Compressie nervus medianus: gedurende een minuut op de nervus medianus drukken ter hoogte van de pols, waardering als boven (zie afbeelding 5.2c).
> - Kloppen op de nervus medianus ter hoogte van de pols (Tinel): positief als er paresthesieën in het innerveringsgebied van de nervus medianus optreden.
>
> EMG (Elektromyografie): hiermee wordt de sensibele en motorische geleidingssnelheid van de zenuw gemeten en vergeleken met die van de nervus ulnaris aan dezelfde hand. Een onderzoek is pas dan compleet als ook de geleidingssnelheid van dezelfde zenuwen van de andere hand gemeten is. Het CTS komt vaak symmetrisch voor.

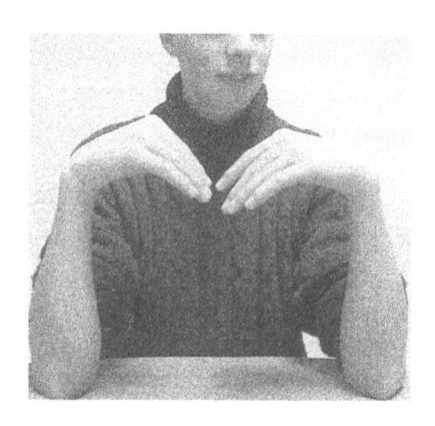

Afbeelding 5.2a
Polsflexietest.

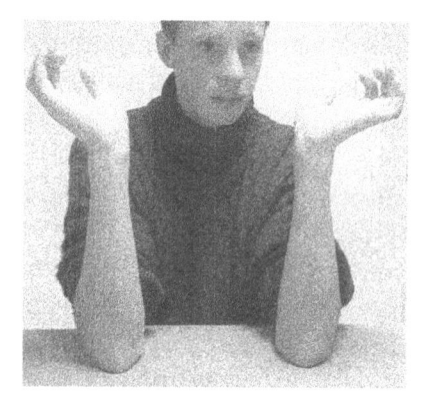

Afbeelding 5.2b
Polsextensietest.

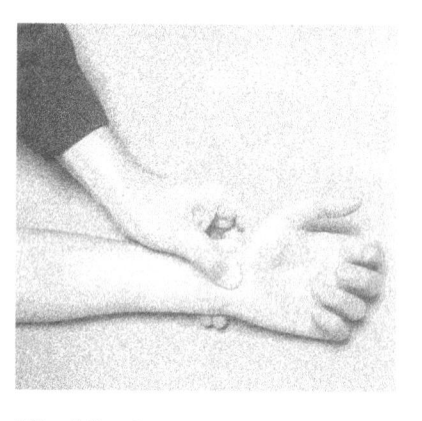

Afbeelding 5.2c
Compressietest.

Differentiële diagnostiek
Het CTS moet vooral onderscheiden worden van het thoracic outlet syndroom (TOS). Hoewel de klachten van een TOS meestal met sensibele veranderingen in het innervatiegebied van de nervus radialis of de nervus ulnaris gepaard gaan, kan het wel degelijk dezelfde klachten geven als aanwezig bij het CTS. Klieven van het retinaculum flexorum leidt dan niet tot verbetering van de klachten. Bij een TOS is houdingstherapie aangewezen.

De klachten die passen bij het CTS, kunnen verder lijken op de volgende aandoeningen:
- cervicobrachialgie;
- epicondylitis medialis/lateralis (golferselleboog/tenniselleboog);
- tendinitis in het schoudergebied;
- cervicale hernia nuclei pulposi (HNP).

Therapie
- *Fysiotherapie*
  Het CTS is niet voor fysische therapie als zodanig toegankelijk. Fysiotherapie heeft alleen zin als de patiënt door de opgetreden klachten de hand niet goed gebruikt. Leefregels zijn dan zinvol om hand en arm zo fysiologisch mogelijk te laten functioneren. Dit geldt ook na een operatieve decompressie van het CTS. Een klein aantal mensen weet niet hoe ze hun activiteiten moeten doseren na een ingreep. Sommigen willen te veel en te snel en krijgen pijnklachten, die verdwijnen na het doseren van de activiteiten. Anderen zijn weer te voorzichtig en moeten juist tot oefenen gestimuleerd worden. Vooral begeleiding van deze twee patiëntengroepen is belangrijk voor een soepel postoperatief beloop.
- *Spalktherapie*
  Bij nog maar kort bestaande klachten en/of wachttijden voor een operatie, of wanneer een operatie onaanvaardbare risico's met zich meebrengt (zwangerschap, hart- of longproblemen, antistolling) kan een ontlastende aangemeten spalk aangeraden worden (zie hoofdstuk 9 en Bijlage II).
- *Corticosteroïden*
  Injecties met corticosteroïden worden met meer of minder succes toegepast, maar zijn naar onze mening zelden gerechtvaardigd. Het inspuiten van deze medicijnen in het carpale kanaal geeft op zich al een (ongewenste, tijdelijke) drukverhoging. Het gebruik van corticosteroïden is niet zonder risico's. Peesrupturen zijn mogelijk door directe inwerking van de steroïden.
- *Chirurgische decompressie*
  Bij ernstige EMG-afwijkingen, en bij invaliderende klachten bij minder ernstige EMG-afwijkingen, is operatief klieven van het retinaculum flexorum geïndiceerd. Dit kan zowel endoscopisch als à vue verricht worden. De voordelen van de endoscopische benadering zijn: kleinere littekens en het sneller verdwijnen van pijnklachten ten gevolge van de ingreep zelf. Het nadeel ten opzichte van de à vue methode is de mogelijkheid tot letsel van de nervus ulnaris. Bij de à vue methode komt dit letsel niet voor. Het nadeel van de laatste methode is: pijnklachten ter hoogte van het litteken aan de volaire zijde van de pols, die een aantal weken aanwezig kunnen zijn en vooral optreden bij steunen op de handpalm. Een enkele keer persisteert een branderige pijn in de handpalm, gebaseerd op een neuroom (zie paragraaf 3.4.7) van een sensibel huidtakje.
  De nervus medianus krijgt na decompressie van het carpale kanaal de gelegenheid zich te herstellen. Het herstel van de zenuw kan zeer snel zijn (vrijwel direct na de operatie), maar ook enkele maanden duren. Een enkele keer is de zenuw zo ernstig aangedaan dat deze niet meer (volledig) herstelt.

5.3 Morbus De Quervain[13,14]

De pezen van de musculus extensor pollicis brevis en abductor pollicis longus verlopen door het eerste dorsale compartiment (er zijn in totaal zes compartimenten: zie paragraaf 1.2.5), dorsaal gevormd door het retinaculum extensorum, ventraal door een groeve in de processus styloideus radii; vezels verlopend van het retinaculum naar het bot van de radius completeren het kanaal.

De ziekte van De Quervain is een tenosynovitis van de pezen van de musculus extensor pollicis brevis en de musculus abductor pollicis longus. Deze pezen zijn gelegen in het eerste compartiment van het retinaculum extensorum boven de processus styloideus van de radius.

Bij het gebruik van de duim met gelijktijdige radiale deviatie van de pols worden de pezen tegen de processus styloideus aangedrukt. Verdikking van de pezen door bijvoorbeeld degeneratieve afwijkingen kan de oorzaak zijn van frictie tussen bovengenoemde structuren, maar ook het schuren van de pezen langs een uitstekend deel van het onderliggende deel van de distale radius (exofyten door artrose; onregelmatigheid van het bot na een genezen fractuur). Als gevolg van deze frictie ontstaat een reactieve tenosynovitis. Het compartiment is dan te nauw geworden voor de normale excursie van de pezen en pijnklachten ontstaan.

Klachten
De door de patiënt gepresenteerde klacht is pijn aan de radiale zijde van de pols, vooral bij bewegingen die radiale deviatie verlangen, zoals wringen, hengel uitgooien, schroeven draaien. Soms leidt de tenosynovitis tot een zichtbare zwelling.

Diagnostiek
De diagnose wordt gesteld door fysisch-diagnostisch onderzoek. Door op de pezen in het eerste compartiment te kloppen wordt pijn opgewekt. Ook het radiaal en ulnair laten bewegen van de pols is pijnlijk.
Met de stethoscoop kunnen soms crepitaties waargenomen worden bij strekken en buigen van de duim.
De Finkelstein-test completeert de diagnostiek: men vraagt de patiënt een vuist te maken, waarbij de duim wordt omsloten door de vingers. Door nu de pols naar ulnair te bewegen treedt pijn op ter hoogte van de radiale zijde van de pols.

Differentiële diagnostiek
De klachten zullen onderscheiden moeten worden van artrose van het nabijgelegen carpometacarpale gewricht (zie paragraaf 4.1.2). Aangezien beide aandoeningen tegelijkertijd kunnen voorkomen, is de differentiële diagnostiek soms lastig. Laatstgenoemde combinatie van aandoeningen komt het meest frequent voor bij vrouwen van middelbare leeftijd.

Therapie
– Fysiotherapie
  Manipulerende fysiotherapie heeft geen zin; dit kan zelfs de klachten doen verergeren.
– Spalktherapie
  Als de aandoening niet eerder behandeld is, kan begonnen worden met een aangemeten afneembare spalk. Hiermee worden duim en pols in rust gehouden, terwijl de overige vingers normaal kunnen functioneren (zie hoofdstuk 9 en Bijlage II). Deze therapie kan ondersteund worden door gelijktijdig NSAID's te gebruiken. De spalk wordt gedurende zes weken gedragen. Daarna wordt het dragen steeds verder beperkt.
  Tijdens dit afbouwen en ter voorkoming van recidieven zijn begeleidende leefregels zeer belangrijk en een essentieel onderdeel van de behandeling.

- *Corticosteroïden*
  Met het inspuiten van corticosteroïden moet men voorzichtig zijn. Deze kunnen de (soms al degeneratieve) pezen verzwakken en een peesruptuur veroorzaken.
- *Chirurgische decompressie*
  Als een spalk na drie weken trouw dragen niet tot enige verbetering van de klachten leidt, is operatieve decompressie van het compartiment aangewezen; dit is eveneens het geval bij recidieven na een eerdere spalkbehandeling.

5.4 Morbus Dupuytren[15-17]

Een synoniem voor de ziekte van Dupuytren is: koetsiershand.
De ziekte van Dupuytren doet zich voor in de fascia palmaris (zie paragraaf 1.2.2). De fascia palmaris is de voortzetting van de musculus palmaris longus in de handpalm en vormt een waaiervormige driedimensionale structuur. De musculus palmaris longus is een rudimentaire spier met meestal een pees van fraai kaliber (die door de handchirurg gebruikt kan worden voor peestransplantaties); bij 20 procent van alle handen is de spier afwezig; de fascia palmaris is echter wel altijd aanwezig.
De fascie waaiert uit van het gebied van het carpale kanaal over de handpalm naar de volaire zijde van de vingers. Er zijn verbindingen direct met de lederhuid en naar de peeskokers. Deze fascie zorgt mede voor fixatie van de huid aan de onderlagen tijdens het gebruik van de hand.
Bij de ziekte van Dupuytren gaan delen van deze fascie zich verdikken en verkorten. Er ontstaan strengen in de fascie, die zich kunnen voortzetten tot in de vezels die naar de vingerhuid verlopen. Door de verkorting van de vezels wordt de bovenliggende huid geplooid. Een vinger kan door deze verkorting in buigstand komen te staan. Het strekken van de aangedane vinger kan door deze vezelverkorting worden gehinderd.
Het meest frequent komt dit voor bij de pink. Deze staat bij een voortgeschreden aandoening soms geheel in flexie.
Aan de voet kan een dergelijke verdikking en verkorting zich eveneens voordoen door aandoening van de fascia plantaris. Er ontstaan dan knobbels in de holte van de voet, die bij lopen pijnlijk kunnen zijn (ziekte van Ledderhosen).
Soms komt de aandoening (ook) aan de penis voor. Deze aandoening staat bekend onder de naam ziekte van Peyronie (induratio penis plastica), waarbij zich een verharding van de tunica albuginea ontwikkelt. Meestal is de aandoening aan de dorsale zijde van de penis gelokaliseerd, waardoor deze bij erectie naar dorsaal knikt.

Er worden vele oorzaken aangegeven voor de ziekte van Dupuytren, maar geen enkele is tot op heden bewezen. Leeftijd, geslacht, genetische dispositie en mogelijk circulatiestoornissen lijken een rol te spelen. De aandoening komt het meest frequent voor bij mannen na het vijftigste levensjaar. Diabetes mellitus lijkt ook een predisponerende factor te zijn. Bij het aanwezig zijn van diabetes mellitus is er geen voorkeur voor het mannelijk of vrouwelijk geslacht.

Klachten

Kromtrekken van een of meer vingers, terwijl een strakke streng voelbaar wordt. Vaak wordt gedacht dat een buigpees verkort is geraakt. Met de buigpezen is echter niets mis. Pijnlijk is de aandoening zelden. Daarom wil het nogal eens voorkomen dat de patiënten zich pas in een vergevorderd stadium van de ziekte presenteren. Dit kan nadelen hebben voor het herstel. Als het proximale interfalangeale gewricht langdurig in flexie staat, kan contractie van de volaire plaat ontstaan alsmede verkorting van de ligamenten rond het gewricht. Als gevolg hiervan kan subluxatie optreden aan de dorsale zijde van het gewricht. Uiteindelijk kan dit zich ontwikkelen tot een artrogene contractuur van dit gewricht. Een dergelijke contractuur is zelden operatief volledig op te heffen. Bij langdurig bestaan van de flexiestand kan de huid aan de volaire zijde van de vinger gaan krimpen. Bij het strekken van de vinger na het verwijderen van de strengen passend bij M. Dupuytren, kan dan sprake zijn van een huidtekort. Er zullen huidtransplantaten ingevoegd moeten worden om dit tekort aan te vullen na het verwijderen van de bewegingsbeperkende fasciestrengen. Voor het goed ingroeien van huidtransplantaten is rust nodig, terwijl het verbeteren van de handfunctie om actieve oefeningen vraagt. Het verloop na een dergelijke uitgebreide operatie vergt dan ook meestal veel geduld van patiënt en behandelaar. Met name door de categorie patiënten (voor het grootste deel ouderen in de pensioenleeftijd) wordt vrijwel altijd een goede functie verkregen. Deze patiënten zijn meestal opvallend goed gemotiveerd om te oefenen en kunnen er ook de tijd voor nemen, niet alleen voor het oefenen, maar ook voor de nodige rust tussendoor. De motivatie van de patiënt wordt direct postoperatief vaak al gestimuleerd door het voor de patiënt duidelijk zichtbare resultaat van de ingreep. De patiënt wil dit graag behouden.

Therapie
- *Fysiotherapie/spalktherapie*
  Regelmatig goed strekken van de vingers en massage in lengterichting lijken het moment van operatie te kunnen uitstellen. De fysiotherapeut kan hiervoor instructies geven aan de patiënt. Postoperatieve handtherapie zal vooral na het corrigeren van ernstige gewrichtscontracturen nodig zijn. Met name de angstige patiënt (de huid van de handpalm en/of de vingers kan er tijdelijk niet zo fraai uitzien) en de patiënt bij wie huidtransplantaten nodig zijn geweest, komen in aanmerking.
  De geïndiceerde fysiotherapie bij deze patiënten is de stimulatie om alle gewrichten te (blijven) bewegen en zodra het kan de hand te gebruiken. Dag- en/of nachtspalken kunnen hierbij een ondersteunende functie vervullen. Fysiotherapeut en handchirurg stellen een behandelplan voor de desbetreffende patiënt op.
- *Chirurgische correctie*
  Het optimale moment van operatie is, naar onze mening, aanwezig als de vingers beginnen krom te trekken en de hand niet meer volledig plat op tafel gelegd kan worden. Er is dan nog geen sprake van een artrogene contractuur; de huid is nog niet gekrompen. Hierdoor is de operatie technisch eenvoudig en het postoperatief beloop kort. Daarnaast is er voldoende tijd om met de patiënt een operatiedatum te bepalen zonder dat werk, vakantie en andere belangrijke gebeurtenissen voor de patiënt in het gedrang hoeven te komen.

Een andere indicatie vormen pijnlijke knobbeltjes in de handpalm zonder dat er sprake is van contracturen van de vingers. Het pakken en vasthouden van voorwerpen wordt pijnlijk, waardoor de hand op een onjuiste manier gebruikt wordt met eventuele surmenage als gevolg.

Bij operatie wordt (worden) door Van Dongen alleen de aangedane straal (stralen) behandeld. Zieke vezels worden verwijderd samen met de direct in de omgeving liggende gezonde vezels.

Er zijn handchirurgen die neigen naar een poging tot het zo veel mogelijk wegnemen van de vezels in alle stralen. Naar onze mening is dit een onnodig grote ingreep, waarbij bovendien recidivering van de aandoening nog steeds kan voorkomen.

Een prognose over het opnieuw optreden van de aandoening is zelden te geven. Soms doet deze zich al na enkele weken voor, soms blijft deze echter geheel weg. Wel is bekend dat recidieven vaker voorkomen op jongere leeftijd, bij het vrouwelijk geslacht, bij het bestaan van epilepsie en bij vegetatieve stoornissen.

Referenties

1. Green DP. Operative Hand Surgery. New York: Churchill Livingstone, 1988;1 and 2.
2. Freiberg A, Mulholland RS, Levine R. Nonoperative Treatment of Trigger Fingers and Thumbs. J Hand Surg May 1989;14A;3:553-558.
3. Phalen GS, Kendrick JI. Compression Neuropathy of the Median Nerve in the Carpal Tunnel Syndrome. Journal of the American Medical Association June 1 1957;524-530.
4. Phalen GS. The Carpal Tunnel Syndrome, Seventeen Years Experience in Diagnosis and Treatment of six hundred fifty four Hands. Journal of Bone and Joint Surgery March 1966;48A;2:211-228.
5. Kendall D. Aetiology, Diagnosis and Treatment of Paraesthesiae in the Hands. British Medical Journal Dec. 3 1960;1633-1639.
6. Phalen GS. Reflections on 21 years Experience with the Carpal Tunnel Syndrome. Journal of the American Medical Association May 25 1970;212;8:1365-1367.
7. Green DP. Diagnostic and Therapeutic Value of Carpal Tunnel Injection. Journal of Bone and Joint Surgery Nov. 1984;9A;6:850-854.
8. Curtis RM, Eversmann WW. Internal Neurolysis as an Adjunct to the Treatment of the Carpal Tunnel Syndrome. Journal of Bone and Joint Surgery June 4 1973;55A:733-740.
9. Rhoades CE, Mowery CA, Gelberman RH. Results of Internal Neurolysis of the Median Nerve for Severe Carpal Tunnel Syndrome. Journal of Bone and Joint Surgery Febr 1985;67A;2:253-256.
10. Lundberg G. Review Article: Structure and Function of the Intraneural Microvessels as related to Trauma, Edema Formation and Nerve Function. Journal of Bone and Joint Surgery Oct 1975;57A:938-948.
11. Galbraith RT, Szabo RM, Rydevik B, Dimick M. Results of Treatment of Severe Carpal Tunnel Syndrome without Internal Neurolysis of the Median Nerve. Journal of Bone and Joint Surgery July 1987;69A;6:896-903.

12 MacDonald RI, Lichtman DM, Hanlon JJ, Wilson JN. Complications of Surgical Release for Carpal Tunnel Syndrome. J Hand Surg Jan 1978;3;1:70-76.

13 Aberton GM, High WA, Shin Y, Bishop AT. Extensor Triggering in de Quervain's Stenosing Tenosynovitis. J Hand Surg 1999;15A:1311-1315.

14 Ta KT, Eidelma D, Thomson JG. Patient Satisfaction and Outcomes of Surgery for de Quervain's Tenosynovitis. J Hand Surg 1999; vol.13A:1071-1078.

15 Dingemans AJ, Sonneveld GJ, Rappard JHA van, Borghouts JMHM. De ziekte van Dupuytren. Nederlands Tijdschrift voor Geneeskunde 1990;134;nr 48:2330-2334.

16 Zamora RL, Heights R, Kraemer BA, Erlich HP, Groner JP. Presence of Growth Factors in Palmar and Plantar Fibromatoses. J Hand Surg 1994;19A:435-441.

17 Alioto RJ, Rosier RN, Burton RI, Puzas JE. Comparative Effects of Growth Factors on Fibroblasts of Dupuytren's Tissue and normal Palmar Fascia. J Hand Surg 1994;19A:442-452.

HOOFDSTUK 6 | Goedaardige en kwaadaardige tumoren van pols en hand[1]

Goedaardige en kwaadaardige tumoren zijn voor de fysiotherapeut van ondergeschikt belang. Toch wijden we hieraan een heel hoofdstuk. Ten eerste willen wij in dit handboek een zo compleet mogelijk overzicht bieden van aandoeningen in het gebied van hand en pols; ten tweede kan door een grotere kennis over deze aandoeningen vermeden worden dat zinloze fysiotherapeutische behandeling wordt ingesteld.

In de volksmond wordt het woord 'tumor' beschouwd als uiting van kwaadaardigheid. Het woord betekent echter letterlijk 'gezwel'. Er bestaan goedaardige en kwaadaardige gezwellen, dus goedaardige en kwaadaardige tumoren.

6.1 Goedaardige tumoren van de weke delen

Goedaardige tumoren komen vaak voor; ze variëren van wratten in de huid tot tumoren van de spieren. We hebben een keuze gemaakt uit tumoren die in de praktijk van de fysiotherapeut van belang kunnen zijn.

6.1.1 Ganglion

Van alle gezwellen die zich in het gebied van hand en pols voordoen, is ongeveer 60 procent een ganglion. Het ganglion is een cysteuze (cyste = blaas) zwelling, die uitgaat van het gewrichtskapsel van een nabijgelegen gewricht, of van de peeskoker van een nabijgelegen pees. Een ganglion heeft een dunne wand en is gevuld met een geleiachtige substantie (een synoviaal product). Als een ganglion uitgaat van een gewricht, kan de grootte van deze zwelling wisselend zijn. Dit komt door het meer of minder aanwezig zijn van synoviaal vocht. Het ganglion kan 'leeglopen' in het gewricht.

Ganglion ter hoogte van de dorsale zijde van de pols
Vaak is pijn het eerste symptoom van een zich ontwikkelend ganglion aan de dorsale zijde van de pols (zie afbeelding 6.1). Het gewrichtskapsel ter hoogte van een 'zwakke' plek wordt gerekt onder druk van het synoviale vocht, hetgeen de patiënt ervaart als pijn.

Als u een patiënt voor fysiotherapie aangeboden krijgt met pijnklachten aan de dorsale zijde van de pols, denk dan aan de mogelijkheid van een beginnend ganglion. Het starten van elke therapie buiten het geven van rust, werkt in een dergelijk geval averechts. Denkt u aan de mogelijkheid van een ganglion, geef dan

Afbeelding 6.1
Ganglia ter hoogte van de handrug.

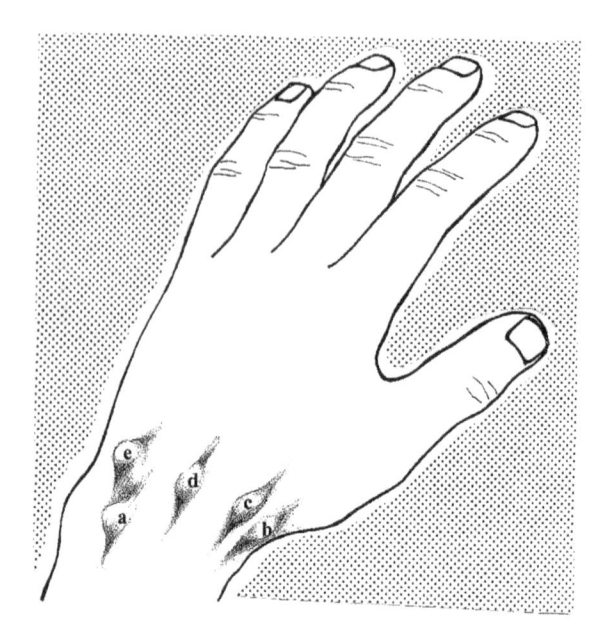

een week rust met een goed aangelegde zwachtel of een tape. Zijn de klachten hiermee minder, stuur dan de patiënt terug naar de verwijzer met de vraag of een ganglion tot de mogelijkheden zou kunnen behoren.

Een echografie kan zelfs het kleinste ganglion opsporen.

Bij een duidelijk palpabel ganglion leidt punctie, en vervolgens wegzuigen van de stroperige inhoud en achterlaten van een corticosteroïdpreparaat, in ongeveer 80 procent van de gevallen tot genezing.

Bij een recidief na punctie of na een eerdere operatieve verwijdering van een ganglion, wanneer het ganglion uitgaat van een gewricht of wanneer er sprake is van ernstige pijnklachten, heeft (hernieuwde) operatieve verwijdering van het ganglion de voorkeur.

Geen enkele therapie kan garantie geven voor het voorkomen van een recidief ganglion. Een ganglion ontstaat zeer waarschijnlijk op basis van een degeneratief proces. Een dergelijk proces kan zich afspelen in de directe nabijheid van een eerder verwijderd ganglion en tot de vorming van een nieuw ganglion leiden.

Differentiële diagnose zwelling ter hoogte van de dorsale zijde van de pols
- *Ganglion*
    Zie vorige paragraaf.
- *Carpal boss*[2]
    Dit is een cartiliganeuze (kraakbenige) en soms ook ossale (bottige) proliferatie van de basis van het os metacarpale III (zie afbeelding 6.2). De consistentie is vast. Met vergelijkende laterale röntgenfoto's van beide handen (specifiek voor de projectie van het bedoelde gebied) kan de diagnose gesteld worden. Met de eenvoudige röntgenfoto kan een zuiver kraakbenige aandoening niet vastgesteld worden; met een echografie lukt dit wel. Als de aandoening tot pijnklachten aanleiding geeft, is operatief verwijderen de enige zinvolle therapie.
- *Synovitis rond strekpezen*
    Zoals bekend zijn de extensorpezen ter hoogte van de dorsale zijde van de pols, waar ze onder het retinaculum extensorum doorlopen, omgeven door een synoviale koker (zie hoofdstuk 1). Synoviale proliferatie kan ontstaan door overbelasting van dit weefsel als gevolg van repeterende dorsaalextensie

Afbeelding 6.2
Carpal boss.

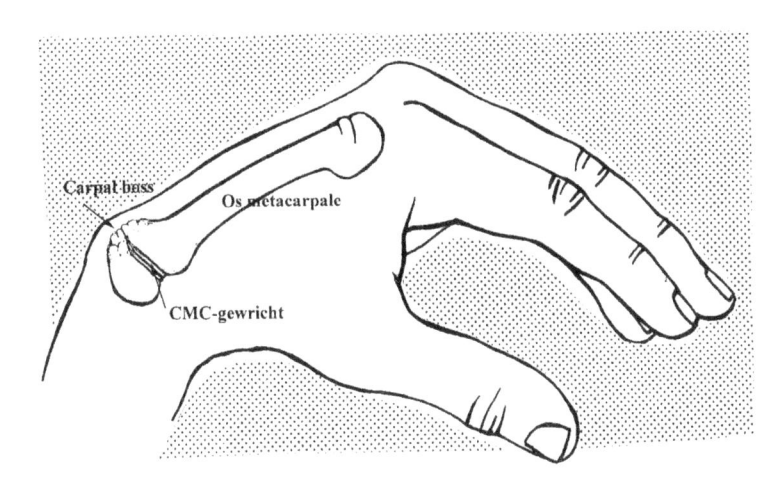

van de pols (de extensoren en de synoviale koker worden bij extensie tegen het retinaculum gedrukt).
Proliferatie van synoviaal weefsel kan ook als gevolg van een systemische ziekte voorkomen. Een van de bekendste ziekten hierbij is reumatoïde artritis. Ziet u een kind met een dergelijke zwelling, dan kan de diagnose lastiger zijn. Een oorzaak wordt veelal niet gevonden; niet met röntgenonderzoek, maar ook niet met pathologisch-anatomisch onderzoek van bij operatie verwijderd weefsel.
Therapie: rust, eventueel operatief verwijderen van de synoviale zwelling bij beperking van de functie. Voor specifieke aandoeningen, zoals reumatoïde artritis (zie paragraaf 4.2) bestaan meestal specifieke therapieën.

Ganglion ter hoogte van de volaire zijde van de pols
Een ganglion aan de volaire zijde van de pols kan evenals het dorsaal gelegen ganglion uitgaan van het polsgewricht (het carporadiale gewricht) of van een in de omgeving liggende pees (zie afbeelding 6.3). Het ganglion komt het meest frequent voor aan de radiale zijde van de pols; het bevindt zich dan vaak in het gebied waar de arteria en nervus radialis gelegen zijn. Punctie van een dergelijk ganglion is riskant; operatieve verwijdering heeft hier de voorkeur.

Bij een zwelling ter hoogte van de aanhechting van de pees van de musculus flexor carpi radialis aan de carpalia wordt nogal eens aan een ganglion gedacht. Vaak is dit geen ganglion, maar een synovitis door degeneratie van peesweefsel. Waar een ganglion op deze plaatsen alleen operatief verwijderd kan worden, is een synovitis gewoonlijk met rust te genezen.
Therapie: Geef bij twijfel een tweetal weken een drukverband of tape. Een tot rust gekomen synovitis komt alleen terug bij overbelasting van de pols, het ganglion komt terug bij normaal gebruik van de pols.
Een echografie kan deze twee aandoeningen overigens onderscheiden.

Ganglion uitgaande van de peesschede
Aan de volaire zijde van de vingers en in de handpalm, alsmede aan de dorsale zijde van de strekpezen, komen ganglia voor die uitgaan van het synoviale weefsel rond de pees. Deze ganglia worden aan de volaire zijde van de vingers en de handpalm meestal ontdekt als ze nog heel klein zijn (enkele millimeters), omdat de zwelling pijnlijk tot zeer pijnlijk is bij het stevig vastpakken van voorwerpen. Ze zijn, ook als ze klein zijn, voor de onderzoeker goed voelbaar.

Afbeelding 6.3
Volair ganglion

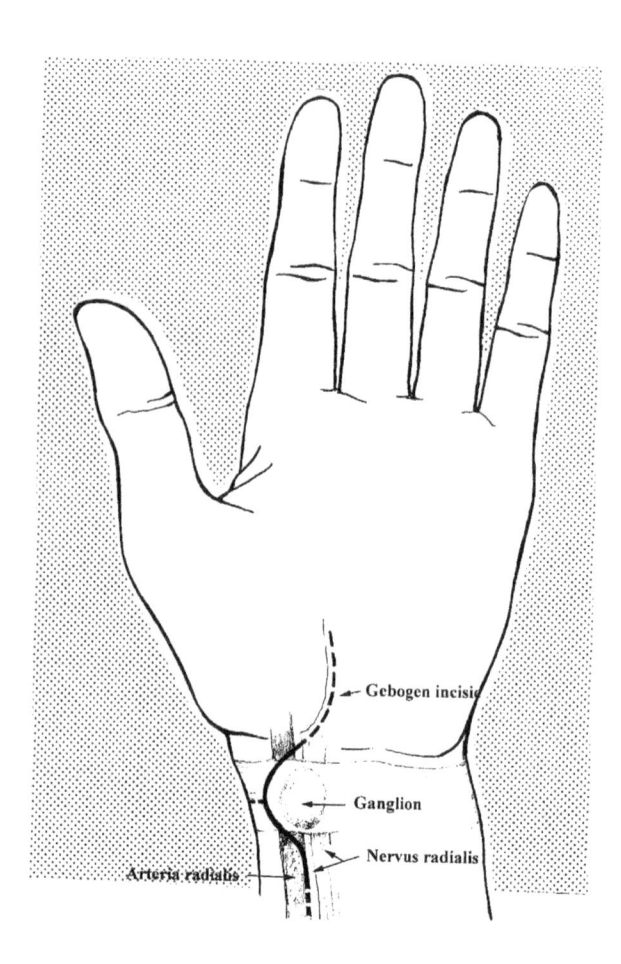

De therapie bestaat uit punctie van het ganglion, wegzuigen van de inhoud en achterlaten van een corticosteroïdpreparaat. Dit is natuurlijk alleen mogelijk bij een duidelijk palpabel ganglion.
Bij het mislukken van de punctie, een recidief ganglion na de punctie, en blijvende pijnklachten, is operatieve verwijdering van het ganglion de aangewezen therapie.
Geen enkele therapie kan een volledige garantie geven voor het wegblijven van het ganglion. Het ontstaan van een ganglion is zeer waarschijnlijk het gevolg van een degeneratief proces, zodat zich een nieuw ganglion kan ontwikkelen in de directe omgeving van het verwijderde ganglion.

6.1.2 Epitheelcyste

Een epitheelcyste is een zwelling die kan ontstaan na een onderbreking van de huid. Zelfs na een niet-opgemerkt prikje of klein wondje kan een dergelijke cyste zich ontwikkelen. Een epitheelcyste kan zich overal voordoen, maar komt meestal voor aan de volaire zijde van de hand (hier ontstaan immers de meeste kleine wondjes).
Bij het trauma worden enkele huidcellen naar binnen geponst. De cellen blijven in leven en gaan vervolgens verder met hun taak: vermeerderen, huidsmeer aanmaken. Deze groei veroorzaakt een palpabele zwelling die meestal aan de huid vastzit, beweeglijk is ten opzichte van de onderlaag en wit van kleur is. Hoewel epitheelcysten volledig onschuldig zijn, geven ze vaak aanleiding tot pijnklachten bij het vastpakken van voorwerpen. Operatieve verwijdering is de enig zinvolle therapie.

6.1.3 Degeneratieve cyste

Een degeneratieve cyste ontwikkelt zich net als een ganglion; deze gaat echter uit van artrotische gewrichten. Hoewel de cysten meestal op hogere leeftijd voorkomen, komen ze een enkele keer op jongere leeftijd voor als gevolg van vervroegde artrose na een trauma van het gewricht.
Een degeneratieve cyste is te vinden aan de dorsale zijde van het proximale en distale interfalangeale gewricht. Zolang de huid boven de cyste intact is en de cyste geen aanleiding geeft tot pijnklachten, behoeft deze geen behandeling. Het recidiefpercentage is vrij hoog, daar de oorzaak (artrose) niet weggenomen wordt.
Er kunnen zich echter complicaties voordoen. De huid boven een dergelijke cyste kan spontaan perforeren, waardoor een fistel van het gewricht naar de buitenwereld kan ontstaan. Operatief verwijderen van de fistel en zorgen voor een goede bedekking van het gewricht is dan noodzakelijk, met name om ontsteking van het gewricht te voorkomen. Bij een ernstige artrose van het gewricht en een dergelijke complicatie wordt ook wel een artrodese van het gewricht uitgevoerd, samen met het verwijderen van de fistel en zorgen voor een goede huidbedekking van het fistelgebied. Recidiverende fistels komen dan niet meer voor.

6.1.4 Morbus Dupuytren[3-5]

Zwellingen veroorzaakt door de ziekte van Dupuytren (zie paragraaf 5.4) kunnen aan de dorsale zijde van het proximale interfalangeale gewricht voorkomen. De huid voelt verdikt aan als bij eeltvorming (en hiervan te onderscheiden!); de zwelling ligt los van de onderliggende laag.
Zolang er geen flexiebeperking ontstaat, is er geen reden om dergelijke zwellingen te verwijderen, aangezien recidieven niet zeldzaam zijn (na rijp beraad eventueel om esthetische redenen).

6.1.5 Reusceltumor

Een reusceltumor bestaat, zoals de naam reeds doet vermoeden, uit zeer grote cellen. De reusceltumor is massief en kent geen kapsel zoals een cyste.
De zwelling kan zich overal in de hand voordoen. Doordat er geen kapsel is, kan de tumor onbegrensd groeien door smalle uitlopers te maken. Deze uitspruitsels kunnen tussen en achter pezen, rondom zenuwen en tussen de spieren dringen. Een echografie kan een goed beeld van de uitbreiding geven.
Doordat de tumor op deze manier groeit en een kapsel ontbreekt, is de radicaliteit na een operatie (de enige zinvolle therapie) niet gegarandeerd. Goede instructie aan de patiënt (bij een recidiverende zwelling niet al te lang te wachten) is nodig. In een gebied waar al eerder geopereerd is, kan een hernieuwde operatie technisch lastiger zijn. Vitale structuren als zenuwen en spieren kunnen door littekenvorming sneller gekwetst worden.

6.1.6 Vasculaire tumor

Er zijn talloze vormen van vasculaire tumoren bekend, maar alle zijn zeldzaam. We zullen het hemangioom, de glomustumor en trombose van een vals aneurysma bespreken.

Hemangioom en vasculaire malformaties[6,7]

Een hemangioom is een proliferatie van bloedvaten, variërend van een enkele kluwen vaatjes in de huid (aardbeinaevus) tot uitgebreide oppervlakkige aandoeningen (wijnvlek). Vasculaire malformaties zijn gezwellen bestaande uit grotere vaten, die effect kunnen hebben op de circulatie van de hand of delen daarvan.

De meeste hemangiomen zijn al bij de geboorte al aanwezig. Een deel hiervan verdwijnt vanzelf. Persisterende, niet al te grote hemangiomen kunnen operatief verwijderd worden.

Zeer uitgebreide vasculaire malformaties zijn nauwelijks afdoende te behandelen. Volledige verwijdering zou kunnen leiden tot ernstige deformiteiten.

In een vrij hoog percentage van de gevallen ontwikkelen zich op den duur recidieven van verwijderde hemangiomen en vasculaire malformaties in de resectieranden, doordat de potentie om een hemangioom of een vasculaire malformatie te ontwikkelen in de achtergebleven vaten aanwezig blijft.

Glomustumor

Een glomustumor is een zeer kleine tumor (enkele millimeters). De tumor is een zwelling die uitgaat van een arteriewandcel, waarvan de functie is om de temperatuur te reguleren. De tumor heeft een kapsel.

De klachten zijn zeer specifiek door het aanwezig zijn van vele eindzenuwtjes in de tumor: er is sprake van heftige pijn ter plaatse van de tumor, die al gevoelig is bij geringe druk, en er bestaat een typische koudegevoeligheid. De tumor komt voornamelijk aan het distale uiteinde van de vinger voor. De enig zinvolle therapie is chirurgische verwijdering.

Trombose en aneurysma

Bij mensen die hun handpalm als hamer gebruiken, maar ook bij het gebruik van vibrerende werktuigen kan in een bloedvat van de hand trombose ontstaan.

Het is belangrijk trombose te herkennen, omdat het gevaar bestaat van versleping van micro-emboliëen naar de vingers; daardoor kan de eindarterie naar de vinger afgesloten raken met als gevolg necrose van (een deel van) de vinger. Meestal wordt de circulatie in een dergelijk geval via de collaterale takjes overgenomen door de nog goed functionerende tweede digitaalarterie en kan het gebied weer genezen. Als echter de arcade in de hand geheel of gedeeltelijk afgesloten raakt, kan in het ernstigste geval necrose van een deel van de hand ontstaan die zich niet meer kan herstellen.

Na een trauma kan via een georganiseerd (= genezend) hematoom een vals aneurysma gevormd worden. Hierbij ontstaat een verbinding tussen een vene en een arterie via een holte in het gekwetste gebied.

Een waar aneurysma is een uitbochting van een vat. Dit ontstaat door degeneratie van weefsel, waardoor een deel van de arteriewand verzwakt en onder druk van de circulatie verwijdt. Er zijn fusiforme en sacculaire aneurysmata. Bij een fusiform aneurysma is de arterie over de gehele omtrek verwijd, bij een sacculair (zakvormig) aneurysma is de arterie over een deel van de omtrek verwijd (zie ook paragraaf 3.5.4).

6.1.7 Overige goedaardige gezwellen

Er zijn nog vele andere goedaardige gezwellen. Enkele daarvan geven we hierna kort aan:
- Het lipoom (= vetgezwel) voelt week aan en kan flink groeien zonder problemen te veroorzaken. Een enkele maal is het pijnlijk.
- Zwellingen kunnen ontstaan door stofwisselingsziekten zoals jicht. Ter hoogte van de gewrichten zijn verkalkte zwellingen zichtbaar en voelbaar. Bij hypercholesterolemie komen zwellingen voor rond de metacarpofalangeale gewrichten.
- Tumoren van zenuwen kennen we als schwannoma[8] (een tumor die uitgaat van het steunende weefsel rond een zenuw) of neuroma (proliferatie van zenuwuiteinden na letsel van een zenuw). Het schwannoma geeft aanleiding tot een zwelling zonder veel klachten; het neuroma is meestal een bij aanraking zeer pijnlijke zwelling, die bij deze aanraking een onaangename sensatie van stroomstootjes geeft.

6.2 Kwaadaardige tumoren van de weke delen

Kwaadaardige tumoren aan de hand zijn zeldzaam, maar komen voor. Het gaat dan meestal om het basaalcelcarcinoom, het plaveiselcelcarcinoom, het melanoom en Kaposi's sarcoom, alle uitgaande van de huid.

6.2.1 Basaalcelcarcinoom en plaveiselcelcarcinoom

Het *basaalcelcarcinoom* is een van de meest frequent voorkomende huidtumoren bij de oudere mens. De aandoening komt echter zelden aan de handen voor. De tumor metastaseert niet of nauwelijks, maar is vaak niet van het wél metastaserende plaveiselcelcarcinoom te onderscheiden.
Het basaalcelcarcinoom doet zich voor als een verdikking van de huid met een als parelmoer glanzend walletje. Hoewel het basaalcelcarcinoom zelden metastaseert, kan het zich lokaal agressief gedragen. Het invadeert weefsels in de omgeving, waardoor het moeilijk kan zijn een dergelijke tumor radicaal te verwijderen zonder ernstige beschadiging van de vinger en/of de hand te veroorzaken. Uiteindelijk kan het ulcereren en dan is het moeilijk te onderscheiden van een plaveiselcelcarcinoom.
Het *plaveiselcelcarcinoom* doet zich meestal voor als een niet-genezend wondje. Het wondje wordt langzaam groter en metastasering kan al vroeg optreden.

De operatieve behandeling van beide aandoeningen is niet gelijk.
Het basaalcelcarcinoom kan 'lokaal' behandeld worden. Dat wil zeggen dat het carcinoom met een marge van gezond weefsel wordt verwijderd; een eventueel defect wordt met een huidtransplantaat bedekt.
Het plaveiselcelcarcinoom moet 'radicaal' behandeld worden. Dat wil zeggen: amputatie van een deel van een vinger en/of hand.
Uit de anamnese van de patiënt met een plaveiselcelcarcinoom komt vaak naar voren dat de plek waar zich het carcinoom heeft ontwikkeld, vroeger bestraald is geweest (in de periode dat vele huidaandoeningen met röntgenbestraling behandeld werden; onder andere huidwratten).

Verder is bekend dat:
- langdurig omgaan met diverse agressieve chemicaliën aanleiding kan zijn tot de ontwikkeling van een plaveiselcelcarcinoom;
- dit carcinoom zich kan ontwikkelen na jarenlang gebruik van afweerremmende middelen, bijvoorbeeld na niertransplantaties;
- dit carcinoom zich kan ontwikkelen in 'slechte' huid, zoals na oude brandwonden of bij chronische huidziekten.

6.2.2 Melanoom[9-12]

Melanomen zijn er in vele variëteiten. Ze dienen te worden onderscheiden van de goedaardige moedervlek, de goedaardige sproet bij jeugdigen en de goedaardige 'levervlek' bij de oudere mens. De laatste twee komen op het dorsum van de hand voor. Moedervlekken of naevi (enkelvoud: naevus) komen zelden op de handen voor en extreem weinig aan de volaire zijde van de hand.
Ziet u dus een gepigmenteerde vlek op de hand van de patiënt, met name aan de handpalmzijde, stuur hem dan naar de huisarts!
Naevi zijn lichtbruin tot donkerbruin van kleur en scherp begrensd, glad van oppervlak. Ze variëren in grootte van enkele millimeters tot doorgaans maximaal 1 centimeter (er bestaan ook decimeters grote naevi; deze komen voornamelijk op de romp voor).
Melanomen zijn meestal donkerbruin tot zwart en grillig van vorm. Ze kunnen verheven en minder verheven gedeelten bevatten en kunnen ulcereren. Aan de hand kennen we het subunguaal (onder de nagel) melanoom. Dit kan zich voordoen als een donkere streep in de nagel (pas op: een nicotinevlek lijkt erop), maar ook als een zwarte nagel met korsten (pas op: lijkt op een genezend hematoom onder de nagel).
Afhankelijk van het soort melanoom varieert de behandeling van ruime excisie van de aandoening en sluiten met een huidtransplantaat tot amputatie van een vinger, hand of zelfs arm, al of niet gevolgd door een cytostatische therapie.
(De artikelen in referentie 11 en 12 laten in fraaie kleurenbeelden de diverse goedaardige en kwaadaardige afwijkingen zien.)

6.2.3 Kaposi-sarcoom

Deze aandoening wordt besproken als een mogelijk symptoom van een infectie met het HIV-virus.
De huid bij een dergelijk sarcoom vertoont blauwrode onregelmatige serpentines (grillig gevormde strengen) of plaques. De hand en onderarm kunnen een aanzienlijk lymfoedeem vertonen en dat kan de reden zijn dat een patiënt naar u wordt verwezen.
Draag bij huidaandoeningen altijd dunne rubberhandschoenen!

6.3 Bottumoren

Bottumoren komen sporadisch voor; ze zijn meestal goed herkenbaar door de harde zwelling ter hoogte van een bot.

6.3.1 Goedaardige bottumoren

Aan de hand komen goedaardige bottumoren voor als botcyste, enchondroma en het osteoïd osteoom. Er zijn er meer, maar die komen zo zelden voor dat bespreking ervan buiten het bestek van dit boek valt.

Botcysten en *enchondromata*[13] (kraakbenige woekeringen in het bot, meestal in een falanx van een vinger) worden meestal bij toeval ontdekt. Na een trauma treedt in het verzwakte botweefsel gemakkelijker een fractuur op. Aan de hand van de trauma-röntgenfoto wordt de diagnose dan gesteld.
Na genezing van de botbreuk is de botcyste meestal ook genezen. Bij het blijven bestaan ervan, en ook bij het enchondroma, is curetteren van de aandoening en opvullen van het defect met spongieus bot te verkiezen.
Het enchondroma dat bij toeval wordt ontdekt zonder dat er sprake is geweest van een trauma, en waarbij geen enkele klacht bestaat, kan ongemoeid worden gelaten. Het komt vooral bij kinderen voor. Het heeft de voorkeur met een eventuele operatieve behandeling te wachten tot de groeischijven gesloten zijn.

Het *osteoïd osteoom*[14] (zie afbeelding 6.4a en b) kent een specifiek klachtenpatroon. Ook deze tumor komt voornamelijk in de eerste twintig levensjaren voor. De klachten worden gekenmerkt door botpijn zonder dat er uitwendig meer te zien is dan enige zwelling.
De klinische diagnose kan gesteld worden door het geven van een eenmalige dosis acetylsalicylzuur (aspirine). De pijn verdwijnt meestal direct. Op de aanvullende röntgenfoto is een typisch beeld te zien van een sclerosis van een deel van het bot (toegenomen intensiteit van het bot, waardoor toename van de ondoorlaatbaarheid voor röntgenstralen en een grotere 'witting' op de foto), met daarin een opheldering (de 'nidus'). Het operatief radicaal verwijderen van deze nidus geeft een volledige genezing.

Afbeelding 6.4a en b
Osteoïd osteoom: a In de middelste falanx is een opheldering te zien. b De 'nidus' (de zwarte kern op de tekening) is zichtbaar gemaakt.

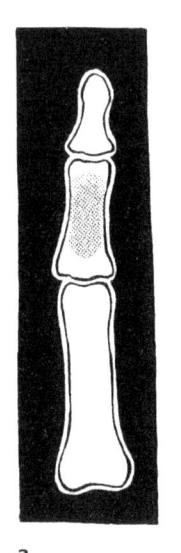

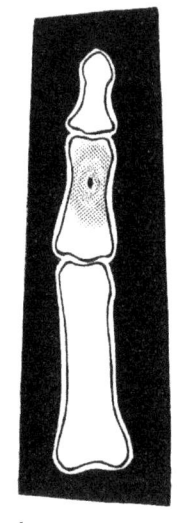

6.3.2 Kwaadaardige bottumoren

Kwaadaardige tumoren komen voor als primaire tumoren en als metastasen van primaire maligniteiten elders in het lichaam.

De *primaire bottumoren* zijn meestal osteosarcomen.[15] Deze doen zich voor als harde zwellingen. Het stellen van de diagnose is niet altijd even gemakkelijk. De agressiviteit van de tumor is niet afhankelijk van de grootte bij presentatie maar van de aard van de tumor. De graad van kwaadaardigheid wordt aan de hand van microscopisch onderzoek vastgesteld. Een kleine agressieve tumor kan soms een aanzienlijke amputatie vergen, terwijl een ulcererende fors woekerende tumor slechts lokale behandeling behoeft.

Na amputatie van het desbetreffende lichaamsdeel wordt de te volgen gedragslijn meestal in een speciale bottumorenwerkgroep (nationaal, maar vaak ook mondiaal) bepaald. Afhankelijk van de microscopische bevindingen kan hogere amputatie en/of chemotherapie en/of bestraling worden geadviseerd.

De *metastatische bottumoren* zijn veelal metastasen van een kwaadaardige longtumor, een mammacarcinoom of niercarcinoom.[16] Alle kwaadaardige tumoren die naar de botten metastaseren, kunnen ook metastasen in het handgebied geven.

De behandeling is symptomatisch. Aangezien deze patiënten een korte levensverwachting hebben, veroorzaakt door hun onderliggende kwaadaardige aandoening, is snelle behandeling aangewezen. Bestraling van een metastase kan soms succesvol zijn tegen de pijn. Als een pijnlijke metastase op een 'handige' plaats zit, zoals een vinger, is amputatie onder lokale anesthesie (van een deel) van de vinger te verkiezen. Ziekenhuisopname of frequent bezoek aan een radiotherapeutisch instituut zijn niet nodig, zodat tijd van leven gespaard kan worden in de eigen omgeving.

Referenties

1. Green DP. Operative Hand Surgery. New York: Churchill Livingstone 1988; 1 and 2.
2. Cuono CB, Watson HK. The Carpal Boss: Surgical Treatment and Etiological Considerations. Plastic and Reconstructive Surgery Jan 1979;63;1:88-93.
3. Dingemans AJ, Sonneveld GJ, Rappard JHA van, Borghouts JMHM. De ziekte van Dupuytren. Nederlands Tijdschrift voor Geneeskunde 1990;134;nr 48: 2330-2334.
4. Zamora RL, Heights R, Kraemer BA, Erlich HP, Groner JP. Presence of Growth Factors in Palmar and Plantar Fibromatoses. J Hand Surg 1994;19A:435-441.
5. Alioto RJ, Rosier RN, Burton RI, Puzas JE. Comparative Effects of Growth Factors on Fibroblasts of Dupuytren's Tissue and normal Palmar Fascia. J Hand Surg 1994;vol.19A:442-452.
6. Paes EHJ, Vollmar JF. Congenitale angiodysplasie van de ledematen; diagnose en therapie. Nederlands Tijdschrift voor Geneeskunde 1990;134,nr 5:235-239.
7. Upton J, Coombs CJ, Mulliken JB. Vascular Malformations of the Upper Limb: a Review of 270 patients. J Hand Surg 1999;13A:1019-1036.
8. Nicolai JPA, Bronkhorst FB. Tumoren van zenuwen in de hand. Nederlands Tijdschrift voor Geneeskunde 1986;130,nr 25:1129-1131.
9. Welvaart K. Het subunguale maligne melanoom: de nagel aan de doodkist (klinische les). Nederlands Tijdschrift voor Geneeskunde 1977;121,nr 50:1993-1996.

10 Rampen FHJ, Rümke Ph. De mimicri van het melanoom (klinische les). Nederlands Tijdschrift voor Geneeskunde 1983;127,nr 41:1849-1853.
11 Bras G, Jansen LH, Esch EP van der. De tijdige herkenning van maligne melanomen van de huid. Nederlands Tijdschrift voor Geneeskunde 1976;120, nr 35:1491-1495.
12 Suurmond D, Bergman W. Melanoom of geen melanoom? Enkele praktische richtlijnen voor de klinische differentiële diagnostiek van gepigmenteerde huidtumoren. Nederlands Tijdschrift voor Geneeskunde 1987;131,nr 23:981-985.
13 Boer A, Huffstadt AJC. Enchondromatosis van de hand. Nederlands Tijdschrift voor Geneeskunde 1983;127,nr 51:2313-2316.
14 Dinant HJ, Desser EJ. Osteoïd osteoom: een ongewone oorzaak van chronische monartritis bij twee jeugdige patiënten. Nederlands Tijdschrift voor Geneeskunde 125,nr 27:1080-1083.
15 Vriens JPM, Vosmer AM, Vos AK. Het goed gedifferentieerde intra-ossale osteosarcoom. Nederlands Tijdschrift voor Geneeskunde 1984;128,nr 47:2210-2213.
16 González del Pino J, Díez Ulloa A, Lovic A, Relea MF. Sarcoidosis of the Hand and Wrist: a Report of two Cases. J Hand Surg 1997;22A:942-945.

HOOFDSTUK 7

Algemene handtherapie

In dit hoofdstuk zullen wij de aanpak van de handtherapie beschrijven. Met behulp van algemene principes zullen we aangeven hoe u tot een duidelijk behandelplan kunt komen met de individuele patiënt. Wij beschouwen elk handprobleem en de aanpak daarvan vanuit de patiënt. De patiënt met al zijn (on)mogelijkheden en interessesfeer wordt centraal gesteld. Waar mogelijk zal een behandeling protocollair kunnen zijn. Maar wij persen de patiënt niet in het protocol, maar passen het protocol aan de patiënt aan.

De hand kan alleen optimaal functioneren als hij continu prikkels aangeboden krijgt. Deze prikkels worden verzonden naar de hersenen, waardoor kennis omtrent de kwaliteit van aangeraakte voorwerpen, de beweging van gewrichten van hand en arm ontstaat. Door het repeterend aanbieden van prikkels aan de hersenen ontstaat tevens kennis over de oriëntatie in de ruimte. Met deze kennis geven de hersenen feedback naar hand en arm. Spieren worden aangespannen of juist ontspannen. Hierdoor ontstaat actie of wordt deze juist geïnhibeerd (geremd). Als een hand geen uitwendige prikkels naar de hersenen stuurt, 'vergeten' de hersenen dat een hand bestaat. Het is bekend dat bij het geven van rust aan een nietgekwetste, normaal functionerende hand, stijfheid en functieverlies gaan optreden. Een dergelijke hand wordt als stijf en dik ervaren.

Voor het goed functioneren van de hand is de lokale toestand van de anatomische substraten van belang. Stijve gewrichten kunnen de mobiliteit van de pezen beïnvloeden; omgekeerd kunnen adherente pezen het bewegen van gewrichten hinderen.

Het doel van handtherapie is: terugwinnen van verloren gegane mobiliteit en kracht. Het geduld van zowel patiënt als fysiotherapeut kan hierbij op de proef gesteld worden, want vaak is dit terugwinnen van mobiliteit en kracht tijdrovend. In onze huidige haastige maatschappij is het moeilijk uit te leggen dat er geen apparaat bestaat dat de hand sneller kan genezen.

U zult de patiënt moeten blijven motiveren en stimuleren om zichzelf door oefening te genezen. Om deze motivatie over te brengen op de patiënt, zijn inzicht in het handprobleem, inzicht in de mogelijkheden van de patiënt en inzicht in uw eigen creatieve mogelijkheden noodzakelijk.

7.1 Factoren die het behandelresultaat kunnen beïnvloeden

Hierna bespreken we de volgende factoren: angst, motivatie van de patiënt en eventuele beperkingen van de patiënt.

7.1.1 Angst

Vaak zijn patiënten angstig. Meestal is er in korte tijd veel gebeurd; vaak is het ongeval of de electieve operatie maar half begrepen. Vooral de geestelijke verwerking van een ongeval is vaak nog gaande als de patiënt de eerste maal bij u komt.
Probeer de patiënt op zijn gemak te stellen door het gebeurde te bespreken. Merkt u dat de angst bij de patiënt erg groot is, overleg dan met de handchirurg en de patiënt over de mogelijkheid dat de patiënt tevens begeleid wordt door een medisch psycholoog. Bij een ernstig trauma zal deze vaak al tijdens het ziekenhuisverblijf zijn geconsulteerd.
Het is in dergelijke gevallen aan te raden de eerste oefensessie te beginnen met een paar simpele ontspanningsoefeningen, zoals rekkingsoefeningen, ademhalingsoefeningen en dergelijke.

7.1.2 Motivatie van de patiënt

Uw rol als fysiotherapeut is hierbij van het grootste belang. Door de frequente contacten bent u met name de hulpverlener die de patiënt met korte tussenpozen steeds weer kan motiveren en stimuleren in de noodzakelijke oefenperiode. Veel patiënten leven met het idee dat een 'zieke' hand absolute rust nodig heeft en ook nogal eens dat de dokter of de fysiotherapeut de hand wel weer beter zal maken. Leg uit dat dit maar deels waar is.
U zult ook aan de patiënt moeten overbrengen dat de behandelend arts en u als fysiotherapeut wel kunnen aangeven op welke manier hij kan herstellen, maar dat hij daaraan zelf zal moeten (mee)werken. U zult duidelijk moeten uitleggen dat hiervoor vaak saaie oefeningen gedaan moeten worden, waarvoor de motivatie op den duur begrijpelijkerwijze zwak kan worden. Werk- en hobbysimulatie in het verloop van het oefenprogramma kunnen een welkome aanvulling zijn om de motivatie te blijven stimuleren.
Naast het (laten) uitvoeren van oefeningen is het noodzakelijk aandacht te besteden aan voor die ene patiënt specifieke leefregels. Wat een patiënt kan, mag en moet doen in het voor hem of haar vastgestelde oefenprogramma, wordt besproken en aangepast aan zijn/haar specifieke sociale situatie (zie paragraaf 7.2.4 en 10.1)

7.1.3 Eventuele beperkingen van de patiënt

Reeds bestaande invaliditeit kan de genezing van de weefsels en de vooruitgang van de handfunctie beïnvloeden. Aandoeningen als suikerziekte en gebruik van weefselremmende middelen als prednison kunnen invloed hebben op de genezing van de weefsels zelf; verlammingen van spieren of artrose van gewrichten kunnen een negatieve invloed uitoefenen op het feitelijk kunnen uitvoeren van de oefeningen.
Pas uw oefentherapie hierop aan! U kunt beter niet naar een normale hand toe werken, als bijvoorbeeld door een verlamming al een beperking aanwezig was.

7.2 Bepalen van de uitgangspunten voor oefentherapie

Voor een goede oefentherapie zijn de volgende zaken belangrijk:
- communicatie met de verwijzer;
- kennismaking met de patiënt (sociale status, inventarisatie van de gegevens van de verwijzer);
- meten van de gewrichtsuitslagen;
- opstellen van het behandelplan.

7.2.1 Communicatie met de verwijzer

Wanneer een patiënt voor handtherapie verwezen wordt naar de fysiotherapeut, is een goede onderlinge communicatie met de verwijzer van belang. In samenspraak met de verwijzer zal bepaald worden hoe geoefend moet worden en op welk moment welke beweging en welke belasting toegestaan is. Mocht een verwijzer weinig of geen informatie verstrekt hebben (en dat komt helaas voor), aarzel dan niet zelf contact met deze verwijzer op te nemen. Dit komt uw patiënt ten goede en tegelijkertijd schept u de voorwaarden voor een goed contact met de verwijzer.

U behoort essentiële informatie aangaande de reden van verwijzing te ontvangen. Zo niet, begin dan geen behandeling op de anamnese van de patiënt. U zou dan wel eens precies het verkeerde kunnen gaan doen!

7.2.2 Kennismaking met de patiënt (sociale status, inventarisatie van de gegevens van de verwijzer)

Het eerste bezoek van de patiënt voor handtherapie (zoals dit ook gebruikelijk is bij de patiënt die om een andere reden een fysiotherapeut raadpleegt) wordt vrijwel geheel besteed aan *inventarisatie* van gegevens.

U maakt kennis met de patiënt en na notering van de gebruikelijke persoonsgegevens als naam, adres, geboortedatum is het van belang dat u kennis opdoet over de persoon van de patiënt. Waar nodig vraagt u naar de huwelijkse status, kinderen en dergelijke, opvang door de directe omgeving, hoe een eventueel ongeval gebeurd is, werk en werkomstandigheden, hobby's, eventuele eerdere problemen met de hand(en), wat de patiënt zelf verwacht van de probleemhand en wat zo meer ter sprake komt. Ga ook weer niet te diep in op weinig relevante en reeds tevoren bestaande sociale of psychogene problematiek, want voor u het weet is de begeleiding maatschappelijk werk geworden en schiet u uw werkelijke doel voorbij.

De beste houding is een duidelijke interesse in de patiënt en zijn probleem, waarbij echter enige afstand wordt gehouden. Nadat deze gegevens zijn genoteerd, worden de gegevens van de verwijzer bijgevoegd. Aangezien de handtherapie bij uitstek een individuele therapie is en weinig protocollair kan zijn, is kennis van het trauma of de onderliggende aandoening alsmede de mate van technisch herstel belangrijk voor het vast te stellen oefenprogramma van de desbetreffende patiënt.

7.2.3 Meten van de gewrichtsuitslagen

Als u de patiënt en zijn letsel geïnventariseerd hebt, wordt de actuele functie van de bovenste extremiteiten gemeten:
- Met de goniometer worden de gewrichtsuitslagen van beide bovenste extremiteiten opgemeten en genoteerd.
- Waar mogelijk wordt kracht gemeten en genoteerd, eveneens van beide bovenste extremiteiten.
- Ook wordt genoteerd wanneer bij bovenstaand onderzoek pijn optreedt.

Om de voortgang van een ingestelde oefentherapie te kunnen beoordelen hebt u deze uitgangssituatie nodig. Op gezette tijden zult u metingen moeten herhalen. Wij hebben een notatiemethode ontwikkeld die zowel aan de fysiotherapeut, de behandelend arts als de patiënt een snel inzicht geeft over de vorderingen (zie paragraaf 10.2). Als u deze methode in uw computer invoert, kunt u in grafiekvorm ook aan de patiënt fraai laten zien hoe de vordering tijdens de oefenperiode voortschrijdt.

Het meten van gewrichtsuitslagen dient aan een aantal voorwaarden te voldoen:
- De gewrichtsuitslagen dienen op hetzelfde moment van de dag gemeten te worden. Dat wil zeggen vóór of ná het oefenen; altijd 's morgens of juist altijd 's middags.
- Steeds moet dezelfde goniometer worden gebruikt.
- De frequentie is maximaal eenmaal per week. Doet u het vaker, dan kan de patiënt gedemotiveerd raken als er weinig verbetering zichtbaar is.
- De niet-aangedane extremiteit wordt tevens gemeten. Verschillende omstandigheden kunnen ook aan de gezonde zijde veranderingen laten zien (bijvoorbeeld bij dikke handen door zomerwarmte).
- Uiteraard moeten de metingen door dezelfde fysiotherapeut uitgevoerd worden.

7.2.4 Opstellen van het behandelplan

Nadat alle gegevens verzameld zijn, stelt u een behandelplan op. Soms is het al snel duidelijk welk behandelplan dit zal zijn en krijgt de patiënt buiten algemene adviezen een aantal simpele oefeningen mee die u eerst samen met de patiënt oefent.
Als het om een meer ingewikkelde problematiek gaat, geeft u de patiënt de eerste maal een aantal algemene adviezen mee en wordt het behandelplan elke sessie bijgesteld, mede afhankelijk van de (in de tijd veranderende) gegevens van de verwijzer.

7.3 Algemene adviezen

Leefregels vormen de rode draad bij handtherapie (zie ook paragraaf 10.1). Met uitsluitend oefentherapie geeft u de patiënt slechts een halve behandeling. Met aanvullende leefregels zal de patiënt thuis met meer vertrouwen oefenen. De gemiddelde patiënt zal het aangenaam vinden als wordt aangegeven binnen welke grenzen hij mag oefenen en welke handelingen in het dagelijkse leven wel mogen of moeten en vooral welke niet. Hierdoor wordt te weinig, te veel of te

intensief oefenen vermeden. Niet alleen te weinig, maar ook te veel oefenen kan leiden tot een minder goed resultaat.
Algemene adviezen kunnen gaan over de temperatuur, de dosering van activiteiten en pijn.

7.3.1 Temperatuur

Vertel de patiënt dat hij snel wisselende temperaturen en afkoeling moet vermijden. Snelle afkoeling door een lage buitentemperatuur of het omgaan met koude voorwerpen zal over het algemeen leiden tot verkleuring en stijfheid van de genezende hand. Oefenen in een dergelijke situatie kan weer pijn uitlokken. U moet de patiënt adviseren om bij een buitentemperatuur van minder dan 10 °C handschoenen te dragen, ook al vindt hij dat overdreven.
Geef ook het advies om warm water te gebruiken in plaats van koud water, om in een goed verwarmd vertrek te werken, enzovoort.

7.3.2 Dosering van activiteiten van de gekwetste hand

Veel mensen leven met het idee dat een 'zieke' hand absolute rust nodig heeft, maar het tegendeel kan waar zijn. Alle bewegingen die gemaakt kunnen worden zonder pijn, napijn, stijfheid of (toename van) zwelling móeten zelfs gemaakt worden. Bewegingen die wel pijn, napijn, stijfheid of (toename van) zwelling veroorzaken, mogen absoluut niet!
U zult de patiënt op elk moment in het verloop van de behandeling moeten instrueren wat moet, is toegestaan of niet mag. Als deze instructies niet of onvoldoende worden gegeven, kunnen aanwezige klachten blijven bestaan of andere klachten gegenereerd worden.
De patiënt probeert meestal zijn bewegingen en werkzaamheden te doen zoals hij gewend was. Met een gekwetste hand kan en mag dit soms niet.
Onnodig uitstel van herstel kan dan het resultaat zijn.

Casus Mevrouw R. presenteerde zich met klachten van de rechterpols, berustend op overbelasting. Zij kreeg hiervoor een rustspalk voorgeschreven die zij trouw 24 uur per dag droeg. Verder kreeg ze het advies om de spalk tijdens het douchen even af te doen. Wat de behandelend fysiotherapeut niet wist was dat het haar gewoonte was tweemaal daags te douchen en daarna de gehele douchecabine schoon te maken. Aangezien de spalk tijdens het douchen af mocht, maakte zij ook zonder spalk alles schoon, zoals ze gewend was. Wat ze tijdens het dragen van de spalk won, werd tweemaal per dag tenietgedaan na het douchen.

Dit soort voorvallen hebben ons geleerd om samen met de patiënt klachten die langer blijven bestaan dan gebruikelijk, te analyseren. Vaak kunnen ogenschijnlijk triviale factoren van wezenlijk belang zijn voor de duur van herstel. Gewoontevorming en automatisme worden vaak over het hoofd gezien.
Als de patiënt heeft begrepen wat hij wel en niet moet doen met zijn gekwetste hand, zal hem vervolgens uitgelegd moeten worden dat de gezonde hand het werk van de genezende hand niet mag overnemen. Dit kan leiden tot klachten van overbelasting van de gezonde hand.

ALGEMENE HANDTHERAPIE

Het niet kunnen gebruiken van een van beide handen impliceert een tijdelijke aanpassing van het gehele lichaam aan de veranderde situatie.

Casus Mevrouw T., die lijdt aan een morbus De Quervain rechts, kreeg een afneembare spalk voor pols en duim. Gehinderd door de spalk aan de rechterarm ging ze alles links doen: haar baby verzorgen; het kind dragen. Ook huishoudelijke taken deed ze vooral met de linkerhand.
Hoewel goede verbetering van de rechterpols werd verkregen, ontstonden door de relatieve overbelasting dezelfde klachten aan de linkerhand. Ook voor de linkerpols is spalktherapie nodig geweest. Deze patiënte is ondanks goede instructies niet in staat geweest haar levenswijze tijdelijk aan te passen. Dit resulteerde in een tweemaal zo lang durend genezingsproces.

Geef het advies zo veel mogelijk twee handen tegelijk te gebruiken.
Adviseer lasten over kleinere hoeveelheden te verdelen; adviseer rust en inspanning af te wisselen. Langdurig repeterend bewegen en explosief belasten dienen vermeden te worden.
Geef het advies de hand of vinger(s) op een normale manier te bewegen of te gebruiken en vooral niet te proberen op een andere manier de gewenste handeling toch uit te voeren. Een goed voorbeeld geeft de volgende casus.

Casus Mevrouw V. kreeg de vlam in de pan en liep daardoor flinke brandwonden aan de dorsale zijde van haar beide duimen op. Door de nog gevoelige, genezende huid ontzag ze haar duimen en gebruikte ze uitsluitend de overige vingers voor haar werkzaamheden.
Uiteindelijk is de huid probleemloos genezen en bewogen de gewrichten van de duim normaal, maar konden de handen niet meer als handen functioneren. Het opnieuw leren gebruiken van de duimen is een moeizaam en tijdrovend proces geweest. Er zijn compensatoire klachten ontstaan aan beide polsen. Na 'heropvoeding' van beide handen, die een periode van drie maanden vergde, waren de duimen weer ingepast in het 'schema' van de hand en kon mevrouw V. haar handen weer normaal gebruiken.

7.3.3 Pijn

De hand geeft bij elk dysfunctioneren signalen af (pijn, napijn, zwelling, stijfheid, verkleuring en/of warmte). Deze signalen moeten serieus genomen worden. Op deze manier geeft een hand duidelijk aan wat wel en niet kan. Geef uw patiënt de instructie naar deze signalen te luisteren. Bij het ontstaan van klachten tijdens of na het oefenen is er kennelijk te frequent of met te veel kracht geoefend. Ook kan het zijn dat de voorgeschreven oefeningen op dat moment voor die patiënt nog te vroeg kwamen.
Ga met de patiënt na wanneer de klachten ontstaan. Merkt u dat dit gebeurt na het uitvoeren van vijf oefenhandelingen, geef dan het advies maar drie oefenhandelingen te doen. Ook het afremmen van enthousiasme van een patiënt die

zo snel mogelijk alles weer wil kunnen, is een belangrijke taak van de fysiotherapeut. Genezing laat zich nu eenmaal niet afdwingen; het kost tijd.

Casus Meneer H. is aan zijn rechterpink geopereerd in verband met de ziekte van Dupuytren. De operateur vond de functietoename van de pink trager verlopen dan gebruikelijk. Evaluatie door auteur gaf aan dat deze man geweldig zijn best deed om de hand maar zo snel mogelijk weer goed te krijgen. Na elke oefensessie werd de pink stijf en pijnlijk. Dit hoorde zo volgens hem, want 'zachte heelmeesters maken stinkende wonden'. Meneer H. negeerde alle signalen. Ondanks dat hij bij herhaling op deze signalen attent werd gemaakt en het advies kreeg op tijd te stoppen met oefenen, negeerde hij dit advies.
Na verloop van tijd was de pink dan ook volkomen onbruikbaar en bleef zeer gevoelig. En denk nu niet dat dit een posttraumatische dystrofie was.
Meneer H. is op een gegeven moment op een uiterst duidelijke wijze door handchirurg en fysiotherapeut in een keurslijf geplaatst door hem een onhandige spalk aan te meten waardoor hij rust moest houden. Alleen bij de fysiotherapeut werd dagelijks geoefend.
Na enkele weken werd hem iets meer vrijheid gegeven, waardoor de hand uiteindelijk weer een normale functie heeft gekregen. Het vergde alleen negen maanden in plaats van vier weken!

Alle patiënten die voor handtherapie komen, dienen naast specifieke adviezen voor hun handprobleem altijd algemene adviezen mee te krijgen. Voorbeelden van dergelijke adviezen treft u in paragraaf 10.1 aan.

7.4 Het oefenen: algemene begripsbepaling

7.4.1 Het oefenen van de probleemhand

Belangrijk zijn de duur, de intensiteit en de frequentie van oefenen. De fase van het genezingsproces waarin de hand zich bevindt, maar ook de motivatie en het begrip van de patiënt zijn de leidraad voor de bepaling van bovenstaande factoren.
De ene persoon kan in een vergelijkbare situatie een meer uitgebreid en sneller verlopend oefenschema volgen dan een ander met dezelfde beperking van de handfunctie.
Elke oefentherapie wordt begonnen met het winnen van het vertrouwen van de patiënt, gevolgd door uitleg van de leefregels. Vervolgens wordt uitgelegd hoe vaak en op welke manier hij moet oefenen: rustig, ontspannen en zonder pijn, napijn, stijfheid of (toename van) zwelling of verkleuring door het oefenen op te wekken. Ook moet u uitleggen dat bij optreden van bovengenoemde symptomen de intensiteit van het oefenen verminderd of zelfs een korte tijd (enkele dagen) gestopt dient te worden.
Een dergelijke periode geeft u als fysiotherapeut de mogelijkheid om voor nader overleg weer even contact op te nemen met de behandelend arts.

ALGEMENE HANDTHERAPIE

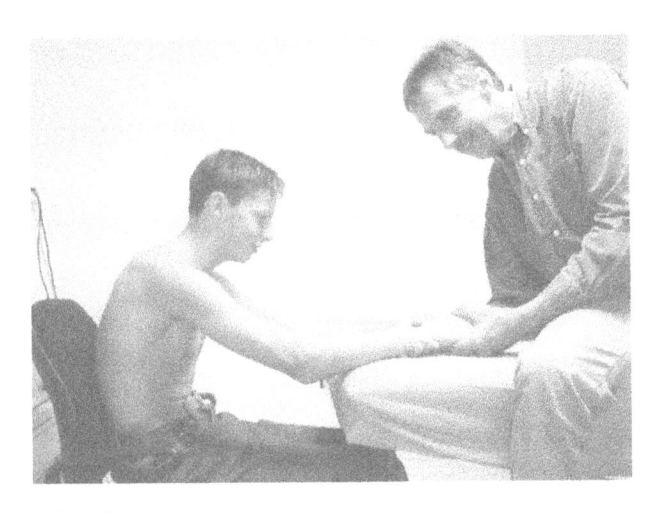

Afbeelding 7.1a
Dit is geen goed uitgangspunt. Zowel de patiënt als de fysiotherapeut kan rugpijn krijgen.

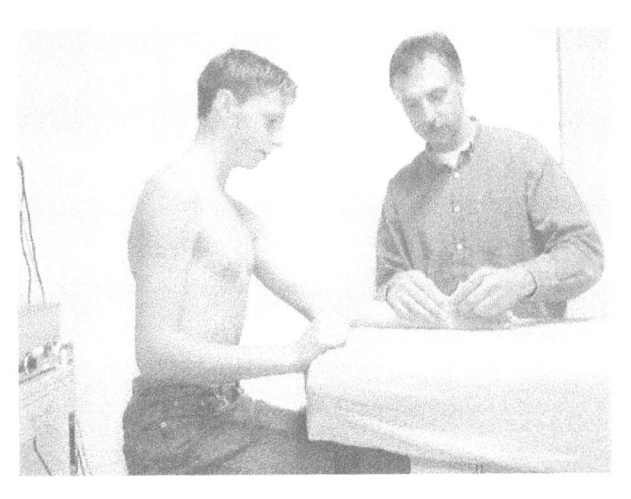

Afbeelding 7.1b
Dit is een goede houding voor zowel patiënt als fysiotherapeut.

Bij het oefenen is de uitgangshouding van belang. Zorg ervoor dat de patiënt comfortabel zit (op een niet te hoge of te lage stoel), dat hij of u niet scheef zit, enzovoort (zie afbeelding 7.1a en b).
Vertel de patiënt dat voorkomen moet worden dat nek, schouders, ellebogen en polsen stijf worden en dat daarvoor oefeningen gedaan moeten worden. Hiervoor neemt u alle mogelijke bewegingen met de patiënt door en u geeft hem de opdracht deze bewegingen dagelijks driemaal uit te voeren. Afhankelijk van het handprobleem worden passieve en actieve oefeningen uitgelegd en samen geoefend.
Naarmate het genezingsproces van de weefsels vordert en de functie verbetert, worden oefeningen tegen weerstand, coördinatieoefeningen en oefeningen om de kracht te herstellen in het oefenschema ingepast. Normale dagelijkse activiteiten worden eveneens ingepast en uitgebreid zodra dit kan. Ten slotte volgen werk- en hobbysimulatie en inpassing in het normale professionele bestaan van de betreffende patiënt.
Zo nu en dan zult u eens moeten vragen hoe patiënt thuis oefent. Het kan zijn dat iemand in een later stadium van de genezing nog steeds bezig is met nek- en schouderoefeningen, terwijl dit niet meer strikt noodzakelijk is. Hoewel deze oefeningen natuurlijk niet slecht zijn, kan de daarvoor gebruikte energie op zo'n moment misschien beter besteed worden aan oefeningen voor het probleem zelf.

7.4.2 Oedeembestrijding

Een normaal verschijnsel van een herstellende hand is de aanwezigheid van oedeem. Het lichaam zorgt door pijn en zwelling ervoor dat een gekwetst lichaamsdeel in rust wordt gesteld. Oedeem verhindert echter een goede oefening van de hand; minder goed kunnen oefenen geeft weer (rust)oedeem.
Om oedeem zo veel mogelijk tegen te gaan kunt u het volgende adviseren:
- *Hooghouden van de extremiteit*
  Dit moet zó gebeuren dat de hand zich hoger bevindt dan de elleboog (met een mitella; zie afbeelding 7.2a en b) bij lopen en zitten. De patiënt houdt een kussen onder de arm bij zitten en liggen.

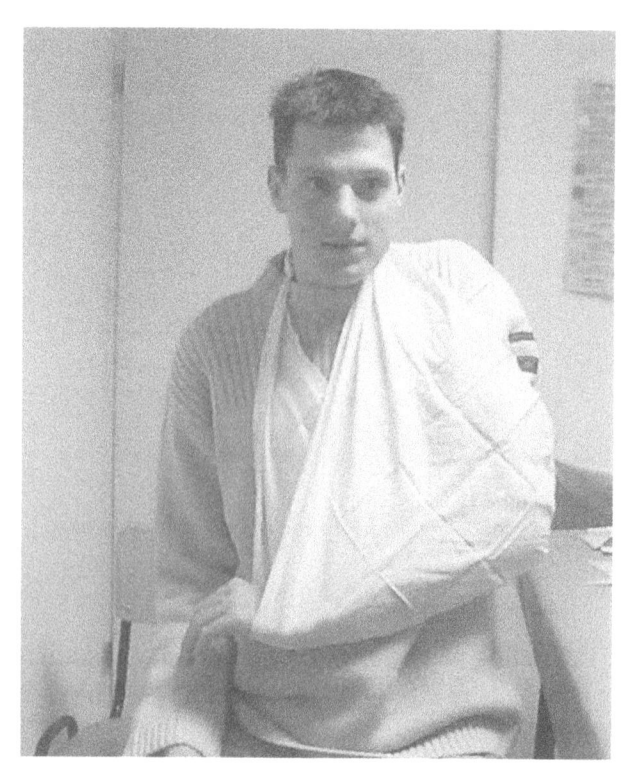

Afbeelding 7.2a
De mitella is niet goed aangelegd: de hand hangt lager dan de elleboog, zodat een verkrampte houding ontstaat en de hand oedemateus kan worden.

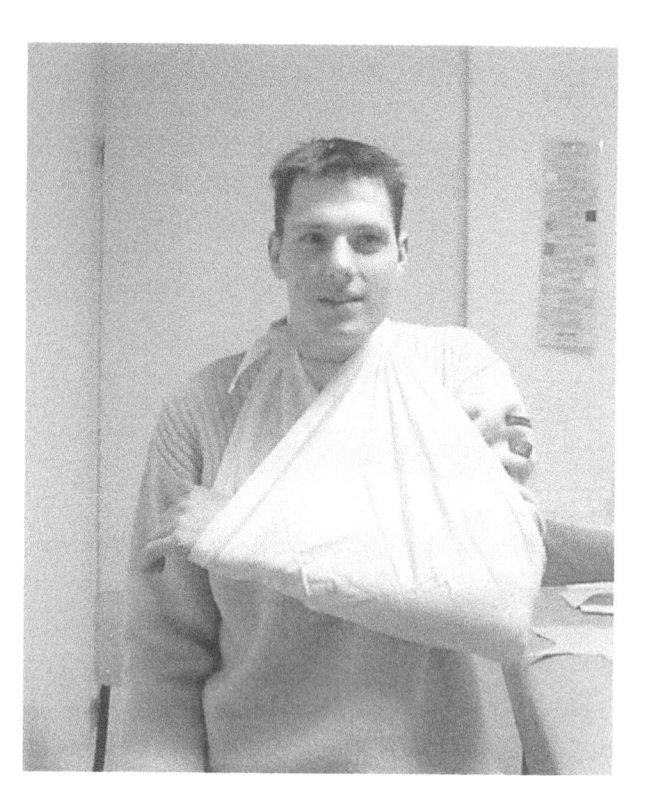

Afbeelding 7.2b
De mitella is goed aangelegd: de hand is boven het niveau van de elleboog gepositioneerd; de houding is ontspannen.

- *Gebruik van cobantape*
  Cobantape is een op zichzelf klevende elastische crêpezwachtel. Het zwachtelen vergt echter wel wat ervaring. Te strak aangelegde tape kan tot toename van het oedeem leiden; te slap aangelegde tape doet niets (zie paragraaf 7.4.4).
- *Masseren*
  De oedemateuze vinger of hand wordt van distaal naar proximaal gemasseerd.
- *Littekenmassage*
  Littekenmassage kan een positief effect teweegbrengen door verklevingen van de huid met de onderliggende laag te voorkomen. Ook oedeem kan op deze wijze aanvullend behandeld worden. U doet de patiënt voor hoe hij zelf deze techniek meerdere malen per dag met de andere hand kan uitvoeren. Over een verhard gedeelte van het litteken wordt een ronddraaiende beweging gemaakt, zodat de huid verplaatst wordt. Na een minuut wordt een volgend deel van het litteken genomen en zo wordt het gehele litteken gemasseerd. Uiteraard gebeurt dit zonder pijn, napijn of (toename van) zwelling te veroorzaken.
- *Gedoseerd oefenen*
  Te veel oefenen kan, evenals te weinig oefenen, leiden tot oedeemvorming doordat de weefsels 'moe' worden. Meer rust of meer gespreid oefenen kan dit voorkomen.

7.4.3 Spalk

Het gebruik van een spalk kan een essentieel onderdeel vormen van de behandeling. In Bijlage II leggen we de diverse mogelijkheden en hun toepassing uit.

7.4.4 Overige hulpmiddelen

Als overige hulpmiddelen noemen we:
- *Spliterwten (zie afbeelding 8.4)*
  Het zachte, vettige oppervlak van de spliterwt maakt deze bij uitstek geschikt om mee te oefenen. Contactvrees vermindert, ontspanning neemt toe, sensibiliteit wordt bevorderd.
- *Putty (zie afbeelding 7.3)*
  Met deze kleiachtige substantie kunnen de kracht en de conditie van de vingers geoefend worden. Uiteraard kan dit pas als de weefsels voldoende genezen zijn en kracht gezet mag worden.

Afbeelding 7.3
Door de medische industrie geleverde putty.

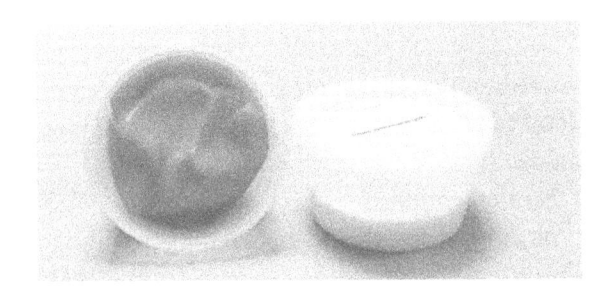

- *Cobantape*
  Bij oedeemvorming kan gebruikgemaakt worden van cobantape (zie afbeelding 7.4a). Oedeem neemt ruimte in waardoor functie belemmerd kan worden. Hierdoor kan verstijving van weefsels optreden, waardoor het herstel van de functie mogelijk wordt vertraagd. Cobantape is elastisch en zelfklevend. Door de constante druk van het elastische materiaal geeft het vochtresorptie (zie afbeelding 7.4b).

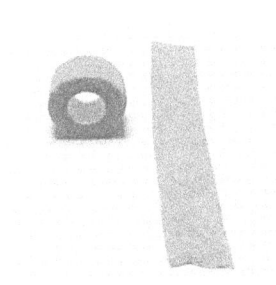

Afbeelding 7.4a
Cobantape.

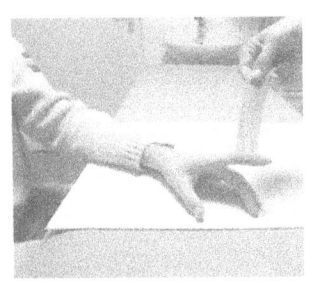

Afbeelding 7.4b
Aanleggen van cobantape van distaal naar proximaal.

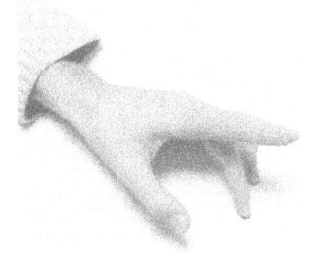

Afbeelding 7.4c
De vinger kan extenderen ...

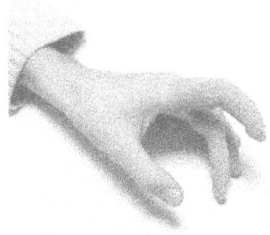

Afbeelding 7.4d
... en flecteren met de tape.

De tape wordt van distaal naar proximaal rond de vinger(s) aangelegd. Het topje van de vinger wordt zo mogelijk vrijgelaten. Het kan geen kwaad om het topje mede te bandageren als het om enkele dagen gaat, maar bij een langere periode van bandagering worden te weinig prikkels aan het topje aangeboden. En... een vinger of hand die niet voelt, wordt niet gebruikt. Dan kan het middel de kwaal verergeren.

Enkele slagen rond een (deel van) een extremiteit zijn al voldoende voor het goed functioneren van het materiaal. Hierdoor hindert het weinig bij oefenen (zie afbeelding 7.4c en d).

Bij gebruik van het tapemateriaal in meerdere lagen kunnen gewrichten in een bepaalde stand gehouden worden. Zo kunnen deze gewrichten passief gerekt worden zonder daarvoor een spalk te gebruiken.

Na aanleggen van een cobantape moet u de patiënt na enkele minuten vragen of het comfortabel zit. Te strak aangelegde tape kan necrose geven.

– *Siliconensheet*
Bij een zeer stugge littekenvorming, die soms in de handpalm voorkomt, kan applicatie van een stukje siliconensheet (gefixeerd met een zwachteltje) helpen om het litteken zachter te maken. Hoe het werkt is niet bekend. Mogelijk heeft het een directe werking (minst waarschijnlijk), mogelijk wordt de werking veroorzaakt door het ontstane vochtige milieu onder de sheet.

7.5 Fysiotherapeutische applicaties

Hoewel dit bij handtherapie zelden nodig is, kan het om verschillende redenen in de loop van de oefentherapiesessies nuttig blijken om uitwendige applicaties toe te passen:

– *Thermotherapie*
Warmte kan het effect van oefeningen verhogen (in warm water oefenen, gebruik van warme pakkingen voordat met oefenen begonnen wordt).

– *Ultrageluid*
Hoewel het gebruik van ultrageluid geen duidelijk wetenschappelijke achtergrond kent, wordt het (helaas vaak) te pas en te onpas gebruikt. In de handtherapie kent het geen duidelijke indicatiestelling.

Referentie

Stanley, Barbara G, Tribuzi Susan M. Concepts in Hand Rehabilitation. Philadelphia: 1992. 199:178-215 en 525-550

HOOFDSTUK 8

Handtherapie bij specifieke ziektebeelden[1]

Dit hoofdstuk behandelt de oefentherapie bij een aantal vaker voorkomende handproblemen. Het zal duidelijk zijn dat bij eenzelfde aandoening niet voor elke patiënt hetzelfde behandelplan opgesteld kan worden. We gaan bij onderstaande beschrijvingen dan ook uit van een gemiddeld verloop van verbetering van de handfunctie bij een bepaald probleem. U zult altijd aan de hand van de gemiddelde verwachtingen uw behandelplan alert dienen bij te stellen. Uw uitgangspunt zal de patiënt moeten zijn, waarbij u het protocol als richtlijn beschouwt. Het zonder meer volgen van het bij het handprobleem passende protocol is niet zinvol. Sommige patiënten zullen langzamer dan gemiddeld verbeteren. Het heeft geen zin dergelijke patiënten in het keurslijf van het protocol te persen. Evenmin heeft het zin een patiënt bij wie het verbeteren van de handfunctie snel en probleemloos verloopt, te remmen door het protocol aan te houden.

We behandelen het oefenen bij buigpeesletsels, strekpeesletsels, fracturen, zenuwletsels en een aantal vaker voorkomende aandoeningen. De achterliggende theoretische informatie kunt u terugvinden in de hoofdstukken 1, 3, 4 en 5. Voor relevante informatie zullen wij zo veel mogelijk verwijzen naar deze hoofdstukken.

8.1 Handtherapie na buigpeesletsels [2]

Van belang voor de in te stellen behandeling zijn de gegevens betreffende het trauma. Door middel van inventarisatie van alle gegevens zult u voor díe individuele patiënt aan de hand van het algemene protocol het juiste behandelplan kunnen opstellen.

De volgende gegevens zijn belangrijk bij de inventarisatie:
- Het mechanisme van het trauma (anamnese patiënt).
- De zone van het trauma (zie paragraaf 1.2.2).
- Welke pezen zijn gehecht (hoe uitgebreid is het letsel)?
- Hoe is de conditie van de gehechte pezen (gladde of rafelige naad)?
- Staat er spanning op de gehechte structuren?
- Zijn er pully's gehecht of gereconstrueerd?
- Zijn ook andere structuren zoals arteriën en zenuwen gehecht?
- Zijn er nog andere factoren waarmee rekening moet worden gehouden (bijvoorbeeld fracturen)?
- Was er al sprake van invaliditeit van de hand?
- Zijn er andere lichamelijke beperkingen (bijvoorbeeld na CVA)?
- Zijn er andere ziekten aanwezig waarmee rekening gehouden moet worden?

Bij suikerziekte bijvoorbeeld zult u rekening moeten houden met het tijdstip waarop u de mensen naar de praktijk laat komen. Maar ook dat drukplekken ten gevolge van noodzakelijke hulpmiddelen sneller kunnen leiden tot infecties dan gemiddeld, vooral wanneer er sprake is van verminderde sensibiliteit van de vingers door de suikerziekte.

Als de inventarisatie is opgemaakt is aan de hand van de anamnese van de patiënt en de gegevens van de verwijzer, worden alle gewrichtsuitslagen en waar mogelijk spierkracht gemeten (zie paragraaf 1 en 2 van Bijlage I). Aan de hand van deze gegevens wordt (waar nodig in overleg met de verwijzer) een behandelplan opgesteld.

8.1.1 Opstellen behandelplan

De hierna beschreven oefentherapie gaat uit van een enkelvoudig buigpeesletsel. De doelen van het behandelplan bij een buigpeesletsel zijn:
- voorkomen van adhesies tussen de pezen van de diepe (profundus) en de oppervlakkige (superficialis) vingerbuiger alsmede tussen de pezen en de peesschede;
- voorkomen van contracturen van het MCP-gewricht, het PIP-gewricht en het DIP-gewricht van de gekwetste vinger(s);
- voorkomen en bestrijden van oedeem van hand en vingers;
- terugwinnen van de normale functie van de vinger(s) en hand;
- terugwinnen van de normale kracht van de vinger(s) en hand.

Voorkomen van adhesies tussen de pezen van de diepe (profundus) en de oppervlakkige (superficialis) buigpees alsmede tussen de pezen en de peesschede
Na operatief herstel van een buigpeesletsel wordt een gewatteerd verband aangelegd van de toppen van de vingers tot even distaal van de elleboog (al of niet dorsaal verstevigd met gips; beide methoden worden door plastisch chirurgen gehanteerd). De pols wordt in lichte tot matige flexie gefixeerd; de MCP-gewrichten in 80 graden flexie. De PIP- en DIP-gewrichten moeten volledig geëxtendeerd kunnen worden. De desbetreffende vinger(s) wordt (worden) in een elastiektractie geplaatst, de zogenaamde Kleinert-tractie (zie paragraaf 3.2.1). Soms is het niet wenselijk of mogelijk de elastiektractie direct aansluitend aan de ingreep aan te leggen. De Kleinert-tractie kan zo nodig postoperatief vervaardigd worden van thermoplastisch materiaal (zie paragraaf 2 van Bijlage II). De Kleinert-tractie is een methode die tot doel heeft het glijden van de pees door de peesschede vroegtijdig toe te laten zonder dat kracht wordt uitgeoefend op de gehechte peesnaad. Adhesievorming van de pezen onderling en met de omgeving wordt op deze manier zo veel mogelijk voorkomen. Het functionele herstel van de hand neemt duidelijk minder tijd in beslag dan bij de behandeling met een immobiliserend gipsverband.
De vroege mobilisatie van de pezen start tussen één en zeven dagen postoperatief. Het moment zal aangegeven worden door de behandelend arts.
De handchirurg geeft een of enkele dagen na de operatie (afhankelijk van de ernst van het letsel) oefeninstructies, waarbij de patiënt de vinger actief mag strekken en de elastiektractie de vinger moet buigen. Het strekken gaat langzaam, het buigen (door het ontspannen van de strekpees en het niet-aanspannen van de buigpees) plotseling en dus snel, door werking van het elastiek. Bij lang-

zaam buigen wordt de pees aangespannen en is een ruptuur van de gehechte pees mogelijk. U moet uw patiënten aanleren de vinger(s) dus actief te strekken en passief te laten buigen door het elastiekje. Deze oefening wordt driemaal per uur uitgevoerd.

Over het algemeen zijn de patiënten in staat een op deze manier behandelde vinger binnen zeven dagen geheel te strekken.

Casus Tijdens Kerstmis ging meneer M. naar de kelder om een paar flesjes bier te halen. Hij struikelde, toen hij de trap opliep. De flesjes braken en hij verwondde bij de val zijn rechterpols. De fikse wond bloedde flink en meneer M. merkte dat hij drie vingers niet meer kon bewegen. In het ziekenhuis werd letsel van zes buigpezen gediagnosticeerd. Dit letsel werd dezelfde avond operatief hersteld. De diepe en oppervlakkige buigpezen werden gehecht. Volgend op dit operatieve herstel werd een verband volgens het Kleinert-principe aangelegd. De elastiekjes werden aan een draad door de nagel bevestigd.

De chirurg gaf drie dagen na de ingreep instructies om de vingers te oefenen. Zij was er echter niet van overtuigd dat de patiënt de instructies op de juiste wijze interpreteerde. Hij werd doorverwezen naar de fysiotherapeut om de instructies nog eens goed door te nemen, omdat hij geneigd leek te veel te doen. Na uitleg door de fysiotherapeut begreep deze intelligente man goed waarom het ging en na deze ene sessie oefende hij voortreffelijk.

Alles verliep naar wens en na zes weken werd de spalk verwijderd. Er waren nu nauwelijks oefeninstructies nodig. Meneer M. probeerde alles in een langzaam tempo uit en gebruikte de natuurlijke manier van bewegen als therapie. Drie maanden na het ongeval had hij een volledig normale functie van de hand.

Bovengenoemd voorbeeld is meer uitzondering dan regel. Over het algemeen zijn meer dan twee oefensessies nodig voor begeleiding van dit soort letsel.

Voorkomen van contracturen van het MCP-gewricht, het PIP-gewricht en het DIP-gewricht van de gekwetste vinger(s)
Op aanwijzing van de handchirurg mogen de MCP-, PIP- en DIP-gewrichten na enkele dagen passief geoefend worden. De volgende oefeningen worden hiervoor gehanteerd:
- De fysiotherapeut (en later de patiënt) buigt de vinger tot aan de spanningsgrens (oprollen van de vinger). Op het moment dat de spanningsgrens bereikt is, wordt de vinger vier tellen in deze stand gehouden door de fysiotherapeut of de patiënt zelf. Daarna volgen twee tellen rust (zie afbeelding 8.1)
- Het MCP-gewricht wordt in de strekstand gebracht door met volaire druk de proximale falanx naar dorsaal te bewegen. Door deze manoeuvre komen het PIP- en DIP-gewricht passief in buigstand. Op het moment dat de spanningsgrens is bereikt, wordt de vinger vier tellen in deze stand gehouden door de fysiotherapeut of de patiënt zelf. Daarna volgen twee tellen rust.
- Het MCP-gewricht wordt in de buigstand gebracht door met dorsale druk de proximale falanx naar volair te bewegen. Door deze manoeuvre komen het PIP- en DIP-gewricht passief in strekstand. Op het moment dat de spanningsgrens is bereikt, wordt de vinger vier tellen in deze stand gehouden door de fysiotherapeut of de patiënt zelf. Daarna volgen twee tellen rust.

Afbeelding 8.1
Oprollen van de vinger. Uiteraard geschiedt het oprollen van de vinger in het verband of in de Kleinert-tractie. Deze foto geeft alleen het principe van de beweging aan.

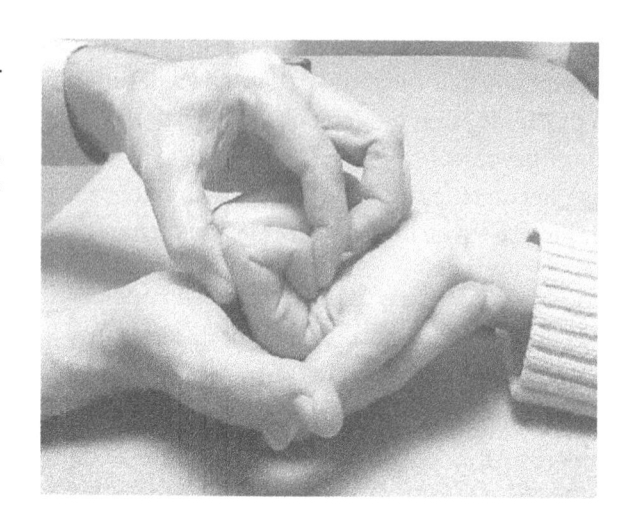

- Het MCP-gewricht en het PIP-gewricht worden in de buigstand gebracht door dorsale druk op de proximale en middelste falanx. Door deze manoeuvre komt het DIP-gewricht passief in strekstand. Op het moment dat de spanningsgrens is bereikt, wordt de vinger vier tellen in deze stand gehouden door de fysiotherapeut of de patiënt zelf. Daarna volgen twee tellen rust.

Alle oefeningen worden elk uur herhaald, elke oefening wordt driemaal herhaald. Pas echter dit schema aan uw patiënt aan! De een oefent heel (te) voorzichtig, een ander kan heel (te) fanatiek zijn.

Houd u aan de volgende leidraad: Wordt de hand erg moe of de vingers dik, dan vermindert u het aantal oefeningen, laat u de oefeningen minder dan driemaal uitvoeren of laat u de periode tussen twee oefensessies langer worden (zie paragraaf 7.4)!

Hieronder geven we een tijdschema voor herstel. Ten overvloede: dit schema is een richtlijn. De diverse plastisch chirurgen kunnen varianten hanteren. Soms

Tijdschema voor herstel
- *Twee weken na operatief herstel* van de buigpees kan voor een meer neutrale stand van de pols gekozen worden als deze na de operatie extreem gebogen verbonden moest worden. De handchirurg zal dit meestal zelf doen of u vragen een thermoplastische spalk aan te passen.
- *Vier weken na operatief herstel* wordt het verband of de spalk door de handchirurg verwijderd. Er wordt een zwachtel om de pols aangelegd waaraan de elastiektractie bevestigd wordt. Hierdoor is de pols vrijgekomen voor oefening. De eerder genoemde oefeningen gaan gewoon door; het oefenen van de pols wordt toegevoegd.
- Waar nodig kan oedeem met cobantape worden bestreden en een begin worden gemaakt met littekenmassage (zie paragraaf 7.4.2).
- *Zes weken na operatief herstel* worden alle verbandmaterialen en elastiekjes verwijderd en mag de gehechte pees actief aangespannen en onbelast geoefend worden. Gaat dit goed, dan wordt toename van de belasting toegestaan.
- *Acht weken na operatief herstel* is de gemiddelde peesnaad voldoende sterk voor volledige belasting.

zal een tractie sneller en soms later opgeheven worden. Mocht de reden u niet duidelijk zijn, vraag dan altijd aan de verwijzer om uitleg. Begrip van een dergelijk afwijken van een protocol geeft u weer meer kennis voor volgende patiënten. Bij een afwijking in het protocol zult u uiteraard uw oefenadviezen aan uw patiënt moeten aanpassen. Doe dit bij voorkeur in overleg met de verwijzer.

Voorkomen en bestrijden van oedeem van hand en vingers
Niet alleen het voorkomen van adhesies en contracturen wordt door het oefenen bewerkstelligd, ook oedeemvorming wordt tegengegaan of verminderd. Mochten de vingers toch te dik blijven, zodat niet goed geoefend kan worden, dan kunt u overwegen ze te zwachtelen met cobantape (zie paragraaf 7.4.2) zodra dit technisch mogelijk is. Dus niet terwijl het verband of de oefenspalk nog aanwezig is.

Terugwinnen van de normale functie van hand en vinger(s)
Zodra de handchirurg heeft aangegeven dat dit is toegestaan, worden oefeningen aangeleerd om de vingergewrichtjes afzonderlijk en gezamenlijk te bewegen door actief aanspannen van de spieren (zie afbeelding 8.2a en b).

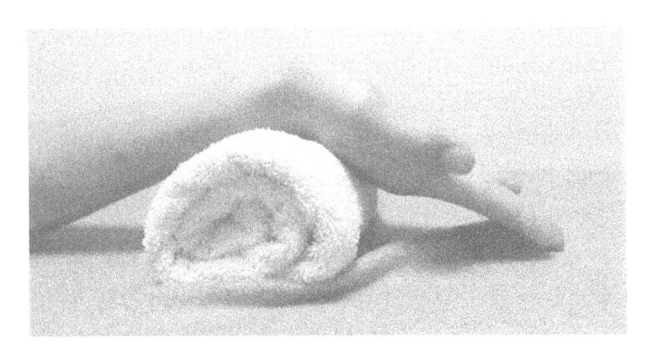

Afbeelding 8.2a
Ontspannen extensie van de vingers.

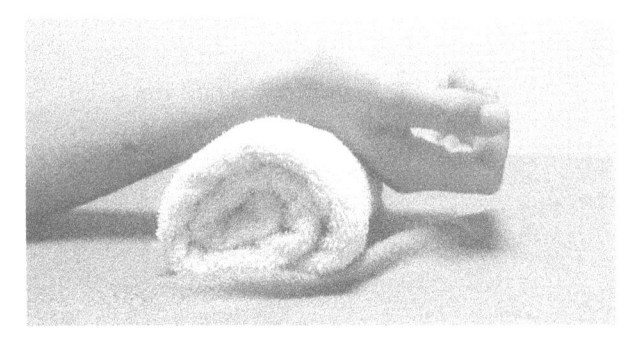

Afbeelding 8.2b
Ontspannen flexie van de vingers.

Let hierbij op de houding van de pols (zie afbeelding 8.3). Veel patiënten gaan de pols flecteren bij het flecteren van de vingers. Het oefenen wordt hierdoor verzwaard en kan leiden tot ontmoediging. Probeer zelf maar eens de vingers met kracht te sluiten terwijl de pols maximaal gebogen wordt; dit is bij een gezonde hand al pijnlijk. Een krachtgreep is zelfs niet mogelijk.

Afbeelding 8.3
Let op de houding van de pols bij het oefenen. De pols wordt niet ondersteund. Vaak flecteert de patiënt de pols bij de opdracht alleen de vingers te flecteren.

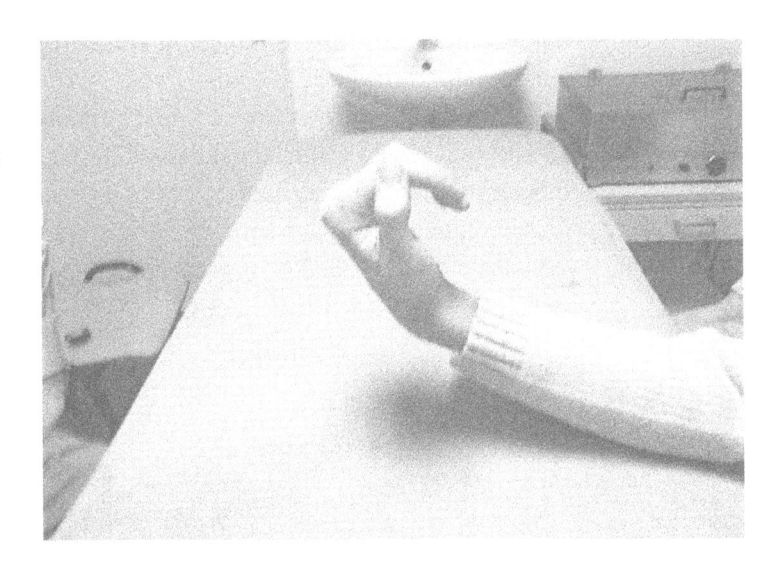

Hierna geven we enkele oefeningen voor de vingergewrichtjes:
- *De gehele vinger*
  De patiënt buigt actief de gezonde en gekwetste vingers gezamenlijk *tot aan de pijngrens*, en houdt deze stand vier tellen vast. Vervolgens wordt de hand volledig ontspannen. Dan volgt strekken van de vingers gedurende vier tellen, waarna weer ontspanning volgt.
- *Het MCP-gewricht*
  Het MCP-gewricht wordt actief gebogen, waarbij de PIP- en DIP-gewrichten in extensie worden gehouden. Vier tellen vasthouden. Vervolgens wordt de hand volledig ontspannen. Dan volgt strekken van de vingers gedurende vier tellen, waarna weer ontspanning volgt.
- *Het PIP-gewricht*
  De patiënt houdt de MCP-gewrichten met de gezonde hand in gestrekte stand tegen en flecteert de PIP-gewrichten. Vier tellen vasthouden. Vervolgens wordt de hand volledig ontspannen. Dan volgt strekken van de vingers gedurende vier tellen, waarna weer ontspanning volgt.
- *Het DIP-gewricht*
  De patiënt houdt met de gezonde hand het MCP- en PIP-gewricht in gestrekte stand tegen en buigt de vingertoppen. Vier tellen vasthouden. Vervolgens wordt de hand volledig ontspannen. Dan volgt strekken van de vingers gedurende vier tellen, waarna weer ontspanning volgt.

De oefeningen worden op dezelfde manier uitgevoerd voor elke vinger apart, maar pas als het oefenen met alle vingers tegelijk goed gaat!

Om de patiënt te laten wennen aan het gebruik en het normale gevoel van de vinger(s) kunt u hem huiswerk geven. Een ideale oefening is het rustig laten bewegen in een bak met spliterwten zonder hierbij een vuist te laten maken. Naast het gezamenlijk bewegen van alle vingers wordt hiermee ook de sensibiliteit getraind (zie paragraaf 8.4.5 en 8.4.6). U adviseert de patiënt om deze manipulatie driemaal per dag gedurende twee minuten uit te voeren.

Terugwinnen van de normale kracht van hand en vinger(s)
Acht weken na operatief herstel is een pees over het algemeen voldoende genezen om weerstandsoefeningen toe te laten. Met de volgende oefeningen wordt de normale kracht van de gekwetste vinger(s) teruggewonnen:
- Werk- en hobbysimulatie kunnen gestart worden, zodat ook op het sociale vlak gewerkt wordt aan terugkeer naar de situatie van vóór het ongeval of de electieve operatie.
- De verschillende vormen van een vuist kunnen gemaakt worden. Hierbij mag de vuist met kracht gemaakt gaan worden (zie paragraaf 5 van Bijlage I).
- Knijpen kan weer, dus het hanteren van lichte voorwerpen wordt weer mogelijk. Vordert dit naar wens, dan kan de belasting worden opgevoerd (zie paragraaf 6 van Bijlage I) en is volledige genezing tien tot twaalf weken na operatief herstel bereikt.

8.2 Handtherapie na strekpeesletsels

Van de onderarm tot aan de MCP-gewrichten zijn strekpezen min of meer afzonderlijke structuren (zie paragraaf 1.2.5), waarvoor in principe hetzelfde oefenregime geldt als bij buigpezen.

Na een periode van rust (meestal zes weken) voor de gehele hand en onderarm wordt al of niet besloten tot een dynamische spalk (zie paragraaf 2 van Bijlage II). Bij strekpeesletsels is het vroegtijdig oefenen van minder belang dan bij letsels van buigpezen, omdat de spierbuiken van de buigpezen dominant zijn ten opzichte van die van de strekpezen. Deze dominantie geeft een betrekkelijke bescherming tegen het in strekstand verstijven van de hand, een stand waarin geen enkele hand bruikbaar is. (Verstijving in flexiestand van een of meer vingers geeft vaak nog een goede gebruiksmogelijkheid.)

Om die reden wordt de patiënt meestal pas naar u verwezen als het (gips)verband reeds verwijderd is. Dit is gewoonlijk vier tot zes weken na operatief herstel. Als de inventarisatie opgemaakt is aan de hand van de anamnese van de patiënt en de gegevens van de verwijzer, worden de gewrichtsuitslagen en zo mogelijk de spierkracht gemeten (zie paragraaf 1 en 2 van Bijlage I). Met deze gegevens wordt (waar nodig in overleg met de verwijzer) een behandelplan opgesteld.

De hand komt meestal met de gewrichten in gestrekte stand uit het verband of de spalk. Het is dan uw opdracht om het flecteren weer mogelijk te maken. Leer de patiënt een goede houding aan, leg het behandelplan uit en vergeet niet goede leefregels (zie hoofdstuk 10.1) te geven.

Let bij het zelf oefenen van de patiënt op de *juiste* houding van de pols. Veel patiënten gaan de pols flecteren bij het flecteren van de vingers. Het oefenen wordt verzwaard en kan leiden tot ontmoediging (zie afbeelding 8.3).

8.2.1 Oefeningen specifiek voor gehechte strekpezen in het gebied van de onderarm tot het MCP-gewricht

Begin met polsoefeningen en laat daarbij de vingers met rust:
- Vraag de patiënt alleen de pols te buigen, vier tellen vast te houden en vervolgens te ontspannen.
- Hierna vraagt u de patiënt de pols te strekken, vier tellen vast te houden en vervolgens te ontspannen.

U laat dit drie- tot vijfmaal uitvoeren en u geeft de instructie dit elk uur te doen. De eerste week is dit voldoende. Geef vooral de instructie nog geen voorwerpen aan- of op te pakken.

De patiënt zal dit weinig vinden, het met gemak uitvoeren en nieuwsgierig zijn of de hand nog meer kan.

Na een week kunt u de oefeningen uitbreiden met flecteren van de vingers (zie paragraaf 8.1.1). Om de grijpfunctie te oefenen, en daarmee het sluiten van de vingers, laat u de patiënt een aantal cilindervormige voorwerpen met een oplopende diameter opzoeken. Het is de bedoeling dat de patiënt eerst een cilinder met een grote diameter goed kan vasthouden en vervolgens een kleinere probeert vast te houden. Laat dit geleidelijk aan uitvoeren. Als een patiënt in één keer van een bezemsteel naar potlooddikte wil overgaan, zal dit waarschijnlijk

niet lukken en mogelijk tot ontmoediging leiden. U geeft aan wanneer een voorwerp met een kleinere diameter vastgehouden mag worden.
Een aantal voorbeelden van voorwerpen die in huis te vinden zijn:
- lege wc-rol of andere papieren rol;
- bezemsteel;
- bamboestaven van verschillende dikte;
- dikkere en dunnere potloden;
- breinaalden (van zeer dik naar heel dun).

Voorbeeld   Een van onze patiënten heeft zelf een aantal in elkaar schuivende buizen van staal en plastic (PVC-pijp) afgezaagd en deze na gebruik als herinnering gegeven. Dit setje geven we nu aan andere patiënten in bruikleen. Een dergelijk setje van afvalmateriaal is door iedereen samen te stellen, kost weinig tot niets en voldoet voor honderd procent aan het gestelde doel.

Spelvorm ten slotte oefent de oriëntatie in de ruimte en geeft de hand weer 'handigheid' en coördinatie.

8.2.2 Handtherapie bij een mallet finger

Zie voor de beschrijving van deze aandoening paragraaf 3.2.2 en voor de anatomie paragraaf 1.2.7.

De eerste zes weken wordt het DIP-gewricht van de aangedane vinger in volledige extensie gespalkt (zie voor aanleg van een spalk paragraaf 1 van bijlage II) of gefixeerd met transarticulaire K(irschner)-draden (door het gewricht aangebrachte metaaldraden van chirurgisch staal) om de gerupteerde strekpees in rust te laten genezen. De proximaal van dit letsel gelegen gewrichten moeten echter wel kunnen bewegen; ze kunnen geoefend worden volgens de algemene principes (zie hoofdstuk 7 en Bijlage I).

De genezing van de strekpees gaat gepaard met roodheid en zwelling ter hoogte van het DIP-gewricht. Via de roodheid en verdikking ter hoogte van het DIP-gewricht komt er een stadium waarbij de huid er meer livide (blauwrood) begint uit te zien en vervolgens verbleekt tot de normale huidkleur waarbij de verdikking langzaamaan verdwijnt. Er is ook vaak een langdurige koudegevoeligheid. Leg de patiënt uit dat dit deel van de genezing maanden duurt. Het voorkomt onnodige onzekerheid of angst (meestal door verhalen uit de omgeving van de patiënt).

De livide kleur en de gevoeligheid voor temperatuurwisselingen zijn een normaal onderdeel van het genezingsproces en hebben niets te maken met ontsteking of posttraumatische dystrofie. Aan deze diagnose wordt (te) vaak gedacht.

Nadat de K-draden door de behandelend arts zijn verwijderd (of het spalkje afgelaten kan worden), kan ook het DIP-gewricht geoefend worden. Meer dan de instructie de vinger weer te gaan gebruiken is niet nodig. Laat eerst de vinger voor lichte handelingen gebruiken alvorens over te gaan tot een volledig gebruik. Op deze manier wordt volledig herstel bereikt.

Let vooral op het *juiste* gebruik van de hand. Geef de instructie dat de vinger moet meedoen met de andere vingers en niet als een stokje uitgestoken moet blijven (zoals de situatie in de spalk c.q. met de K-draden was).

Voor de oefentherapie van een mallet finger hebt u gemiddeld twee, hoogstens drie zittingen nodig.

8.2.3 Handtherapie bij een swanneck deformiteit

Zie voor de beschrijving van deze aandoening paragraaf 3.2.2 en voor de anatomie paragraaf 1.2.7.
Bij de swanneck deformiteit bestaat er een verstoorde balans tussen buigers en strekkers van het PIP-gewricht. Het is zaak dit weer in evenwicht te brengen.
Bij een 'vers' letsel wordt de afgescheurde volaire plaat gehecht en het gewricht gefixeerd met een transarticulaire K-draad. Gedurende de aanwezigheid van de K-draad worden de aangrenzende gewrichten van deze vinger, alsmede de rest van de handgewrichten geoefend volgens de algemene pincipes die we beschrijven in hoofdstuk 7 en Bijlage I. De oefentherapie na het verwijderen van de K-draad bestaat uit het flecteren van het PIP-gewricht volgens algemene principes die we beschrijven in hoofdstuk 7 en Bijlage I. Als ondersteuning van de oefentherapie kan een achtvormig spalkje worden gebruikt (zie paragraaf 1 van Bijlage II).
Bij een al langer bestaande swanneck deformiteit (soms congenitaal) kan een simpele achtvormige spalk worden aangelegd om het overstrekken van het PIP-gewricht tegen te gaan. Het natuurlijke gevolg van het tegengaan van het overstrekken van het PIP-gewricht is dat het DIP-gewricht weer in staat is te strekken. De spalk zal over het algemeen lang gedragen moeten worden en kan bij zeer langdurig gebruik vervangen worden door een aangemeten spalk van zilver (silver ring splint) of van chirurgisch staal.
Let vooral op het *juiste* gebruik van de hand. Geef de instructie dat de vinger moet meedoen met de andere vingers.

Casus Een operatieassistent was sinds enige jaren bekend met een swanneck deformiteit van een pink ten gevolge van een trauma. Deze swanneck deformiteit gaf regelmatig aanleiding tot luxatie van het PIP-gewricht naar volair. Tijdens het assisteren bij operaties, waarbij kracht nodig was, bleek dit zeer lastig.
Een operatie bestaande uit een bandplastiek leidde niet tot een afdoend resultaat.
Een zilveren achtvormig ringetje werd aangemeten en hiermee was het mogelijk alle werkzaamheden uit te voeren zonder dat luxaties van het PIP-gewricht optraden. Het zilver bleek voor haar werkzaamheden echter te zwak van structuur. Er werd eenzelfde spalk van chirurgisch staal vervaardigd. Dit doet inmiddels al jaren dienst en ziet er esthetisch ook nog origineel uit.

8.2.4 Handtherapie bij een boutonnière deformiteit

Zie voor de beschrijving van de aandoening paragraaf 3.2.2 en voor de anatomie paragraaf 1.2.7.
Bij deze aandoening is het de bedoeling de beperking van de extensie van het PIP-gewricht te verbeteren, waardoor de flexie van het DIP-gewricht weer mogelijk wordt. Hiertoe wordt een spalk aangelegd (zie paragraaf 1 van Bijlage II), waardoor het PIP-gewricht in extensie gehouden wordt. Het MCP- en DIP-gewricht dienen vrij te blijven om te voorkomen dat deze gewrichten stijf worden.

Tijdens de fixatieperiode herstelt de centrale slip van de strekpees, terwijl de functie van het MCP- en het DIP-gewricht zo veel mogelijk behouden blijft (dit geldt natuurlijk ook na operatief herstel van de middenslip; zie hierna).

Het dragen van deze spalk wordt na ongeveer drie maanden gefaseerd afgebouwd. Treedt na enkele dagen een vermindering van de extensie op, dan zal de spalk weer continu gedragen moeten worden, waarbij regelmatig wordt gecontroleerd of hij opnieuw afgelaten kan worden.

Bij een 'vers' letsel kan besloten worden de afgescheurde middenslip van het strekapparaat te hechten, waarna het gewricht gefixeerd wordt met een transarticulaire K-draad. Na een postoperatieve fixatieperiode van zes weken worden de K-draden verwijderd en kan het oefenen aanvangen (eventueel ondersteund met een spalkje, gelijk aan dat welk wordt beschreven bij de conservatieve behandeling van de aandoening).

Na het verwijderen van de K-draden of de spalk mogen lichte actieve oefeningen gestart worden (flexie/extensie).

Twee weken later is het toegestaan weerstandsoefeningen te gaan geven, als duidelijk is dat de ingezette behandeling gunstig verloopt (in overleg met de behandelend handchirurg).

8.3 Handtherapie na fracturen

Zie voor de beschrijving van de verschillende fracturen paragraaf 3.3.

De fysiotherapeutische behandeling van een genezende fractuur is erop gericht het functieverlies van het desbetreffende lichaamsdeel zo veel mogelijk te beperken.

Voor het oefenprogramma gelden de algemene oefenvoorwaarden zoals die worden beschreven in paragraaf 7.3.

Het actief oefenen wordt gestart als de chirurg aangeeft dat de fractuur oefenstabiel is. Hiermee wordt bedoeld dat de fixatie van de fractuur dermate stabiel is, dat beweging van de aangrenzende gewrichten is toegestaan. Het betekent *niet* dat belasting is toegestaan.

Na inventarisatie van de anamnese van de patiënt en de gegevens van de behandelaar worden metingen van de gewrichtsuitslagen verricht. Aan de hand hiervan wordt (eventueel in overleg met de verwijzer) een individueel plan opgesteld. U zult uitvoerig aandacht moeten besteden aan uitleg van de bijpassende leefregels (zie paragraaf 10.1).

Bij aanwezigheid van zwelling kan zwachteling met cobantape worden overwogen (zie paragraaf 7.4.4).

Nadat de verwijzer heeft aangegeven dat belasting is toegestaan voor de genezende vinger(s), worden lichte alledaagse activiteiten gestart (zie paragraaf 8 van Bijlage I). Is de fractuur volledig hersteld (de chirurg geeft dit aan), dan kan begonnen worden met krachttraining, werk- en hobbysimulatie.

8.4 Handtherapie na zenuwletsels[1]

Afhankelijk van het niveau van het letsel in de hand of pols kan een zenuwletsel tot uitval van sensibiliteit en/of motoriek leiden (zie paragraaf 1.2 en 3.4).

Bij posttraumatische zenuwletsels is enige tijd bescherming van de zenuw nodig, zodat deze in rust kan genezen. Bij het bestaan van motorische uitval moeten maatregelen genomen worden om contracturen te voorkomen.

8.4.1 Leefregels bij zenuwletsels

Bij zenuwletsels zullen sensibiliteit, propriocepsis (gewrichtsgevoel) en/of coördinatie getraind moeten worden om verloren gegane kwaliteiten terug te winnen. De nog bestaande functie zal behouden moeten blijven.
Na inventarisatie van het gebied van verminderde sensibiliteit, verloren gegane functie en kracht maakt u het behandelplan op. De nog bestaande functie behoudt u door de patiënt elk uur de nog mogelijke bewegingen enkele malen te laten maken, terwijl naar de beweging gekeken wordt. Daarnaast stimuleert u de patiënt om toch de bewegingen die niet mogelijk zijn door verlamming van spieren, trachten te maken. Hierdoor onthouden de hersenen dat deze bewegingen ooit mogelijk waren. Als de spieren zich herstellen door genezing van de zenuw, dan is het gemakkelijker de functie weer terug te krijgen.

Algemene leefregels zijn natuurlijk ook bij zenuwletsel van toepassing. Er is echter een aanvulling noodzakelijk. Het verlies van sensibiliteit en/of motoriek geeft grote kans op een ander (en daarmee mogelijk inadequaat) gebruik van de hand. Verlies van motoriek kan als gevolg hebben dat het pakken van voorwerpen met te veel of ongerichte kracht uitgevoerd gaat worden, met als mogelijk gevolg overbelasting van gezonde structuren.
Bij motorische uitval wordt de oefentherapie gericht op de verloren gegane functies. Myofeedback kan hierbij ondersteunend zijn. Oefensessies zullen aanvankelijk kort moeten zijn om vermoeidheid van weefsels te vermijden en daarmee ontmoediging van de patiënt te voorkomen.
Bij verlies van sensibiliteit voelt de patiënt niet hoe hij een handeling uitvoert. U zult de patiënt moeten instrueren dat hij gericht naar de hand kijkt bij het uitvoeren van handelingen, en aanvankelijk ingewikkelde of risicovolle manipulaties in het geheel niet uitvoert. Ook moet u de patiënt erop wijzen op te passen met koude, hete, scherpe en ruwe materialen, daar dit onopgemerkt verwondingen kan veroorzaken. Regelmatige huidcontrole en het dragen van handschoenen bij risicovolle werkzaamheden zijn dan ook noodzakelijk.
Omdat de vegetatieve functies van de hand gestoord kunnen zijn, waardoor weinig of geen talgafscheiding en zweetvorming aanwezig zijn, kan de huid erg droog worden. Dan is het aan te raden de huid vet te houden met vette zalf of olie.
Het is belangrijk voor de patiënt om te weten dat herstel van een zenuwletsel veel geduld vraagt. Herstel van een zenuw vergt eerder maanden dan weken.

8.4.2 Oefeningen bij motorische uitval van de nervus medianus

Specifieke bewegingen van de spieren die verzorgd worden door de nervus medianus zijn de oppositie en abductie van de duim (zie paragraaf 1.2.2). De nervus medianus stuurt vooral die spieren aan die nodig zijn voor de fijne motoriek.
Hierna geven we een paar voorbeelden:
- de pincetgreep;
- het omslaan van een bladzijde;

- het insteken van punaises;
- het aandraaien van een schroefje;
- het omdraaien van een sleutel.

De fysiotherapie is erop gericht contractuurvorming (zoals een adductiecontractuur van de duim) te voorkomen door middel van een aangemeten afneembare spalk. Bij tekenen van genezing van de zenuw moet de terugkomende spierfunctie gestimuleerd worden. Daarnaast dient de aanwezige normale spierfunctie gedurende de gehele oefenperiode behouden te blijven. Dit vergt het nodige van uw verbeeldingskracht. Ga van de patiënt uit en pas de nodige oefeningen aan zijn belangstellingssfeer aan.

Voorbeelden van oefentherapie:
- Oefenen met ministeck. De kleine stukjes ministeck moeten nauwkeurig in een raster geplaatst worden. Als de patiënt een opgegeven handeling goed kan uitvoeren, kan ook op prestatie gewerkt gaan worden. Dit kunt u bijvoorbeeld doen door de figuren ingewikkelder te maken en slechts een paar fouten toe te staan, maar u kunt ook op snelheid gaan werken: bijvoorbeeld de opdracht in één minuut in een bepaald patroon leggen of zo veel mogelijk stukjes in één minuut plaatsen.
- Hetzelfde kan vertaald worden naar het omslaan van de bladzijden van een tijdschrift. Na het goed kunnen uitvoeren van de handeling kunt u de opdracht geven een aantal bladzijden in een bepaalde tijdsperiode om te slaan of zo veel mogelijk bladzijden in die bepaalde tijdsperiode.
- Het gooien van dartpijltjes.
- Het opendraaien van kleine potjes met de vingertoppen.
- Het rijgen van een kralenketting.
- Het draaien van een moer om een boutje.

Casus Een 25-jarige vrouw had door een glasverwonding een gecombineerd pees- en zenuwletsel aan haar linkerpols opgelopen.
Zij had veel moeite met de fijne motoriek van haar duim en miste daarbij ook nog het gevoel in duim en wijsvinger. Primaire functies zoals aankleden, eten en dergelijke waren met deze hand niet mogelijk. De handpalm was erg gevoelig.
Het gebruikelijke postoperatieve oefenprotocol was voor haar van toepassing (oefentherapie en leefregels). Begonnen werd met het onbelast oefenen van hand en pols, waarbij te veel activiteit van de duim en de pols in het beginstadium werd vermeden. Er werd veel aandacht geschonken aan het onderhouden van de spreidfunctie van duim en wijsvinger. Desensibilisatietherapie werd gestart, omdat er sprake was van hyperesthesie van de handpalm. In het sensibele verzorgingsgebied van de nervus medianus was het gebruik van de hand ontwijkend door de hier aanwezige hypo-esthesie; ook hieraan werd aandacht geschonken. Het ongeval en het daarnavolgende verlies van haar baan heeft veel emoties bij de patiënte losgemaakt. Een goede ondersteuning op dit vlak is belangrijk geweest voor het uiteindelijke herstel van de hand. Deels is dit door de fysiotherapeut en de handchirurg opgevangen; de medisch psycholoog heeft echter het merendeel van deze problemen in goede banen weten te leiden.
Uiteindelijk heeft de patiënte in een andere branche een nieuwe baan en een nieuwe toekomst gevonden.

8.4.3 Oefeningen bij motorische uitval van de nervus ulnaris

Specifieke bewegingen van de spieren die verzorgd worden door de nervus ulnaris zijn de rotatiebeweging van de pinkmuisspieren en het sluiten van de vingers in strekstand (zie paragraaf 1.2.3). Bij uitval van de nervus ulnaris ter hoogte van de elleboog of meer proximaal kunnen de MCP-gewrichten in hyperextensie komen te staan, waarbij de interfalangeale gewrichten een flexiestand aannemen. Bij de vierde en vijfde vinger is dit het meest uitgesproken.
De nervus ulnaris bestuurt vooral die spieren die gebruikt worden voor bewegingen die bij onderstaande voorbeelden worden aangegeven:
- krachtgreep van de gehele hand;
- typen;
- pianospelen;
- schrijven.

De fysiotherapie is erop gericht contractuurvorming te voorkomen door een afneembare spalk aan te meten, de aanwezige normale spierfunctie te behouden en bij tekenen van genezing van de zenuw de uitgevallen bewegingen te stimuleren.
Voorbeelden van oefentherapie:
- Laat de patiënt op een vel papier regels schrijven.
- Met de vingers of de gehele hand kunnen roffels gemaakt worden in verschillende tempi en met diverse ritmes.
- Door putty te kneden kan de krachtgreep gestimuleerd worden.
- Laat de patiënt een cilinder fixeren met één hand en deze cilinder vervolgens met de andere hand ronddraaien.
- Laat van een krantenpagina een zo klein mogelijke prop maken.
- U houdt een handdoek stevig vast; de patiënt probeert deze met de aangedane hand uit uw handen te trekken.

Casus Een patiënte van 35 jaar viel met haar bromfiets en liep een ernstig enkelletsel op. Zij was genoodzaakt gedurende langere tijd krukken te gebruiken, waardoor compressie van de nervus ulnaris ter hoogte van het os pisiforme optrad. Hierdoor kreeg zij pijn in het verzorgingsgebied van de nervus ulnaris. Spreiden en sluiten van de vingers ging moeilijk. Het teken van Froment was positief, hetgeen duidde op een motorische uitval van de nervus ulnaris. Neurologisch onderzoek toonde zowel een sensibele als een motorische uitval van de nervus ulnaris aan. Via ons handenspreekuur leerden wij haar kennen. Ons advies luidde om de conventionele krukken niet meer te gebruiken, maar die te vervangen door elleboogkrukken. Daarnaast kreeg zij adviezen ter stimulering van de sensibiliteit in het verzorgingsgebied van de nervus ulnaris, en een corrigerende spalk voor de inmiddels opgetreden lichte klauwstand van ringvinger en pink. Met deze adviezen (en natuurlijk algemene leefregels) is na driekwart jaar deze drukneuropathie volledig genezen.

8.4.4 Oefeningen bij motorische uitval van de nervus radialis

Bij uitval van de nervus radialis ter hoogte van de bovenarm of meer proximaal hiervan is extensie van de pols niet meer mogelijk. De nervus radialis bestuurt vooral die spieren die gebruikt worden voor stabilisatie van pols en handgewrichten in strekstand.
Een aantal voorbeeldbewegingen zijn:
- in de handen klappen;
- wijzen met de wijsvinger;
- duwen met gespreide duim;
- fixeren van hand en pols bij dragen van een zwaar voorwerp.

De fysiotherapie is erop gericht contractuurvorming van de pols in flexiestand te voorkomen met een afneembare spalk, de aanwezige normale spierfunctie te behouden en bij tekenen van genezing van de zenuw de uitgevallen bewegingen te stimuleren.
Voorbeelden van oefentherapie:
- Laat de patiënt op verschillende manieren in de handen klappen.
- Laat de patiënt verschillende roffels maken met beide handen op tafel.
- Laat de patiënt op een wegenkaart verschillende routes aanwijzen met gestrekte wijsvinger.
- Laat de patiënt een voorwerp stevig vastpakken en optillen, waarbij de pols gefixeerd moet blijven.

Casus Een patiënt van 52 jaar kwam voor behandeling van een 'dropping hand' als gevolg van een ongeval met een landbouwmachine.
Met name de derde, vierde en vijfde vinger functioneerden slecht. Hij had de grootste moeite om cilindervormige voorwerpen vast te pakken. Melken van koeien was niet meer mogelijk, evenmin als werken met tuingereedschap. Door sensibiliteitsverlies aan de dorsale zijde van de hand haalde hij regelmatig zijn huid open.
Met behulp van een aangemeten afneembare spalk bleek het mogelijk deze functies deels te herstellen, alsmede de huid te beschermen tegen verwondingen.
Naast deze voorziening (waardoor deze agrariër veel van zijn normale werkzaamheden kon hervatten) werd aandacht geschonken aan oefeningen ter stimulering van de spieren.

8.4.5 Oefeningen bij hypersensibiliteit [3]

Posttraumatisch komt het voor dat een vinger of een deel van de hand overgevoelig is voor prikkels van buitenaf. Dit gebied is enige tijd verstoken geweest van prikkels en kan als het ware niet goed meer voelen. Een andere oorzaak kan een genezende zenuw zijn (zie paragraaf 3.4.6). Het genezen van een zenuw gaat gepaard met prikkelende sensaties die als pijn geregistreerd kunnen worden.
Tijdens dagelijkse werkzaamheden kan een overgevoelige vinger of hand afgeschermd worden met een licht verband. Om de overgevoeligheid te dempen kan met behulp van verschillende materialen geprobeerd worden de huid 'tot rust te brengen':

HANDTHERAPIE BIJ SPECIFIEKE ZIEKTEBEELDEN

- *Deel van een vinger of hand*
  Neem verschillende spatels en bevestig hierop een aantal materialen die een verschillende gevoelskwaliteit aangeven. Voorbeelden hiervan zijn watten, zijde, katoen, gaasje, cobantape, fijn schuurpapier, enzovoort. Er wordt begonnen met materiaal dat door de patiënt goed te verdragen is. Voorzichtig worden in een rustig tempo strijkende bewegingen gemaakt over het gevoelige huidgebied in verschillende richtingen gedurende een aantal seconden. De patiënt herhaalt dit enkele malen per dag. Bij een succesvol verloop wordt na enkele dagen gekozen voor een ander en meestal ruwer materiaal. Als het strijken probleemloos gaat, kan begonnen worden met het kloppen op de gevoelige plaats.
- *Gehele hand*
  Als de gehele hand overgevoelig is, kan gebruikgemaakt worden van een bak met materialen van een verschillende gevoelskwaliteit. Er kan gestart worden met het kneden van scheerschuim, gevolgd door het bewegen in een bak met spliterwten (zie afbeelding 8.4) en weer later bewegen in een bak met fijn grind. Zo kan de hand wennen aan diverse materialen en zal de patiënt door het verminderen van de pijn minder angst hebben om de hand in het dagelijkse leven te gaan gebruiken.

Afbeelding 8.4
Oefenen in een bak met spliterwten.

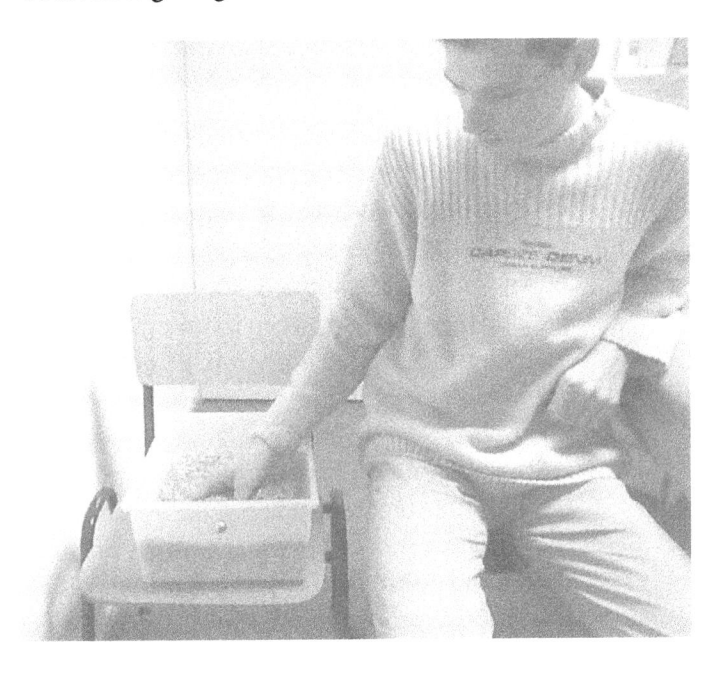

8.4.6 Oefeningen bij sensibiliteitsverlies

Het is belangrijk zich te realiseren dat een hand of vinger die niet 'voelt', ook niet gebruikt wordt. Een stoornis in de sensibiliteit geeft belemmeringen van de functionaliteit.
Bij een verbeterende sensibiliteit kunt u op dezelfde manier prikkels aanbieden als we hebben beschreven in paragraaf 8.4.5.
Om de propriocepsis te stimuleren kunt u de patiënt verschillende materialen en voorwerpen aanbieden waarvan hij de vorm op de tast moet gaan herkennen. Dit kunt u doen door in een kartonnen doos een venster te knippen, groot genoeg om er de hand door te steken. In de doos stopt u van tevoren een aantal (per sessie verschillende) voorwerpen. Deze voorwerpen moeten van identiek materiaal

zijn, daar het gebruik van materialen met een verschillend oppervlak tot herkenning door de tastzin leidt. Gaat dit herkennen goed, dan kunt u ertoe overgaan dezelfde voorwerpen te gebruiken, maar van verschillend materiaal.

U kunt beginnen een aantal voorwerpen in een bak met rijst te verstoppen. Later kunt u de voorwerpen verstoppen in een bak met steeds grovere materialen, zoals spliterwten of bruine bonen, om het herkennen steeds lastiger te maken (zie afbeelding 8.5).

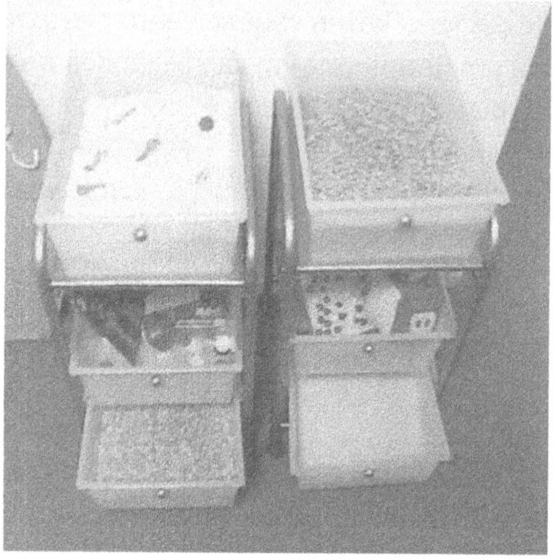

Afbeelding 8.5
Pilon maakt gebruik van deze bakken bij het oefenen van de sensibiliteit. In de linker bovenste bak bevindt zich rijst met een aantal kleinere bekende voorwerpen, zoals een sleutel, een schroef, enzovoort. In de rechter bovenste bak bevinden zich spliterwten. In de andere bakken bevinden zich spelletjes, zoals ministeck, mens-erger-je-niet, boekjes, balletjes, enzovoort.

Naarmate het herkennen van de voorwerpen beter gaat, kunt u de klok laten meespelen. U geeft de patiënt opdracht in een aantal seconden (minuten) de voorwerpen te vinden en te benoemen. Pas op voor stress!

Gaat dit goed, dan kunt u functionele materialen gaan gebruiken om de werk- of hobbysituatie na te bootsen. Dit vergt het nodige van uw creativiteit en die van de patiënt. Bijvoorbeeld bij een timmerman kunt u een hamer, een schroevendraaier en dergelijke laten hanteren. Bij een goede manier van hanteren van de gereedschappen kunt u hem ermee laten werken (schroef indraaien, spijker slaan, enzovoort). Met de laatste oefeningen wordt de coördinatie gestimuleerd.

De temperatuurzin kunt u trainen door de hand in water met een verschillende temperatuur te laten steken. Elke keer na het wisselen van bak zal de patiënt moeten aangeven of het water warmer of kouder aanvoelt dan in de vorige bak. De afstand tussen uitersten wordt kleiner naarmate de genezing vordert.

Uw grootste probleem zal echter zijn de patiënt gemotiveerd te houden. Genezing van zenuwen duurt nu eenmaal maanden en geen weken.

8.5 Handtherapie bij overige vaker voorkomende handproblemen

8.5.1 Handtherapie bij het carpaletunnelsyndroom (CTS)

Zie voor de beschrijving van deze aandoening paragraaf 5.2 en voor de anatomie paragraaf 1.2.1 en 1.2.3.

Indicatiestelling voor fysiotherapie:
– CTS waarbij operatie niet mogelijk is door het gebruik van antistolling die niet gestopt mag worden, bij het bestaan van bijvoorbeeld ernstige hart- en longpathologie en soms bij zwangerschap. Als anesthesie risico voor de vrucht meebrengt, wordt een niet-dringende operatie liever uitgesteld.

- CTS die nog maar enkele weken klachten geeft.
- CTS na operatie voor dit syndroom.

De patiënt krijgt algemene leefregels uitgelegd en een cock-up spalk aangemeten (zie paragraaf 9.5.1) voor de nacht. Het dragen van de spalk kan eventueel naar overdag uitgebreid worden als er sprake is van ernstige klachten overdag. In uitzonderingsgevallen kan het aan te raden zijn een spalk dag en nacht te dragen. In dergelijke gevallen worden tweemaal per dag mobiliserende oefeningen gedaan om de functie van pols en vingers te waarborgen.
Na zes weken wordt het dragen van de spalk langzaamaan afgebouwd.

De volgende groepen patiënten, operatief behandeld voor een CTS, worden vaker verwezen voor aanvullende fysiotherapie:
- de groep patiënten die te snel en te agressief de hand wil belasten, waardoor pijn en zwelling opgewekt en onderhouden worden;
- de groep patiënten die te angstig is om de hand weer te gaan gebruiken.

De eerste groep is gebaat bij het dragen van een cock-up spalk gedurende vier tot zes weken. Daarbij zijn leefregels echter de hoofdzaak!
De tweede groep is niet gebaat bij een spalk, omdat het gevaar bestaat dat het gebruik van de hand en de pols dan nog verder verslechtert. Hier zijn leefregels en verbale stimulatie van essentieel belang!

8.5.2 Handtherapie bij artrose

Zie voor de beschrijving van de aandoening paragraaf 4.1.
Bij artrose is de fysiotherapeutische begeleiding gericht op het verminderen van de pijn en het stimuleren van de aanwezige handfunctie. Vaak krijgen patiënten bij wie de diagnose artrose is gesteld, te horen dat ze hiermee moeten leren leven. Dat is in zeker opzicht wel waar, want artrose is niet te genezen, maar zonder instructies heeft een patiënt hier niets aan.
U kunt de patiënt uitleggen wat er aan de hand is en vooral algemene leefregels geven, zodat de meeste handelingen op een aangepaste manier uitgevoerd kunnen blijven worden. In sommige gevallen kunnen kleine spalken (zie Bijlage II) of cobantape (zie paragraaf 7.4.4) gedurende periodes met veel pijn aangeraden worden.

8.5.3 Handtherapie bij een trigger finger

Zie voor de beschrijving van deze aandoening paragraaf 5.1.
De trigger finger komt in beperkte mate in aanmerking voor fysiotherapie. Bij patiënten die nog maar pas klachten hebben, kan een spalk aangemeten worden (zie paragraaf 1 van Bijlage II). Deze applicatie wordt gecombineerd met het geven van leefregels. Na hoogstens zes weken wordt het dragen van de spalk afgebouwd.
Geeft het spalkje onvoldoende resultaat, dan heeft het dragen verder geen zin en kan het alleen leiden tot een stijve vinger. U kunt de patiënt dan beter terugverwijzen naar de huisarts met de suggestie dat het klieven van de peesschede zinvol geworden is.

8.5.4 Handtherapie bij morbus De Quervain

Zie voor de beschrijving van de ziekte van De Quervain paragraaf 5.3.
Bij deze aandoening worden leefregels gecombineerd met een rustspalk (zie paragraaf 1 van Bijlage II) gedurende zes weken.
Na zes weken wordt de spalk afgebouwd. Tijdens of na het afbouwen van de spalk komt het regelmatig voor dat de patiënt problemen heeft met het ontspannen van de aangedane spieren (angst om te bewegen). Dan is het zinvol de patiënt ontspanningsoefeningen te geven om de pols normaal te kunnen gebruiken. Tevens is het van belang de patiënt te vertellen dat deze klachten niets te maken hebben met de oorspronkelijke klacht.

8.5.5 Handtherapie bij morbus Dupuytren

Zie voor de beschrijving van de ziekte van Dupuytren paragraaf 5.4.
Preoperatieve fysiotherapie is zinloos. U zult wel patiënten verwezen krijgen na operatie. Dit zijn over het algemeen oudere mensen. Voor een hand zijn ingrepen voor de ziekte van Dupuytren vaak ingrijpend. Soms is het moeilijk voor de geopereerde patiënten om een goede handfunctie terug te krijgen, ondanks adequate oefeninstructie door de behandelend handchirurg. Frequente instructie door een fysiotherapeut is dan aangewezen.
Leefregels worden gecombineerd met een rustspalk voor 's nachts (zie paragraaf 1 van Bijlage II) gedurende een aantal weken.
Zodra de wond in de hand het toelaat, worden mobiliserende oefeningen gegeven voor pols en hand (zie paragraaf 4 en 5 van Bijlage I); deze worden gedurende de verdere behandelperiode voortgezet en uitgebreid. Bij voortschrijdende functieverbetering kan de spalk langzaamaan worden afgebouwd. Tijdens of na het afbouwen van de spalk komt het regelmatig voor dat de patiënt problemen heeft met het ontspannen van de aangedane pols (angst tot bewegen). Merkt u dit op, dan is het zinvol de patiënt ontspanningsoefeningen te geven. Tevens is het van belang de patiënt te vertellen dat deze klachten niets te maken hebben met de oorspronkelijke klacht.
Stugge littekens in de handpalm of over de volaire zijde van de vingers kunt u verbeteren met littekenmassage en/of siliconenapplicatie (zie paragraaf 7.4.4).

8.5.6 Handtherapie bij een ganglion dorsale van de pols

Zie voor de beschrijving van een ganglion paragraaf 6.1.1.
Als een ganglion verwijderd is en er is sprake van een recidief en/of een bandplastiek, wordt door de chirurg soms een rustspalk (zie paragraaf 1 van Bijlage II) voorgeschreven. Natuurlijk zijn ook hier leefregels weer van belang, alsmede begeleiding van het afbouwen van het dragen van de spalk en het stimuleren tot het oefenen van de bewegingen van de pols.

8.5.7 Handtherapie bij reumatoïde artritis (RA)

De meeste reumapatiënten worden behandeld in een gespecialiseerd revalidatiecentrum. Toch kan het voorkomen dat u een reumapatiënt doorverwezen krijgt. De afstand naar een speciaal centrum kan voor de patiënt te groot zijn, het vervoer ernaartoe kan te veel tijd vergen, er is een lange wachtlijst voor oefentherapie en zo meer. Met deze patiënten kunt u veel bereiken, daar de motivatie om te oefenen gewoonlijk zeer groot is.

De behandeling bij RA richt zich met name op pijnvermindering en het onderhouden van bestaande functies. Leefregels bepalen een groot deel van de therapie, evenals het zoeken naar oplossingen voor problemen die zich voordoen tijdens de activiteiten van alledag. Aanpassingen in huis zullen in overleg met huisarts of behandelend specialist aangeraden worden.

Bij het oefenen van een reumahand met een actieve RA zal zeer terughoudend opgetreden moeten worden. Te veel oefenen kan een averechts effect hebben. Tijdens de momenten dat de reuma niet of minder actief is kunnen actieve oefeningen voorgeschreven worden. Deze oefeningen mogen niet te lang en zeker niet met kracht uitgevoerd worden.

Naast actieve oefeningen is het voorzichtig passief bewegen van de gewrichten soms zinvol. Dit kan door de fysiotherapeut gedaan worden of door de patiënt zelf.

Spalken kunnen functies die verloren dreigen te gaan, ondersteunen of zelfs corrigeren. Hiermee kan bijvoorbeeld de neiging tot deviatie van de vingers naar ulnair vanuit de MCP-gewrichten en het IP-gewricht van de duim worden gecorrigeerd, waardoor een verbeterd gebruik van de hand mogelijk is.

Een orthese om de pols in een ruststand te stellen is een andere mogelijkheid.

Overleg over een RA-patiënt met de behandelend specialist is absoluut noodzakelijk voor de goede manier van oefenen en de applicatie van de juiste spalken.

Referenties

1 Clark GL, Shaw EF, Wilgis B, Aiello D, Eckhaus L, Valdata L. Eddington. Hand Rehabilitation, A Practical Guide. New York: 1993;37-41,73-87,97-104,129-157.
2 Stewart Karen M. Review and Comparison of Current Trends in the Post-operative Management of Tendon Repair. Hand Clinics. August 1991;7;3.
3 Soeters JNM, Sensory Re-education: vervolgcursus 'De Neurologische Hand'. NPI 1998.

HOOFDSTUK 9 | Spalktherapie

Naast oefentherapie voor handproblemen kennen we nog een waardevol hulpmiddel voor het verbeteren van verminderde handfunctie: de *orthese* of *spalk*. Een spalk kan in verschillende stadia van genezing toegepast worden en meerdere functies hebben:
- immobilisatie;
- ondersteuning bij het oefenen;
- voorkomen van verstijving van weefsels;
- corrigeren bij verstijving van weefsels;
- hulpmiddel ter ondersteuning van niet meer volledig te herstellen (deel van de) normale functie.

In dit hoofdstuk beschrijven we bovenstaande functies aan de hand van verschillende ziektebeelden. De spalken die bij een aandoening beschreven worden, geven een richtlijn aan en zijn het resultaat van jarenlange toepassing ervan.
We zullen ons beperken tot kunststofspalken. Er zijn natuurlijk meerdere spalktechnieken, zoals (on)gepolsterde bandagering en gipsspalktechnieken. Deze worden verder niet behandeld, daar ze buiten het bestek van dit boek vallen.

Benodigdheden
Voor het vervaardigen van een spalk hebt u de volgende materialen nodig (zie afbeelding 9.1a en b):
- spalkmateriaal;
- verwarmingsapparatuur;
- hittekanon;
- set scharen van goede kwaliteit voor zwaarder knipwerk (links- of rechtsknippend);
- soldeerbout;
- stanleymes;
- paktang;
- modelleertangen;
- knijpers;
- polstermateriaal;
- kousmateriaal;
- klittenband, 2,4 en 3,8 centimeter breed, verkrijgbaar in diverse kleuren;
- harde plastic rietjes;
- dunne en dikke elastieken, hoedenelastiek;
- metaaldraad;
- leertjes;
- bh-haakjes;

- tiensecondenlijm;
- nylondraad;
- schoenmakersleer;
- papier en potlood;
- watervaste viltstift;
- spelden.

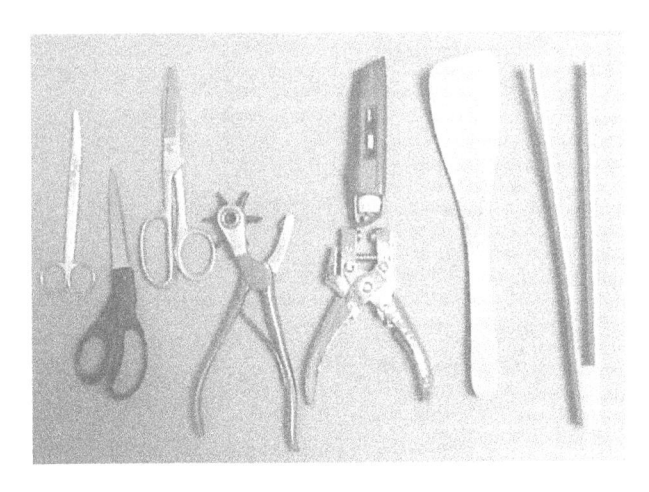

Afbeelding 9.1a
Spalkbenodigdheden, zoals scharen, perforatoren, stanleymes, houten knijpers.

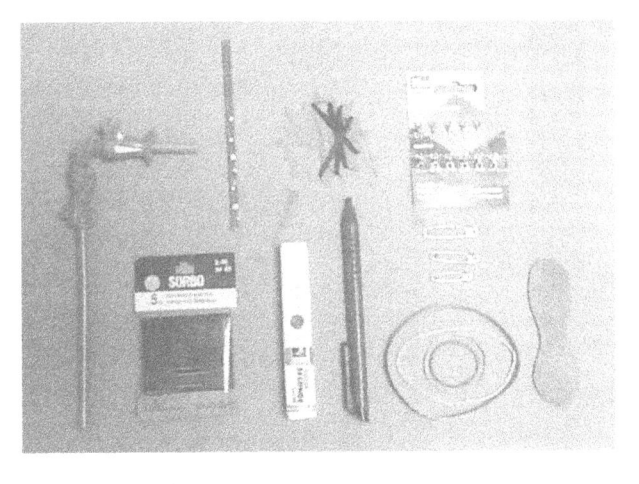

Afbeelding 9.1b
Spalkbenodigdheden, zoals rietjes, elastieken, watervaste viltstift, spelden, draad, tiensecondenlijm, leertjes, bh-haakjes.

Goedkope alternatieven voor dure medische producten

Als u begint met het gebruik van kunststofspalken, zult u merken dat de aanschaf van de materialen prijzig is. U kunt natuurlijk direct in deze materialen investeren, maar valt het werken met het materiaal tegen, dan blijft u zitten met dure ongebruikte apparatuur en benodigdheden. Daarom geven we u een aantal tips voor de startperiode. Raakt u ervaren en blijft u enthousiast, dan kunt u stapsgewijs overgaan op speciale apparatuur en benodigdheden.

Voorbeelden van 'startmaterialen':

- *Verwarmingsapparatuur: wok*
  Het verwarmen van spalkmateriaal kan in een elektrische wok, waarbij de temperatuur instelbaar moet zijn. Het verwarmingsapparaat dat door de medische industrie wordt geleverd, kost u gemiddeld 1000 euro, een wok 60 euro.
- *Hittekanon*
  Voor het plaatselijk zachter maken van spalkmateriaal zonder hierbij de gehele vorm van de spalk te veranderen, hebt u een hittekanon nodig. Het apparaat dat door de medische industrie wordt geleverd, kost u ongeveer 240 euro. Bij de plaatselijke doe-het-zelf winkel kunt u het kopen voor een bedrag van ongeveer 45 euro (zie afbeelding 9.2a en b).
- *Putty*
  Putty, specifiek voor fysio- en ergotherapie in de handel verkrijgbaar oefenmateriaal, kan vervangen worden door zachte gekleurde klei uit een speelgoedwinkel. Deze klei geeft echter wel vaak af en is sneller aan vervanging toe. Om smerige handen bij het oefenen te voorkomen kunt u deze klei in een plastic zakje doen. Harde klei kan in de magnetron zachter gemaakt worden. De prijs van putty komt per 80 gram op ongeveer 12 euro; de speelgoedklei per 80 gram op 50 eurocent.

Afbeelding 9.2a
Opstelling verwarmingsapparatuur. Direct links staat de behandelbank; de verwarmingsbak is naast de wastafel opgesteld.

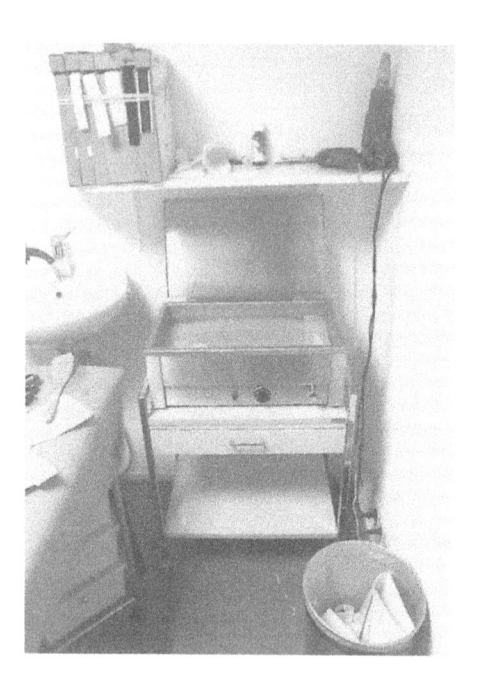

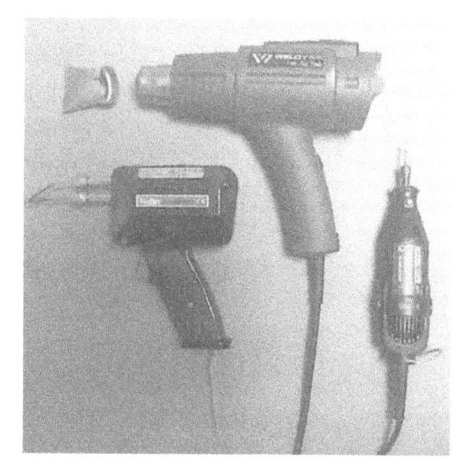

Afbeelding 9.2b
Hittekanon, soldeerbout en boor.

- *Elastieken*
  Dure oefenelastieken kunnen vervangen worden door zogeheten postelastieken. Deze kosten per 100 stuks enkele euro's, terwijl de 'medische' elastieken tientallen euro's kosten.
- *Metaaldraad* kost bij de ijzerwarenhandel zo'n 50 eurocent per meter. U moet wel wat langer zoeken om het juiste materiaal te vinden. Bij uw medische leverancier kost het u enkele tientallen euro's per meter, maar het is superieur materiaal.
- *Leertjes* kunt u zelf knippen uit een losse lap leer die voor enkele euro's bij de schoenmaker te koop is. Een enkel leertje bij de leverancier kost bijna evenveel als een gehele lap leer van de schoenmaker, maar is dan wel klaar voor gebruik.
- Bij de manufacturenwinkel kunt u *bh-haakjes* aanschaffen voor ongeveer 50 eurocent per dozijn. De medisch leverancier rekent voor een dergelijk systeem enkele euro's per stuk.
- *Rietjes* om het elastiek door te voeren heb ik gevonden bij een huishoudwinkel voor 80 eurocent per stuk. De medisch leverancier rekent enkele tientallen euro's voor deze kokers.

9.1 Materiaalkunde

9.1.1 Spalkmateriaal

De keuze van het meest geschikte spalkmateriaal is afhankelijk van:
- het onderliggende probleem;
- de medewerking van de patiënt;
- de huid van de patiënt.

Afhankelijk van de functie van de spalk zal voor een bepaald materiaal gekozen worden. Bij de beschrijving van de spalken is het materiaal genoemd dat voor het specifieke doel het meest geschikt bevonden werd. Het te gebruiken spalkmateriaal is samengesteld uit plastic en rubber.

Het aanbod aan spalkmaterialen is groot. Het is niet alleen verkrijgbaar in verschillende dikten en kleuren, maar ook in verschillende hardheid en (bijgevolg) boetseerbaarheid. De laatste eigenschap wordt teweeggebracht door verschillen in de verhouding tussen de componenten rubber en plastic. Naast bovengenoemde kwaliteiten kunnen de materialen al dan niet voorzien zijn van perforaties voor de ventilatie van de huid.

Het kost tijd voordat u met de verschillende materialen gemakkelijk kunt werken. Hebt u echter ervaring opgedaan met de diverse materialen, dan zult u merken dat u voor een bepaalde aandoening een specifiek materiaal zult gebruiken.

Hierna bespreken we de verschillende kwaliteiten van het spalkmateriaal, te weten: dikte, elasticiteit en stugheid, oppervlak, geheugen, perforaties en kleur.

Dikte

De dikte van spalkmateriaal varieert van 1,6 tot 4,8 millimeter. Dun materiaal is geschikt bij weinig belasting, dikker materiaal is nodig bij zwaardere belasting en/of sterke handen. U zult door ervaring leren welke dikte het meest geschikt is in een bepaalde situatie.

Elasticiteit en stugheid

Er is een grote variatie in elasticiteit en stugheid van het verkrijgbare spalkmateriaal mogelijk. De materialen die het meest gebruikt worden, hebben de volgende eigenschappen:
- *Weinig stugheid, grote elasticiteit; dikte 1,6 tot 2 millimeter:*
  - licht van gewicht;
  - onverwarmd te knippen;
  - verwarmingstijd: 30 seconden;
  - bewerkingstijd: 1 minuut;
  - verwarmingstemperatuur: 65-70 graden.
- *Gemiddelde stugheid, gemiddelde elasticiteit; dikte 2,4 tot 3,0 millimeter:*
  - verwarmingstijd: 1 minuut;
  - bewerkingstijd: enkele minuten;
  - verwarmingstemperatuur: 65-70 graden;
- *Hoge mate van stugheid, weinig elasticiteit; dikte 3,0 tot 4,8 millimeter:*
  - verwarmingstijd: 1 tot 2 minuten;
  - bewerkingstijd: enkele minuten;
  - verwarmingstemperatuur: 65-70 graden.

Oppervlak

Het oppervlak van het spalkmateriaal kan verschillen; het is zowel glad als meer geruwd verkrijgbaar. Afhankelijk van de huid en het doel van de spalk zal voor een bepaald materiaal gekozen worden. Een dunne en kwetsbare atrofische huid bijvoorbeeld vraagt om een ander spalkmateriaal dan werkhanden met eelt.

Geheugen

Er bestaat spalkmateriaal met en zonder geheugen. Bij het materiaal met geheugen keert de oorspronkelijke vorm na herhaald verwarmen terug. In de heetwaterbak wordt een plaat zacht gemaakt en wordt het gewenste patroon uitgeknipt. De vorm wordt op de hand geplaatst en in vorm gemodelleerd. Dan laat u het materiaal afkoelen. Wanneer u een gevormde spalk van dit materiaal weer in het warme water legt, wordt het opnieuw de vlakke mal. Nu kunt u opnieuw een vorm om de hand maken. Vooral wanneer u nog weinig ervaring hebt met het maken van spalken, kan dit materiaal u helpen om de kosten van het te gebruiken materiaal niet te veel te laten oplopen.

Perforaties

Voorkomen van transpiratie is nooit helemaal mogelijk bij gebruik van materiaal dat is gemaakt van plastic en rubber. Occlusie door een spalk kan bij een sterk transpirerende huid leiden tot een eczeemachtig beeld en in het meest ernstige geval tot decubitus. Geperforeerd materiaal wordt in dergelijke gevallen gebruikt om de huid meer de mogelijkheid tot 'ademen' te geven.

Kleur

De kleur van de spalk kan van nut zijn als waarschuwing. Een felle kleur valt op en geeft op deze manier bescherming tegen ruwe benadering door de omgeving. Bij kinderen en adolescenten kan een zachte of juist felle lievelingskleur de therapietrouw verhogen.

Tijdens de Olympische Spelen of andere belangrijke internationale sportevenementen bijvoorbeeld kan een oranje kleur een extra dimensie geven aan de periode waarin de spalk gedragen wordt en opnieuw de therapietrouw verhogen.

Casus Een zeer modebewuste tiener moest voor het verdere herstel van fracturen in haar vingers nog kleine vingerspalken dragen. Ze zag er de noodzaak wel van in, maar vond het niet erg bij haar outfit passen. Heel inventief heeft ze de spalken gekleurd met haar favoriete nagellak. Ze vielen des te meer op, maar functioneerden bij deze jongedame als uniek sieraad.

9.1.2 Polstermateriaal

Het is aan te raden het spalkmateriaal niet direct op de onbeschermde huid te laten dragen. Vooral bij warm weer kan de huid gaan smetten, zeker als de huid van nature al makkelijk transpireert (of neigt tot eczeem).

Een katoenen kous, al of niet voorzien van elastische vezels (vraag naar allergieën voor elastische vezels), die wordt aangebracht onder de spalk, voorkomt een groot deel van deze huidirritatie (zie afbeelding 9.3a en b).

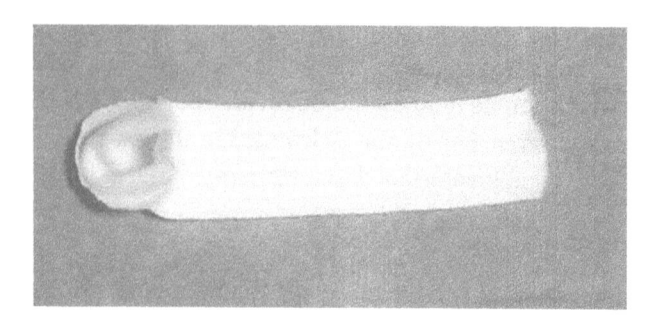

Afbeelding 9.3a
Kousmateriaal.

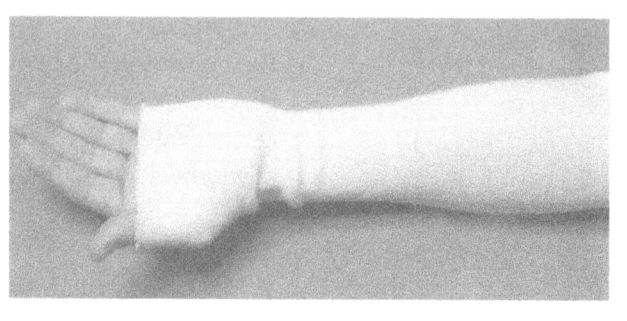

Afbeelding 9.3b
Omgelegde kous. Voor de duim moet nog een opening geknipt worden.

SPALKTHERAPIE

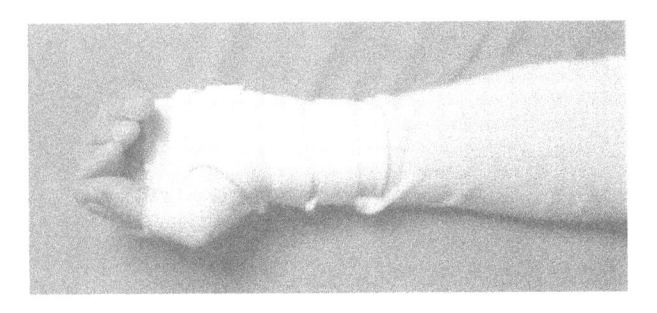

Afbeelding 9.3c
Er zijn plooien in de kous zichtbaar onder de aangelegde spalk. Dit kan decubitus veroorzaken.

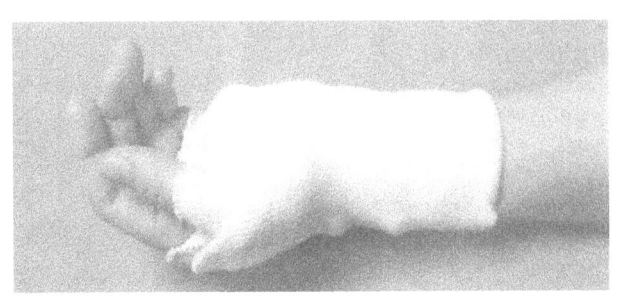

Afbeelding 9.3d
De kous is teruggeslagen over de spalk. Dit voorkomt beschadiging van de kleding door het klittenband.

Een dergelijke kous moet goed aansluiten, want plooien in de kous kunnen drukplekken geven (zie afbeelding 9.3c). Leg uw patiënt goed uit dat ribbels in de kous pijn gaan geven. Als deze pijn wordt ervaren, moet u uw patiënt instrueren naar u toe te komen om de spalk te laten controleren of de spalk zelf opnieuw om te doen.

De kous kan nog een tweede functie hebben. Door hem dubbel zo lang te maken kan hij na aanleggen onder de spalk teruggeslagen worden over de spalk. De spalk wordt gecamoufleerd, terwijl de kous tevens beschadiging van de kleding door het eventueel aanwezige klittenband voorkomt (zie afbeelding 9.3d).

De meestgebruikte kousmaterialen zijn:
- Tubigrip: verkrijgbaar in de maten (van smal naar breed) A t/m G.
- Uniflex: heeft een andere samenstelling. Er bestaat minder keuze in maatvoering, maar het is aanmerkelijk dunner dan tubigrip.

Om *drukplekken* door het spalkmateriaal te vermijden zijn (buiten de circulaire kousen) verschillende andere polstermaterialen in de handel. Deze materialen worden vooral plaatselijk toegepast.

Enkele door auteur veelgebruikte polstermaterialen zijn:
- Siliconensheet: wordt op maat geknipt en kan los in de spalk gedragen worden op de plaats waar de spalk problemen zou kunnen geven.
- Polycushion: wordt op maat geknipt en op de huid geplaatst vóór de spalk wordt aangelegd. Na modelleren en afkoelen van de spalk kunnen de stukjes polstering verwijderd worden, waardoor een ruimte tussen spalk en huid is ontstaan en een drukpunt wordt voorkomen.
- Hapla: is een luchtige, zeer zachte beschermlaag, die in verschillende dikten verkrijgbaar is.
- Rolyan contour foam: is een comfortabele, zachte en duurzame beschermlaag. Dit materiaal wordt door de lichaamswarmte rond het beschermde lichaamsdeel gemodelleerd.

9.2 Werken met spalkmateriaal

Voor het werken met spalkmateriaal geven wij de volgende algemene adviezen:
- Nadat u een stuk materiaal gesneden hebt om als spalk te dienen (of via een mal een gemodelleerd stuk materiaal hebt uitgeknipt), maakt u het spalkmateriaal zacht en modelleerbaar in een heetwaterpan. Zorg er altijd voor dat

Afbeelding 9.4
Het spalkmateriaal wordt zacht gemaakt in het warme water. Met een platte houten lepel (zie ook afbeelding 9.1, tweede van rechts) wordt het materiaal uit het warme water gehaald. Boven de verwarmingsbak ziet u de opstelling van de diverse soorten klittenband.

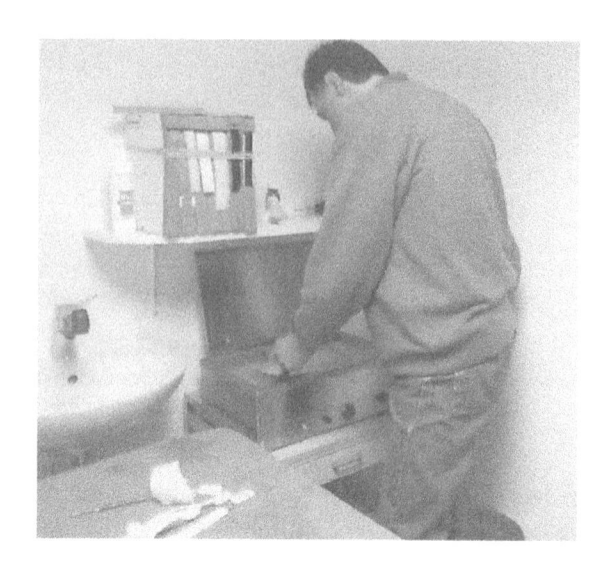

het materiaal niet op de bodem van de pan ligt, maar laat het rusten op een raster of bijvoorbeeld een houten pollepel (zie afbeelding 9.4).
- Het materiaal kan ook worden verwarmd in een oven. Stel de temperatuur van de oven op 80 graden in. Deze methode vergt echter meer tijd dan verwarming in een heetwaterpan.
- U droogt het warme spalkmateriaal met een doek, voordat u het op de huid van de patiënt legt. Het nog aanwezige hete water zou verbranding van de huid kunnen veroorzaken.
- Maak bij het aanleggen van de spalk zo veel mogelijk gebruik van de zwaartekracht (zie afbeelding 9.5). Hierdoor vormt de spalk zich deels al vanzelf om pols of hand. Aansluitend maakt u strijkende bewegingen van distaal naar proximaal om de juiste vorm te krijgen en te behouden. Uiteraard worden hand en pols in de juiste houding gefixeerd, al of niet met een kussensteun onder hand en/of pols.
- Om vingerafdrukken na uitharden op het materiaal te vermijden kunt u uw handen glad maken door ze nat te houden met koud water of in te smeren met zoete olie.
- Maakt u een grote spalk voor hand, pols en onderarm, dan is het handig om bij het aanleggen het proximale deel van de spalk met enkele slagen elastisch verbandmateriaal vast te zetten om distaal gemakkelijker te kunnen werken.
- Met behulp van koud water of een natte koude handdoek kan een spalk sneller worden afgekoeld, waardoor de gewenste vorm sneller wordt verkregen.
- Nadat het materiaal is uitgehard, gaat u op scherpe randen controleren. Scherpe randen dient u stomp te maken (zie afbeelding 9.6). Dit kunt u doen

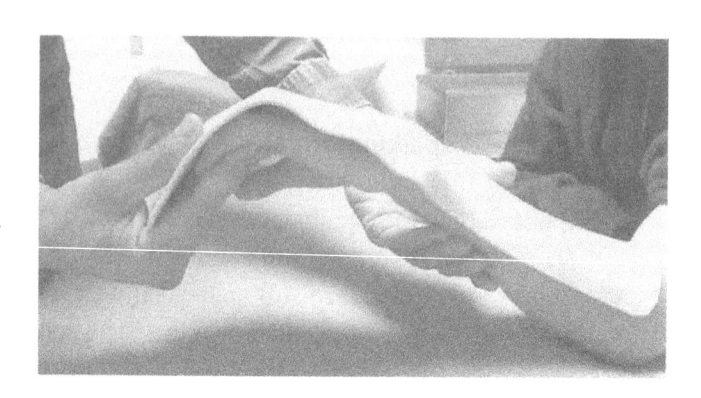

Afbeelding 9.5
Maak gebruik van de zwaartekracht. De patiënt is meer ontspannen. Ondersteun de arm en/of hand van de patiënt bij het uitharden van de spalk.

Afbeelding 9.6
Stomp maken van de randen van de spalk. Scherpe randen kunnen na uitharden van de spalk decubitus veroorzaken.

Afbeelding 9.7
Bevestiging van klittenband op een spalk.

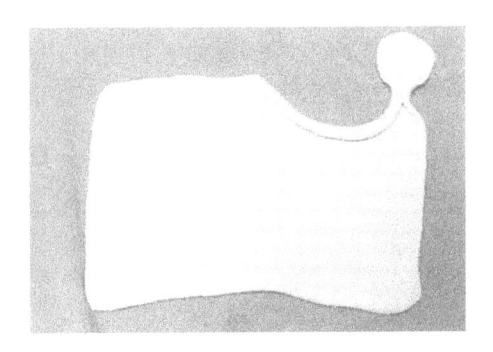

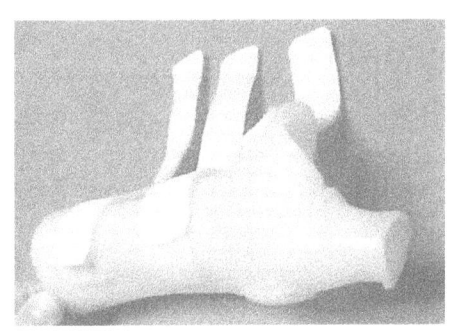

door het materiaal weer in warm water te leggen (of met het hittekanon weer soepel te maken) en vervolgens de gewenste handeling uit te voeren. Pas er bij het gebruik van het hittekanon voor op dit apparaat niet op één plek stil te houden. Het spalkmateriaal kan dan te slap worden, waardoor de geprepareerde spalk zijn vorm verliest.
- Vermijd drukpunten en gebruik polstermateriaal op de plekken waar u drukpunten kunt verwachten.
- Heeft de spalk de juiste pasvorm, dan wordt het klittenband bevestigd (zie afbeelding 9.7). Om te voorkomen dat het zelfklevende klittenband onvoldoende hecht, kunt u de coating van het spalkmateriaal gedeeltelijk wegkrabben met een scherp voorwerp (of wegsmelten met het hittekanon) alvorens dit klittenband te bevestigen.

9.3 Schoonhouden van de spalk

Met handwarm water en zeep kunnen de spalk en de bevestigingsbandjes worden schoongemaakt. Het gedeelte waarmee het klittenband op de spalk zit vastgeplakt, mag niet nat worden.
Als de patiënt de spalk zelf mag schoonmaken, geef dan duidelijke instructies wanneer dat mag, en in welke houding de hand en de pols tijdens deze procedure gefixeerd moeten blijven. De behandelend handchirurg zal het beslist niet op prijs stellen als u bij pas gehechte buigpezen de spalk laat verwijderen om die schoon te maken.

9.4 Leefregels bij het dragen van een spalk

Om te voorkomen dat de patiënt een spalk gaat beschouwen als een verlengstuk van zichzelf, en daarmee het afwennen moeilijk kan worden, dient u de diverse aspecten van de spalkbehandeling bij aanvang van de behandeling goed door te spreken met de patiënt. Belangrijk hierbij zijn: de doelstelling van de behandeling, het te bereiken resultaat, de mogelijke beperking van de behandeling, en zeker de schatting van de met de behandeling gemoeide tijd.
Onderstaande instructies aan de patiënt zijn ontstaan door jarenlange ervaring. De praktijk heeft geleerd dat het beste resultaat wordt bereikt door enkele algemene punten op papier te zetten aangevuld met de voor de patiënt specifieke adviezen, en deze aan de patiënt mee te geven ter ondersteuning van hetgeen u in de praktijk hebt uitgelegd.

Instructies aan de patiënt

Omgaan met de spalk
U hebt gezien dat uw fysiotherapeut voor u een plat stuk materiaal tot een spalk heeft gevormd door het in warm water te leggen. Dit betekent ook dat de spalk zijn vorm verliest bij te grote verhitting. Leg dus de spalk niet op de verwarming als deze aanstaat en houdt de spalk uit de felle zon. Vervormen van de spalk op tafel voor een raam of het dashboard zijn daarvan bekende voorbeelden.

Huidirritatie
Als u al bekend bent met huidaandoeningen of een snel transpirerende huid hebt, meld dit uw fysiotherapeut. Als u merkt dat de huid gaat schrijnen, moet u dit eveneens melden.
Meestal hebt u al een kous om de arm gekregen om deze irritatie tegen te gaan. Voor sommige mensen is dit echter onvoldoende. Er zal dan naar een andere oplossing gezocht worden.

Pijn tijdens het dragen van de spalk
Hoe zorgvuldig een spalk ook wordt aangelegd, toch kan een drukplek ontstaan. U herkent dit doordat de spalk in een bepaalde houding pijn doet. Meld dit uw fysiotherapeut. Deze kan de spalk dan aanpassen, zodat de pijn verdwijnt. Als u het pijnsignaal verwaarloost en de spalk blijft dragen, kan de huid kapotgaan en kan een ontsteking ontstaan. Dit kan uw genezing belemmeren.

Schoonmaken van de spalk
Bij langdurig gebruik van een spalk kan deze vuil worden door transpiratie en onfris gaan ruiken. Soms mag u de spalk vanaf het begin af en toe schoonmaken, soms ook niet. Vraag aan uw fysiotherapeut wanneer dat kan. Vraag ook hoe u uw hand en arm moet houden als de spalk wordt schoongemaakt. Doet u dit niet op de goede manier, dan kan dit uw genezing belemmeren.

Afbouwen van de spalk
Hierna geven we een aantal adviezen voor het moment dat u de spalk mag gaan afdoen. Bij elk bezoek zal uw fysiotherapeut uitleggen welke adviezen voor u geschikt zijn tot aan uw volgende bezoek.
- Op het moment dat u de spalk voor de eerste keer om kreeg, voelde dat vreemd aan. U hebt gemerkt dat u daaraan moest wennen. Dit heeft misschien wel enkele dagen geduurd. Bij het verminderen van het gebruik van de spalk gebeurt hetzelfde. U zult merken dat het enige tijd duurt voordat u er weer aan gewend bent geen spalk te dragen. De spalk heeft u een tijd lang een 'veilig gevoel' gegeven en nu moet u weer op uw arm zonder steun gaan vertrouwen.
- De spieren van pols en hand zijn ook verwend geweest de afgelopen periode, maar daardoor zijn ze wel slapper geworden. De gewrichten kunnen wat stijver zijn geworden. Daarom kan het zinvol zijn de eerste week

SPALKTHERAPIE

na het afdoen van de spalk een elastische kous te dragen. Deze kous, meestal een tubigrip, geeft warmte en steun en herinnert u eraan dat u de hand nog niet volledig normaal kunt gebruiken.
- U mag na het aflaten van de spalk in het begin de hand alleen maar bewegen. Het belasten van spieren en gewrichten en het terugwinnen van kracht komen later pas en gaan des te gemakkelijker als de normale beweging er alweer is.
- De periode die nodig is om de spalk te ontwennen kan per persoon sterk verschillen. Uw fysiotherapeut zal aangeven wat ongeveer voor u te verwachten is.

  De eerste week wordt de spalk drie keer per dag een half uur afgedaan. Tijdens dit halfuur kunt u lichte alledaagse dingen doen, maar geen kracht zetten of dit halfuur lang dezelfde beweging uitvoeren. Geeft het afdoen van de spalk veel klachten, halveer dan de tijd tot een kwartier, en meld dit bij uw volgende bezoek aan de fysiotherapeut.

  Gaat het aflaten na een week goed, dan kunt u de tweede week drie keer een uur proberen. De derde week drie keer twee uur, enzovoort.

  Gaat het aflaten van de spalk de eerste week goed maar de tweede week minder, dan gaat u terug naar het schema van de eerste week en probeert u het een week later nog eens.
- Kunt u sneller afbouwen, dan mag dit als uw fysiotherapeut dit aangeeft. Maar... wilt u te snel, dan kunt u een terugslag krijgen en kunt u weer op uw schema achteropraken. Meestal is het na een week of zes mogelijk de spalk geheel af te laten; het is echter dan nog wel verstandig de spalk de eerste tijd te dragen als u verwacht veel kracht te moeten zetten. Dit gaat altijd in overleg met uw fysiotherapeut.
- Geleidelijk aan zult u in deze periode de hand weer gaan belasten. U kunt beginnen met lichte belasting van de handen door uw normale dagelijkse handelingen uit te breiden. Als dit goed gaat, kunt u ook uw werk weer gaan verrichten. Als ook dit zonder problemen verloopt, dan kunt u ook weer gaan sporten en hobby's gaan beoefenen die veel van uw handen vergen.

HOOFDSTUK 10 | Leefregels en registratie

Zoals we al hebben aangegeven, zullen we een aantal suggesties geven voor het opzetten van een registratiesysteem voor patiënten met handproblemen alsmede een leidraad voor schriftelijke adviezen aan uw patiënten. Het registratiesysteem omvat zowel gegevens betreffende de diagnostiek van een handprobleem als de follow-up na het starten van de behandeling. De adviezen aan uw patiënten noemen we in dit boek de *leefregels*.

Uit ervaring is gebleken dat het op schrift meegeven van leefregels en oefeningen tot verbetering van het uiteindelijke resultaat leidt, *nadat* u deze met de patiënt hebt doorgenomen. Het geven van adviezen zonder deze op schrift mee te geven, zal voor sommige patiënten niet voldoende zijn. Het meegeven van schriftelijke instructies zonder dat u ze hebt uitgelegd, is voor niemand voldoende.

Er zijn twee manieren om de adviezen op schrift mee te geven:
- De eerste methode is: een protocollair overzicht waarop alle regels en oefeningen staan die in de loop van de behandeling nodig zullen zijn. Per sessie wordt aangeven welke leefregels en/of oefeningen van belang zijn tot de eropvolgende sessie.
- De tweede methode is: een deel van het protocol na elke sessie. De kans bestaat namelijk dat patiënten die het gehele protocol hebben meegekregen, mogelijk te snel willen gaan en meer gaan doen dan zinvol is op een bepaald moment. Anderen zullen misschien door de hoeveelheid informatie in de war kunnen raken.

Wij gaan ervan uit dat u beschikt over een computer met de mogelijkheid een database op te zetten, zodat u de protocollen per patiënt kunt aanmaken en de registratie per patiënt kunt uitvoeren.

Hierna volgen de richtlijnen zoals deze door ons gehanteerd worden.

10.1 Leefregels

10.1.1 Algemene leefregels voor de hand

Voor de fysiotherapeut
U kunt onderstaande adviezen meegeven, maar u kunt ze natuurlijk ook naar eigen inzicht inkorten. Uit ervaring is echter gebleken dat de volledige tekst goed voldoet.

Voor de patiënt
- Houd de hand warm.

- Gebruik bij voorkeur warm water voor uw bezigheden.
- Draag handschoenen wanneer de temperatuur lager is dan +10 °C (10 graden boven nul).
- Verblijf bij voorkeur in verwarmde ruimten.
- Vermijd temperatuurwisselingen en tocht.
- Alles wat u kunt met de hand, moet u vooral blijven doen (zonder dat dit pijn, napijn of toenemen van uw klachten veroorzaakt); alles wat u *niet* kunt met de hand, mag u absoluut *niet* doen. Bezigheden of bewegingen die aanleiding geven tot klachten, zullen tijdelijk anders of niet gedaan moeten worden. Doet u dit niet, dan onderhoudt u zelf uw klachten en zal het herstel langer op zich laten wachten. U moet proberen uw klachten te voorkomen.
- Probeer *duurbelasting* te vermijden. Met duurbelasting bedoelen we bijvoorbeeld:
  - langdurig typen;
  - langdurig schrijven;
  - langdurig handwerken;
  - langdurig klussen;
  - langdurig iets vasthouden (krant, boek, autostuur);
  - langdurig ergens op steunen (fietsstuur).
- Probeer *explosief belasten* te vermijden. Hiermee bedoelen we bijvoorbeeld:
  - wringen;
  - schroeven;
  - afdrogen;
  - groente snijden;
  - schillen;
  - plotseling veel kracht zetten.
- Kortom: luister naar uw hand. Deze vertelt u precies wat wel en niet kan. Een hand of vinger kan niet praten maar u wel met signalen duidelijk maken wat goed of niet goed is. Deze signalen zijn pijn, stijfheid en zwelling.

  De meeste handelingen worden vanuit gewoonte verricht (automatisch, zonder erbij na te denken). Als u let op de signalen die door uw hand of vinger afgegeven worden, zult u merken dat een aantal handelingen met meer concentratie uitgevoerd moet worden. U zult daardoor vaak meer tijd nodig hebben om iets te doen dan voorheen. Accepteer dit. Het is slechts tijdelijk.
- Probeer de hand zo normaal mogelijk te gebruiken. Als u uw hand op een andere manier gaat gebruiken, omdat er klachten ontstaan op de normale manier, loopt u kans problemen te krijgen van pols, elleboog, schouder, nek en ook van de andere arm (deze wordt dan in verhouding te veel belast).
- Vraag niet te veel van uw andere hand; deze is niet gewend het werk van twee handen te moeten verrichten en kan dan overbelast raken.
- Zorg voor een goede houding bij werk en hobby's en een goede verdeling van uw activiteiten. In onze haastige maatschappij wordt het lichaam steeds meer onder druk gezet en moet er in steeds kortere tijd meer gepresteerd worden. Spontane klachten van hand en arm ontstaan dan ook vaak bij eenzijdig werk met het lichaam, of met arm of been, in een niet altijd juiste houding.

  Denk daarbij aan de volgende punten:
  - Zorg voor afwisseling in het werk: vermijd repeterend werk.
  - Probeer te hoge werkdruk te voorkomen: werk minder of langzamer.
  - Probeer aanhoudende stress te vermijden: houd na elke twee uur even pauze.

- Zorg voor een goede werkplek: pas zit- of stahoogte aan, verander regelmatig van houding, let op reikafstanden, kwaliteit en bedieningsgemak van gereedschap en apparatuur.
- Leer uzelf een goede werktechniek aan: kijk hoe anderen het doen.

10.1.2 Leefregels bij het dragen van een spalk.

Hierna geven we informatie bij het dragen van een rustspalk.

Voor de fysiotherapeut
Om te voorkomen dat de patiënt een spalk gaat beschouwen als een verlengstuk van zichzelf, en daarmee het afwennen moeilijk kan worden, dient u de diverse aspecten van de spalkbehandeling met de patiënt bij aanvang van de behandeling goed door te spreken. Belangrijk zijn hierbij de doelstelling van de behandeling, het te bereiken resultaat, de mogelijke beperking van de behandeling, en zeker de schatting van de tijd die de behandeling gaan kosten.
Onderstaande instructies aan de patiënt zijn ontstaan door ervaring en kunnen als leidraad dienen voor uw eigen aanpak. De praktijk heeft geleerd dat het beste resultaat wordt bereikt door enkele algemene punten op papier te zetten, aangevuld met de voor de patiënt specifieke adviezen, en deze aan uw patiënten mee te geven ter ondersteuning van hetgeen u in de praktijk hebt uitgelegd. De beschrijving 'Voor de patiënt' is vrij uitvoerig. U kunt er meestal mee volstaan de belangrijkste punten beknopt onder elkaar te zetten en die aan te vullen met een mondelinge uitleg.
Vraag de patiënt regelmatig of er sprake is van irritatie van de spalk en of er sprake is van pijnklachten bij het dragen van de spalk. Bestaande huidaandoeningen kunnen in een plastic spalk verergeren. Een goed voorbeeld is een nattend eczeem, dat snel verslechtert in een vochtig milieu. Pijnklachten kunnen veroorzaakt worden door een scherpe rand van de spalk of een plooi in de spalk. Accepteer dit nooit en maak een nieuwe spalk als de rand of de plooi niet glad te krijgen is! Ook al is het maar voor een aantal dagen. Een decubitusplek kan aanleiding geven tot onnodige en wellicht gecompliceerde problemen.

Voor de patiënt
De spalk die u aangemeten hebt gekregen, is bedoeld om uw hand een zekere mate van rust te geven. Pijnklachten door overbelasting of na een ongeval zullen verminderen of verdwijnen. Een spalk die is aangemeten na een operatie, heeft als doel de hand te ondersteunen en pijnklachten te voorkomen.
De spalk zal u in uw bewegingen hinderen. En dat is nu precies de bedoeling. Hierdoor wordt de rust die nodig is om te genezen, afgedwongen. Als u toch een handeling wilt uitvoeren die nog niet is toegestaan, zal de spalk u het signaal geven er niet mee door te gaan. Negeert u dit signaal, dan heeft de spalk geen enkele zin en kunt u zelfs uw klachten verergeren. De spalk vertelt u precies wat wel of niet kan.
Alle bewegingen die gemaakt worden tijdens het dragen van de spalk, moeten uitgevoerd kunnen worden zonder pijn of napijn te veroorzaken!

Pijn tijdens het dragen van de spalk
Hoe zorgvuldig een spalk ook wordt aangelegd, toch kan een drukplek ontstaan.

U herkent dit doordat de spalk in een bepaalde houding pijn doet. Meld dit aan uw fysiotherapeut. Deze kan de spalk dan aanpassen, zodat de pijn verdwijnt.
Als u het pijnsignaal verwaarloost en de spalk blijft dragen, kan de huid kapotgaan en een ontsteking ontstaan. Dit kan uw genezing belemmeren.

Huidirritatie
Huidirritatie door het plastic materiaal tijdens het dragen van een spalk komt regelmatig voor. Als u al bekend bent met huidaandoeningen of wanneer u een snel transpirerende huid hebt, moet u dit aan uw fysiotherapeut melden.
Ook als u merkt dat de huid gaat schrijnen, moet u dit aan uw fysiotherapeut vertellen. Meestal hebt u al een kous om de arm gekregen om eventuele irritatie tegen te gaan. Ook kunt u de huid inwrijven met talkpoeder voordat u de spalk omdoet. Voor sommige mensen is dit echter onvoldoende. Er zal dan naar een andere oplossing gezocht worden.

Katoenen kous of tubigrip
Tubigrip is een kous van katoen, al of niet met elastische vezels, die onder de spalk wordt gedragen. U hebt ongeveer 50 centimeter nodig.
U schuift de kous voor de helft om uw hand en onderarm. U maakt een gaatje ter hoogte van de duim en steekt de duim door dit gat naar buiten. Nu doet u de spalk om de hand en/of de pols. Zorg ervoor dat er geen plooien in de kous komen! Vervolgens slaat u de kous over de spalk terug. Voor de duim maakt u weer een gaatje waar u de duim doorheen steekt.
Als u de kous goed hebt omgedaan, hebt u een dubbele handschoen aan met de spalk ertussen. Behalve dat de huid beschermd wordt, zal de spalk ook minder vuil worden.
Het kousmateriaal kunt u via uw huisarts op recept krijgen. Uw fysiotherapeut zal aangeven hoeveel u nodig hebt en welke maat voor u het meest geschikt is. Meestal wordt maat D of E gebruikt.

Omgaan met de spalk
U hebt gezien dat uw fysiotherapeut een plat stuk materiaal in warm water heeft gelegd en vervolgens voor u tot een spalk heeft gevormd. Dit betekent ook dat de spalk zijn vorm verliest bij te grote verhitting. Vervormen van de spalk op tafel voor een zonbeschenen raam of het dashboard van de auto zijn bekende voorbeelden hiervan. Leg dus de spalk niet op de verwarming als deze aanstaat en houd de spalk uit de felle zon.

Dragen van de spalk
De spalk wordt de eerste weken dag en nacht gedragen. Soms is het toegestaan de spalk met douchen even af te laten en/of ook schoon te (laten) maken. Uw fysiotherapeut zal vertellen of dat in uw geval mag.
Samen met uw behandelend arts bepaalt de fysiotherapeut hoe lang u de spalk zult moeten dragen. Meestal is dit aan het begin van de spalkbehandeling al aan te geven.

Schoonmaken van de spalk
Een spalk kan bij langdurig gebruik vuil worden door transpiratie en onfris gaan ruiken. Soms mag u de spalk vanaf het begin af en toe schoonmaken, soms ook niet. Vraag aan uw fysiotherapeut of dat bij u toegestaan is.

Vraag ook hoe u uw hand en arm moet houden als de spalk wel mag worden schoongemaakt. Soms mag de hand wel 'luchten', maar niet buiten de spalk bewegen. Het schoonmaken van de spalk zal dan door een ander gedaan moeten worden. Doet u het niet op de goede manier, dan kan dit uw genezing belemmeren.

10.1.3 Leefregels voor het afbouwen van het dragen van een spalk

Voor de fysiotherapeut
Het afbouwen van een spalk is per aandoening en per persoon verschillend. Hierna beschrijven we hoe u de patiënt kunt instrueren om het dragen van een rustspalk af te bouwen.
Een spalk wordt gemiddeld zes weken gedragen. De bedoeling van het dragen van een dergelijke spalk is dat, in combinatie met de meegegeven leefregels, de patiënt pijnvrij wordt in deze zes weken. De volgende periode van zes weken (afbouwfase) is bedoeld om de pols of hand weer te laten wennen aan belasting.
Niet iedere patiënt kan met deze drie maanden toe; sommige mensen hebben meer tijd nodig om de klachten te laten uitdoven. Een enkele keer is de afbouwfase minder dan zes weken; ook dit is normaal.
Het afbouwen van een spalk na (operatief behandelde) letsels en electieve operaties, alsmede bij de meer complexe aandoeningen, wordt bepaald door de fysiotherapeut in overleg met de behandelend specialist.

Voor de patiënt
De manier waarop het dragen van een spalk wordt afgebouwd, wordt bepaald samen met uw fysiotherapeut.
Toen u de spalk ging dragen, hebt u gemerkt dat u aan de spalk moest wennen. De meeste mensen doen daar ongeveer een week over. Bij het afbouwen van het dragen van de spalk zult u hetzelfde merken. Het duurt enige tijd voordat u er weer aan gewend bent hand en pols zonder spalk te bewegen. Het kan een onzeker gevoel geven; de pols en de hand zijn dan ook de afgelopen periode verwend geweest. De periode die nodig is om de spalk te ontwennen, kan per persoon sterk verschillen.
De conditie van de hand is door de rust minder geworden en de hand heeft tijd nodig om weer in de oude conditie te komen. Dit gaat vaak samen met enige pijn en stijfheid. Probeer vanaf het moment dat u de spalk gaat aflaten, de hand zo normaal en ontspannen mogelijk te gebruiken. Doe niet te veel, maar wees ook niet te bang. Het kan in sommige gevallen zinvol zijn de tubigrip (elastische kous) om te houden. Deze geeft steun en warmte, en helpt u herinneren de hand niet te intensief te gebruiken.
Het afbouwen van het dragen van de spalk kan individueel sterk verschillen. Bij sommigen gaat het sneller dan bij anderen. Zes weken is gewoonlijk voldoende. Tot de klachten overdag volledig verdwenen zijn, blijft u de spalk 's nachts dragen. Omdat u in uw slaap goed ontspannen bent, krijgt de hand weer een periode goede rust.

Afbouwschema
De eerste week wordt de spalk drie keer per dag een halfuur afgedaan. Tijdens dit halfuur kunt u lichte alledaagse dingen doen, maar u mag geen kracht zetten of gedurende dit halfuur eenzelfde beweging uitvoeren.

Geeft het afdoen van de spalk veel klachten, halveer dan de tijd tot een kwartier en meld dit bij uw volgende bezoek aan de fysiotherapeut. Gaat het aflaten na een week goed, dan kunt u de tweede week drie keer een uur proberen. De derde week drie keer twee uur, enzovoort.
Gaat het aflaten van de spalk de eerste week goed maar de tweede week minder, dan gaat u terug naar het schema van de eerste week en probeert het een week later nog eens.
Kunt u sneller afbouwen, dan mag dit als uw fysiotherapeut dit aangeeft. Maar... wilt u te snel, dan kunt u een terugslag krijgen en raakt u tijdelijk op uw schema achter.
Meestal is het mogelijk de spalk na een week of zes geheel af te laten. Het is dan echter wel verstandig de spalk nog een tijdlang te dragen bij te verwachten forse belasting van de hand.

10.1.4 Na de spalk

Voor de fysiotherapeut
Zodra de spalk afgelaten gaat worden, zullen vingers en hand geoefend moeten worden om hun normale functie terug te krijgen. In hoofdstuk 7 staat de algemene aanpak beschreven.
Hierna volgen enkele aanwijzingen voor de patiënt.

Voor de patiënt

Oefenen na het dragen van de spalk
U mag na het aflaten van de spalk in het begin de hand alleen maar bewegen. Het belasten van spieren en gewrichten en terugwinnen van kracht komen pas later, en dat gaat des te makkelijker als de normale beweging er weer is.
Om de normale beweging van hand en vingers terug te krijgen, zult u oefeningen moeten doen. De oefeningen hierna moet iedereen doen. Mogelijk moet u andere oefeningen erbij doen, maar die worden uitgelegd door uw fysiotherapeut.
Voordat u met oefenen begint, moet u zich goed realiseren dat dit oefenen voorzichtig en ontspannen moet gaan, zonder dat er pijn of napijn ontstaat. Hebt u wel pijn: minderen of stoppen met oefenen en overleggen met uw fysiotherapeut.
De volgende oefeningen voert u uit in warm water, een- tot tweemaal per dag:
- Breng de duim naar de vingertoppen, vijf- tot tienmaal.
- Breng de duim naar de pinkmuis, strek vervolgens de duim en beweeg deze weer van de hand af, vijf- tot tienmaal.
- Maak rustige buig- en strekbewegingen met de vingers, vijf- tot tienmaal.
- Maak buig- en strekbewegingen met de pols, vijf- tot tienmaal.
- Beweeg de pols van links naar rechts, vijf- tot tienmaal.

Als de pols en de vingers soepeler worden, zult u geleidelijk de hand weer mogen gaan belasten. Natuurlijk zal uw fysiotherapeut aangeven wanneer dat kan en hoe snel u de belasting kunt opvoeren.
U kunt beginnen met lichte belasting van de handen door uw normale dagelijkse handelingen te verrichten. Als dit goed gaat, kunt u uw werkzaamheden hervatten. Als ook dit zonder problemen verloopt, dan kunt u weer gaan sporten en hobby's oppakken die veel van uw handen vergen.

Het gebruik van cobantape
Als er sprake is van overmatig vocht in de vinger, kunt u cobantape gebruiken. Dit is een elastisch op zichzelf klevend verband, dat helpt het vocht uit uw vinger te krijgen. Uw fysiotherapeut zal aangeven of en hoe u het moet gebruiken.
De tape wordt aangebracht om de top van de vinger en wordt om de vinger gewikkeld tot in de oksel van de vinger. Desnoods wordt de hand mede ingepakt. De eerste en de laatste slag worden spanningsvrij aangebracht.

Het gebruik van spliterwten
Spliterwten kunnen uw huid helpen om weer aan de buitenwereld gewend te raken. De spliterwten (ongeveer 1 tot 1,5 kilogram) worden in een schoenendoos (met een opening aan de korte zijde) of in een plastic zak gedaan.
Nu maakt u rustige graaibewegingen (niet te snel en niet te krachtig) en laat u de erwten rustig door uw vingers vallen. Dit doet u drie tot vier minuten, twee- tot driemaal per dag.

Het terugkrijgen van een normaal gevoel
Met behulp van een plukje watten, een zachte of harde handdoek, een stukje schuurpapier en dergelijke kunt u het gevoel in vingers en hand weer terugkrijgen. Maak met de vinger of de hand een wrijvende beweging over het materiaal (natuurlijk zonder pijn of napijn) gedurende vijf minuten, twee tot drie keer per dag.

Littekenmassage
Soms is een litteken aanwezig dat nog wat vastzit aan de onderlaag. U kunt dan het litteken masseren. Littekenmassage moet uitgevoerd worden zonder pijn of napijn te veroorzaken.
Plaats de duim of wijsvinger op het litteken en maak gedurende een minuut een rustige draaiende beweging met de huid ten opzichte van de onderlaag. Vervolgens schuift u een klein stukje met uw duim of wijsvinger op en masseert u een nieuw plekje. Dit herhaalt u totdat u het gehele litteken gemasseerd hebt.
Het masseren wordt twee- tot driemaal per dag uitgevoerd.

10.2 Registratie

Registratie van alle gegevens over uw patiënt in een database zijn om meerdere redenen belangrijk. Niet alleen de persoonsgegevens, maar ook de voortgang in de behandeling van de betreffende patiënt kunt u snel en overzichtelijk weergeven. Daarnaast kunt u de gegevens koppelen aan uw financiële administratie, maar ook aan de verslaggeving naar de behandelend arts(en).
Voor de in onderzoek geïnteresseerden onder u is het op deze wijze eenvoudig om de efficiëntie van uw werkmethode te evalueren. Vertonen de resultaten van de behandelingen een opgaande lijn? Vermindert het aantal benodigde sessies? Het laatste is niet onbelangrijk voor de verzekeraars; uw doelmatigheid neemt immers toe!

Hoe zorgvuldig u uw registratiesysteem ook hebt samengesteld, u zult merken dat in de loop van de tijd het systeem evolueert. Er komen altijd weer punten naar voren waaraan u aanvankelijk niet hebt gedacht, maar die toch niet weggelaten kunnen worden. Ook zal het voorkomen dat u een registratieprotocol ge-

bruikt dat veel te uitgebreid is voor de handaandoeningen die u ziet. U kunt dan een verkorte versie naast de uitgebreide versie gaan gebruiken en zo meer.
Als u zich voornamelijk op handtherapie gaat richten, of wanneer u een enthousiast gebruiker van de computer bent, kunt u natuurlijk ook een reeds bestaand (kostbaar in aanschaf) systeem gaan gebruiken. EVAL is daar een voorbeeld van.

Wij geven een aantal suggesties voor evaluatie van een hand na:
- een trauma;
- een correctieve ingreep zonder trauma;
- voortgang van de oefentherapie.

Op het eerste gezicht zijn dit indrukwekkende lijsten, die vermoeiend veel tijd lijken te kosten. Dit valt echter reuze mee. Zodra u ervaring hebt gekregen met het invullen ervan, zult u merken dat de meest uitgebreide lijst u ongeveer tien minuten tijd kost. U zult algauw zien dat veel vragen niet ingevuld hoeven worden, omdat ze niet ter zake doen. Het hanteren van dergelijke lijsten leert u echter wel systematisch te denken en te werken.

10.2.1 Communicatie en voortgang via grafische voorstelling

De voortgang van de functie van gewrichten wordt zichtbaar gemaakt door de metingen van de uitslagen van de gewrichten per tijdseenheid te vermelden en hiervan een grafiek te maken. Wij gebruiken dit door ons ontwikkelde systeem al jaren. De patiënt brengt de computeruitdraai mee naar het spreekuur van de behandelend handchirurg, die in één oogopslag kan zien hoe de vorderingen zijn. Behalve vorderingen kunnen ook optredende problemen opgemerkt worden.
Is er een aantal weken geen verbetering in de flexie of extensie van een vingergewricht, dan zal de handchirurg naar de oorzaak gaan zoeken. Is de gehechte pees nog wel intact? Ontstaat er een ankylose? Durft de patiënt wel te oefenen? Enzovoort.
Dit gaat natuurlijk alleen op als de handchirurg de patiënt ook regelmatig zelf controleert. Door bovenstaand registratiesysteem is dit goed te doen. Een controlebezoek vergt daardoor weinig tijd en is in een drukbezet spreekuur altijd wel in te voegen. Ook voor de patiënt is het dan een weinig tijdrovende zaak.
Op de achterzijde van de voortgangsregistratie wordt via dit formulier ook informatie uitgewisseld tussen fysiotherapeut en handchirurg. Bij een goede samenwerking tussen fysiotherapeut en handchirurg is vaak een korte notitie voldoende. Doordat het formulier met de opmerkingen weer wordt meegenomen naar de fysiotherapeut, krijgt de patiënt op deze wijze zijn plaats in de communicatie, maar neemt hij ook kennis van de overwegingen die fysiotherapeut en handchirurg maken in de loop van zijn behandeling.
Er zijn patiënten die op deze wijze een zeer actieve rol gaan spelen. Door het ontstane begrip en door de meegegeven leefregels en oefeningen gaan zij zichzelf behandelen en houden fysiotherapeut en handchirurg alleen nog een controlerende functie. Dit gebeurt vaker wel dan niet.

Door bovengenoemde factoren is het aantal sessies voor het behandelen van een handprobleem bij Pilon in de loop van de jaren gestaag gedaald. Momenteel heeft hij een doelmatigheidscijfer van 4,8 voor fysiotherapeutische behandeling van de hand.

Afbeelding 10.1 toont van een blanco formulier met grafieken. Daarna volgt een beschrijving van de behandeling van vier patiënten. De gegevens van de aandoening van de patiënt zijn vermeld, terwijl van elke patiënt de bijbehorende grafieken zijn gegeven (zie afbeelding 10.2 t/m 10.5).

Met een eigengemaakte database op basis van een spreadsheetopzet hebben we een systeem ontwikkeld om de voortgang van de behandeling van een patiënt trendmatig te kunnen volgen. Deze grafieken, met op de achterzijde handgeschreven commentaar en suggesties van fysiotherapeut en handchirurg, worden aan de patiënt meegegeven en bij elk bezoek aan de behandelaar getoond. Met enige uitleg begrijpt de patiënt de trendvorming die deze grafieken te zien geven goed. Behalve het begrip wordt vaak ook het enthousiasme om te oefenen en de grafieken te zien verbeteren vergroot.
Als u als fysiotherapeut merkt dat de voortgang niet erg snel verloopt, verricht dan de metingen met langere tussenpozen. Het enthousiasme om te oefenen kan gestimuleerd worden door een opgaande lijn van de grafieken, maar kan ook verminderen als er weinig verbetering te zien is.
Om u een indruk te geven van het systeem, geven we hierna de ziektegeschiedenis van vier patiënten. Alle patiënten zijn behandeld in het jaar 2001.

LEEFREGELS EN REGISTRATIE

Afbeelding 10.1
Blancoformulier.

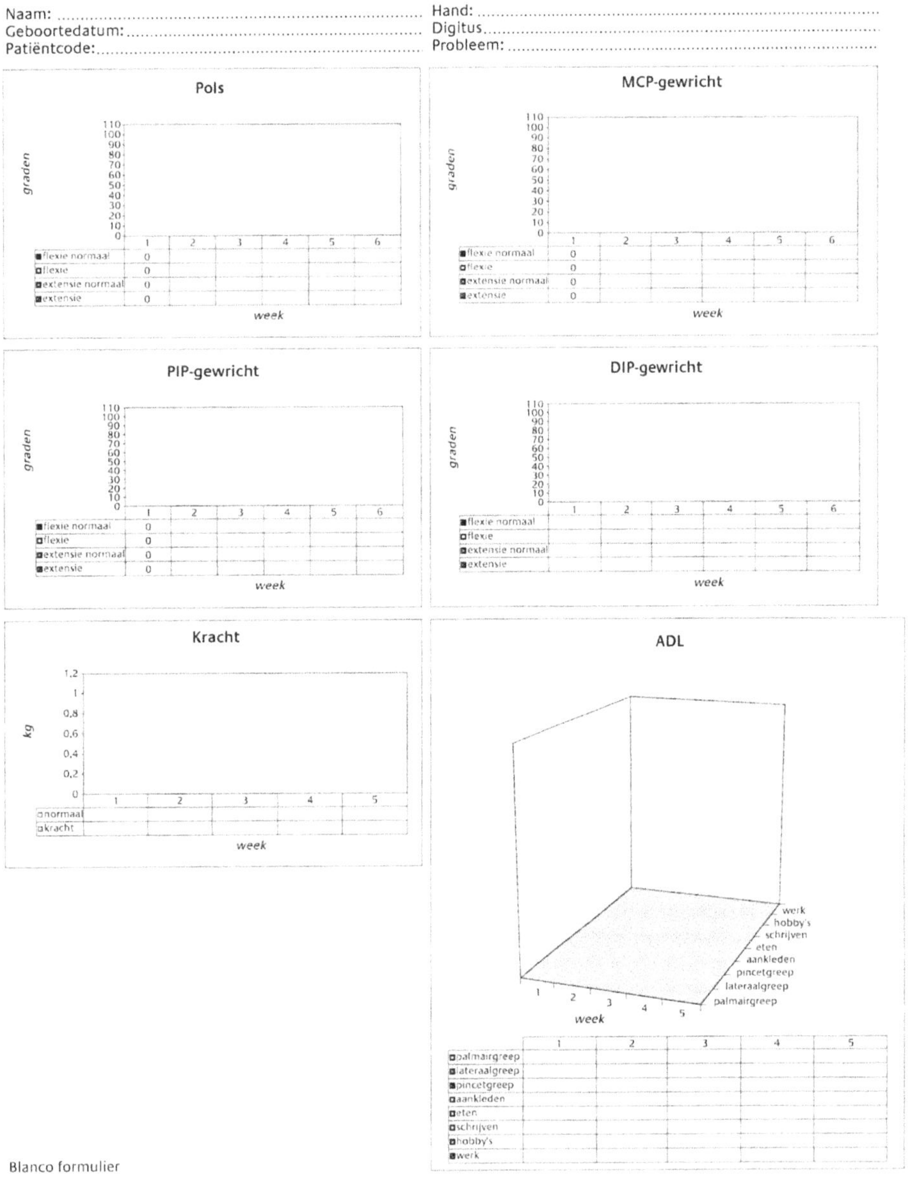

Naam: ....
Geboortedatum: ....
Patiëntcode: ....

Hand: ....
Digitus: ....
Probleem: ....

Blanco formulier

Op de achterzijde van dit grafiekblad is ruimte gecreëerd voor communicatie tussen fysiotherapeut en behandelend arts, zichtbaar voor desbetreffende patiënt:

Datum: ....
....
....

Datum: ....
....
....

Ziektegeschiedenis patiënt 1
Man van 45 jaar heeft met de niet-dominante linkerpink knel gezeten onder de laadklep van een metalen container.
Het PIP-gewricht werd dik en pijnlijk; de functie van MCP-, PIP- en DIP-gewricht werd bemoeilijkt. Met name de flexie van het PIP-gewricht leverde problemen op. Oefentherapie werd ingezet, leefregels werden uitgelegd. Een nachtspalk voor het PIP-gewricht in flexie ondersteunde de verkregen verbetering van de buigfunctie.

Op afbeelding 10.2 kunt u de trend volgen van de verbetering van de functie. De flexie van het MCP-gewricht is binnen drie weken oefentherapie genormaliseerd. De flexie van het PIP-gewricht is na drie weken goed verbeterd, maar stagneert dan. Ook na langere tijd en met spalken blijft dit zo. Hoewel niet geheel genormaliseerd, is dit voor de functie van een pink een acceptabele functie.
De kracht is na vier weken zeker nog niet wat het moet zijn, maar neemt geleidelijk aan toe. Met name het weer gaan gebruiken van de hand voor de dagelijkse handelingen doet de functie nog steeds toenemen.
De grafiek betreffende een aantal ADL-functies laat een duidelijke normalisering van de palmaire greep zien.

LEEFREGELS EN REGISTRATIE

Afbeelding 10.2
Ingevuld formulier patiënt 1.

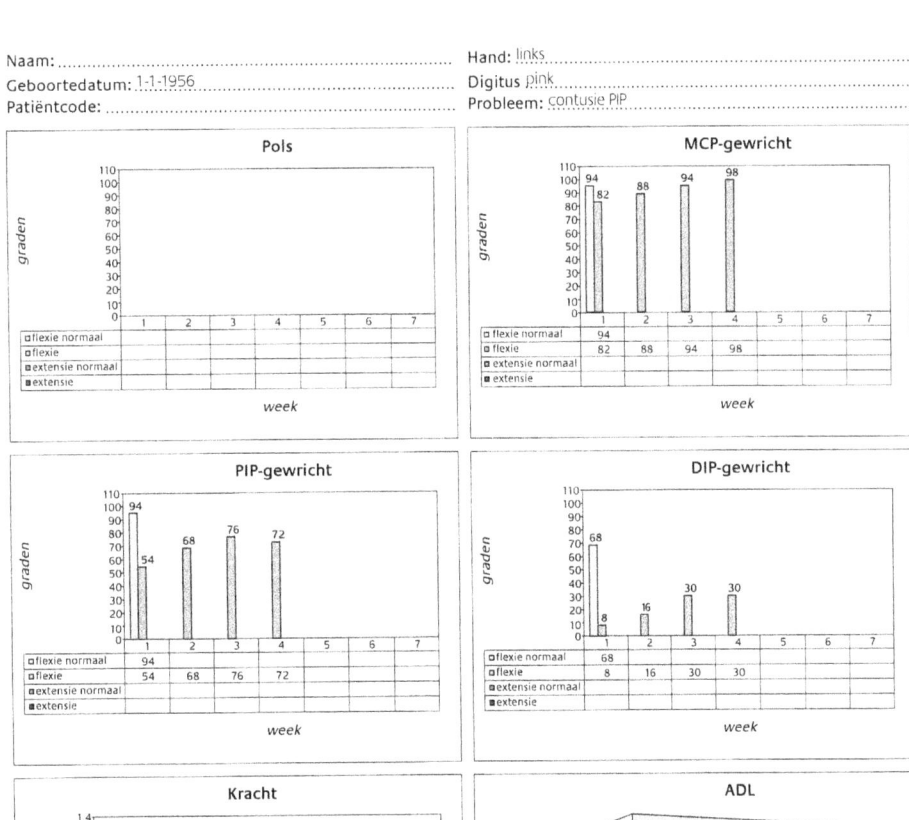

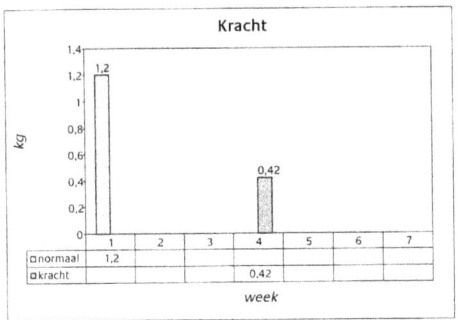

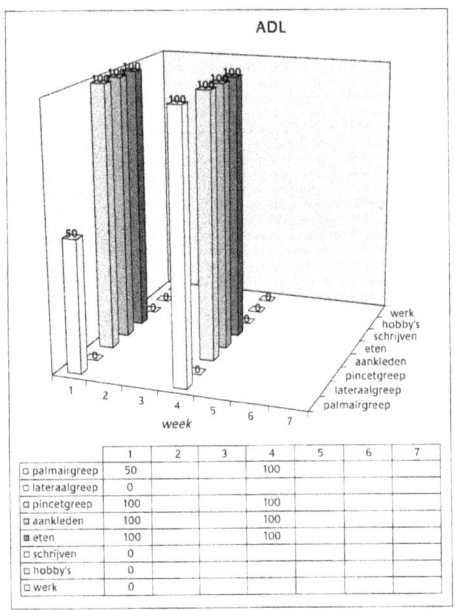

Naam: ....
Geboortedatum: 1-1-1956
Patiëntcode: ....

Hand: links
Digitus: pink
Probleem: contusie PIP

Pols

	1	2	3	4	5	6	7
flexie normaal							
flexie							
extensie normaal							
extensie							

MCP-gewricht

	1	2	3	4	5	6	7
flexie normaal	94						
flexie	82	88	94	98			
extensie normaal							
extensie							

PIP-gewricht

	1	2	3	4	5	6	7
flexie normaal	94						
flexie	54	68	76	72			
extensie normaal							
extensie							

DIP-gewricht

	1	2	3	4	5	6	7
flexie normaal	68						
flexie	8	16	30	30			
extensie normaal							
extensie							

Kracht

	1	2	3	4	5	6	7
normaal	1,2						
kracht				0,42			

ADL

	1	2	3	4	5	6	7
palmairgreep	50			100			
lateraalgreep	0						
pincetgreep	100			100			
aankleden	100			100			
eten	100			100			
schrijven	0						
hobby's	0						
werk	0						

Ziektegeschiedenis patiënt 2
Man van 72 jaar schoof een bundel papieren in een lade en merkte daarna dat hij het topje van zijn dominante ringvinger niet meer kon strekken.
De huisarts gaf hem een mallet spalk (zie paragraaf 1 van Bijlage II) gedurende zes weken, waarna hij weer mocht oefenen. Hij deed dit dan ook flink: de vinger werd dik, rood en pijnlijk ter hoogte van het DIP-gewricht. In plaats van verbetering trad verslechtering van de stand van het DIP-gewricht op. Het kon niet meer gestrekt worden.
De patiënt werd naar ons handenspreekuur verwezen met de vraag of hier sprake was van een posttraumatische dystrofie. Bij onderzoek werd een mallet finger geconstateerd in een genezend stadium. De zwelling en roodheid werden veroorzaakt door littekenvorming rond de afgescheurde strekpees ter hoogte van het DIP-gewricht. De pijn werd veroorzaakt door het zeer intensief oefenen door de patiënt.
Oefentherapie en algemene leefregels werden uitgelegd en ondersteund door een aangemeten mallet spalk (zie paragraaf 1 van Bijlage II) voor de periode dat niet geoefend werd. Met deze relatieve en gedoseerde rust werd de vinger al snel slank op de littekenvorming ter hoogte van het dorsum van het DIP-gewricht na. De modellering hiervan duurde maanden. De pijn verdween eveneens snel.

Op afbeelding 10.3 kunt u zien dat flexie van het PIP-gewricht door het letsel verminderd was. Met name door middel van de aangemeten spalk, waarmee het PIP-gewricht gewoon gebruikt mocht worden, is deze functie snel verbeterd.
Er is enig onvermogen tot het extenderen van de eindfalanx overgebleven. Dit is acceptabel voor de behandelaar. Deze patiënt was er uiterst tevreden mee. De ADL-functies hebben nooit onder dit letsel geleden, zoals u op de grafiek kunt zien.

LEEFREGELS EN REGISTRATIE

Afbeelding 10.3
Ingevuld formulier patiënt 2.

Naam: ....
Geboortedatum: 5-5-1929
Patiëntcode: ....

Hand: rechts
Digitus: ringvinger
Probleem: mallet finger (oud)

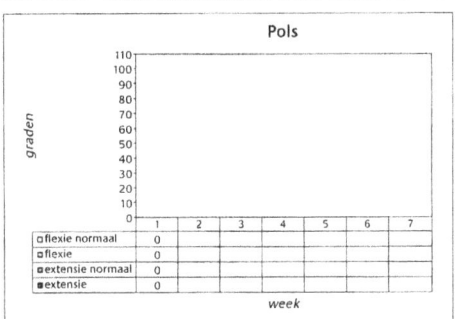

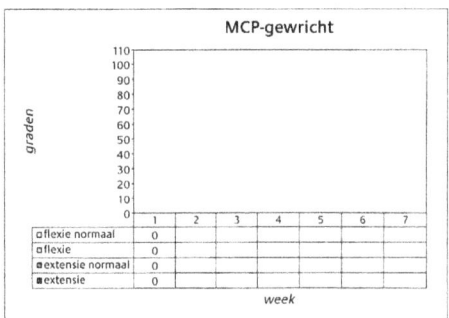

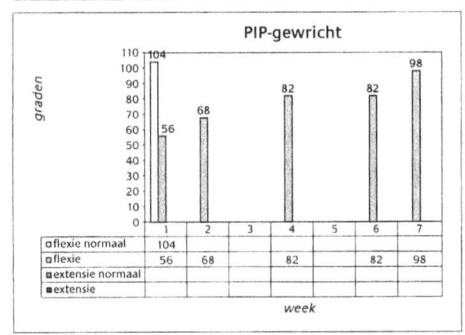

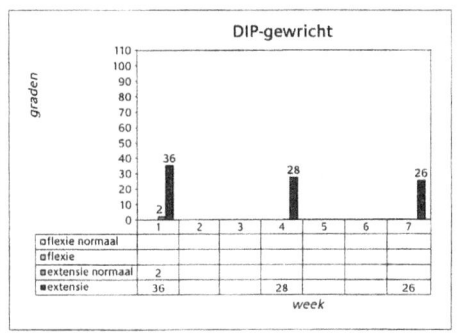

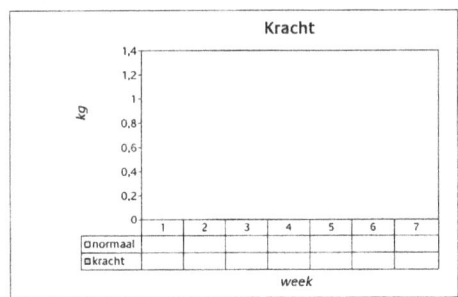

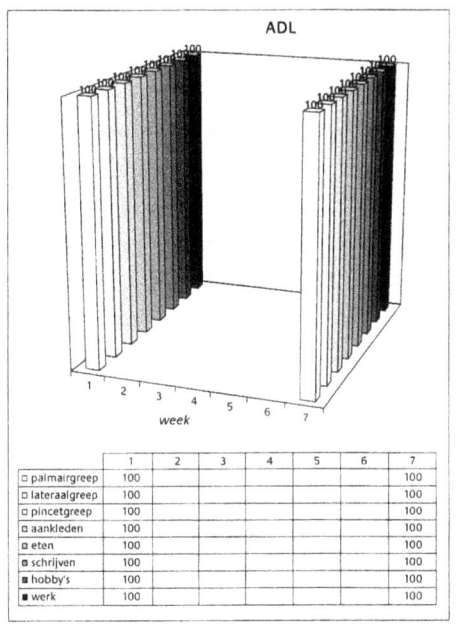

Pols

	1	2	3	4	5	6	7
□ flexie normaal	0						
□ flexie	0						
□ extensie normaal	0						
■ extensie	0						

week

MCP-gewricht

	1	2	3	4	5	6	7
□ flexie normaal	0						
□ flexie	0						
□ extensie normaal	0						
■ extensie	0						

week

PIP-gewricht

	1	2	3	4	5	6	7
□ flexie normaal	104						
□ flexie	56	68		82		82	98
□ extensie normaal							
■ extensie							

week

DIP-gewricht

	1	2	3	4	5	6	7
□ flexie normaal							
□ flexie							
□ extensie normaal	2						
■ extensie	36			28			26

week

Kracht

	1	2	3	4	5	6	7
□ normaal							
□ kracht							

week

ADL

	1	2	3	4	5	6	7
□ palmairgreep	100						100
□ lateraalgreep	100						100
□ pincetgreep	100						100
□ aankleden	100						100
□ eten	100						100
□ schrijven	100						100
■ hobby's	100						100
■ werk	100						100

Ziektegeschiedenis patiënt 3
Vrouw van 33 jaar struikelde met een aardewerken pot in haar handen. De pot sloeg kapot op de stenen en daarbij verwondde ze haar rechter, dominante duim. Bij onderzoek werd een wond op het dorsum van de eerste straal ter hoogte van het os metacarpale vastgesteld en een doorsnijding van de pees van de musculus extensor pollicis longus.
Operatief herstel van de pees vond plaats. De hand werd vier weken met een gipsspalk geïmmobiliseerd, waarbij de duim in extensie werd gehouden.
Na verwijderen van de spalk werd zij ter oefening van de hand verwezen. Oefenadviezen en algemene leefregels werden voorgeschreven.

De pols is door de gipsimmobilisatie stijf geworden. Op de grafiek (zie afbeelding 10.4) van de pols is te zien dat de extensie na drie weken is genormaliseerd en de flexie sterk verbeterd is. Na drie weken is de flexie van het MCP-gewricht genormaliseerd en ontstaat zelfs een 'overcorrectie' vergeleken met de linker, niet-gekwetste duim. Mogelijk heeft dit met het oefenen te maken, maar het kan ook zijn dat dit de normale functie van voor het ongeval was, daar het hier om de dominante duim gaat.
De flexie van het IP-gewricht verbetert eveneens aanzienlijk in drie weken.
De abductie van de duim is altijd goed geweest; de oppositie, aanvankelijk onmogelijk, verbetert eveneens probleemloos.
De ADL-functies verbeteren duidelijk in drie weken, maar ijlen na bij de verkregen functie.
Dit is een normaal verschijnsel, daar deze functies pas later toegestaan zijn dan de oefeningen. In wezen heeft deze vrouw in week 3 net toestemming gekregen om een en ander te gaan doen.
Deze vrouw was uiterst therapietrouw en enthousiast. Zij vond na drie weken de therapietijd en de instructies dan ook voldoende om de sessies te stoppen en zelfstandig verder te gaan. Uiteraard heeft ze het advies meegekregen om bij problemen of onzekerheid terug te komen. Een maand na het laatste bezoek meldde zij telefonisch dat alles uitstekend ging en dat zij weer volledig normaal functioneerde. Natuurlijk gaat het niet altijd zo voorbeeldig, maar vaak toch wel.

LEEFREGELS EN REGISTRATIE

Afbeelding 10.4
Ingevuld formulier patiënt 3.

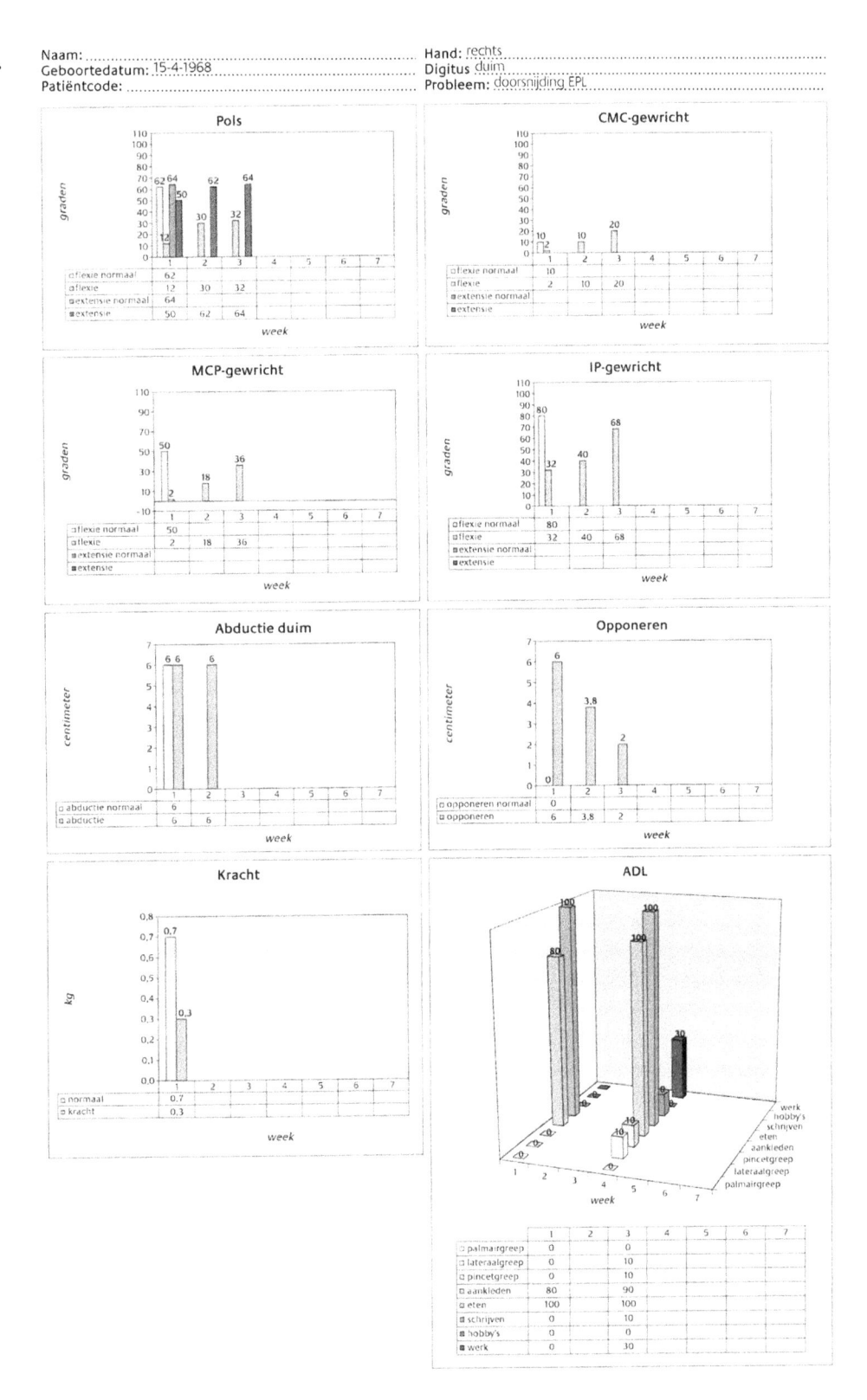

Naam: ....
Geboortedatum: 15-4-1968 ....
Patiëntcode: ....

Hand: rechts ....
Digitus: duim ....
Probleem: doorsnijding EPL ....

Pols

	1	2	3	4	5	6	7
□ flexie normaal	62						
□ flexie	12	30	32				
■ extensie normaal	64						
■ extensie	50	62	64				

CMC-gewricht

	1	2	3	4	5	6	7
□ flexie normaal	10						
□ flexie	2	10	20				
■ extensie normaal							
■ extensie							

MCP-gewricht

	1	2	3	4	5	6	7
□ flexie normaal	50						
□ flexie	2	18	36				
■ extensie normaal							
■ extensie							

IP-gewricht

	1	2	3	4	5	6	7
□ flexie normaal	80						
□ flexie	32	40	68				
■ extensie normaal							
■ extensie							

Abductie duim

	1	2	3	4	5	6	7
□ abductie normaal	6						
□ abductie	6	6					

Opponeren

	1	2	3	4	5	6	7
□ opponeren normaal	0						
□ opponeren	6	3,8	2				

Kracht

	1	2	3	4	5	6	7
□ normaal	0,7						
□ kracht	0,3						

ADL

	1	2	3	4	5	6	7
□ palmairgreep	0	0					
□ lateraalgreep	0	10					
□ pincetgreep	0	10					
□ aankleden	80	90					
□ eten	100	100					
■ schrijven	0	10					
■ hobby's	0	0					
■ werk	0	30					

Ziektegeschiedenis patiënt 4

Man van 54 jaar stootte zich flink en bezeerde daarbij zijn rechter, dominante middelvinger.

Het PIP-gewricht werd dik. De ongevalsröntgenfoto liet geen bijzonderheden zien; de banden waren bij onderzoek stabiel. De uitvoering van de tests ter vaststelling van deze stabiliteit waren wel pijnlijk. De diagnose werd gesteld op contusie van het PIP-gewricht en de patiënt kreeg van de algemeen chirurg de raad een weekje rust te houden en dan weer alles te gaan doen.

De vinger bleef echter erg pijnlijk en dik en daarom werd de patiënt door de huisarts voor oefentherapie verwezen. Bij het eerste onderzoek bleken zowel de flexie als de extensie verminderd te zijn, waardoor de gehele hand een verminderde functie vertoonde. Oefentherapie werd gestart. Algemene adviezen werden gegeven.

Op afbeelding 10.5 ziet u dat de lichte flexievermindering van het MCP-gewricht na een week oefenen reeds genormaliseerd is.

De grafiek laat een fraai gecombineerd beeld van het verloop van de flexie en de extensie van het PIP-gewricht zien. Week 1 laat de normaalwaarden van de flexie (zwart) en de extensie (geen structuur) van de gezonde middelvinger zien, alsmede de aanvangswaarden van de flexie (wit) en extensie (gestructureerd) van de aangedane middelvinger. In het verloop van de weken ziet u de witte balk stijgen en de gestructureerde balk dalen. In week 5 is de functie nog niet geheel genormaliseerd, maar voldoende verbeterd om de patiënt nu verder zelf te laten oefenen en vooral: de hand te laten gebruiken. U ziet op de grafiek linksonder dat de kracht fraai aan het toenemen is. Op de grafiek rechtsonder is duidelijk dat de ADL-functies genormaliseerd zijn. De verwachting is dat de resterende beperking van flexie en extensie wel zal normaliseren, maar dit kan maanden duren. Dit is normaal en behoeft geen verdere controle meer als de patiënt dit begrijpt. Wanneer u verwacht dat de patiënt toch wat onzeker is, kunt u overwegen hem (of haar) met lange tussenpozen nog een enkele maal terug te zien.

LEEFREGELS EN REGISTRATIE

Afbeelding 10.5
Ingevuld formulier patiënt 4.

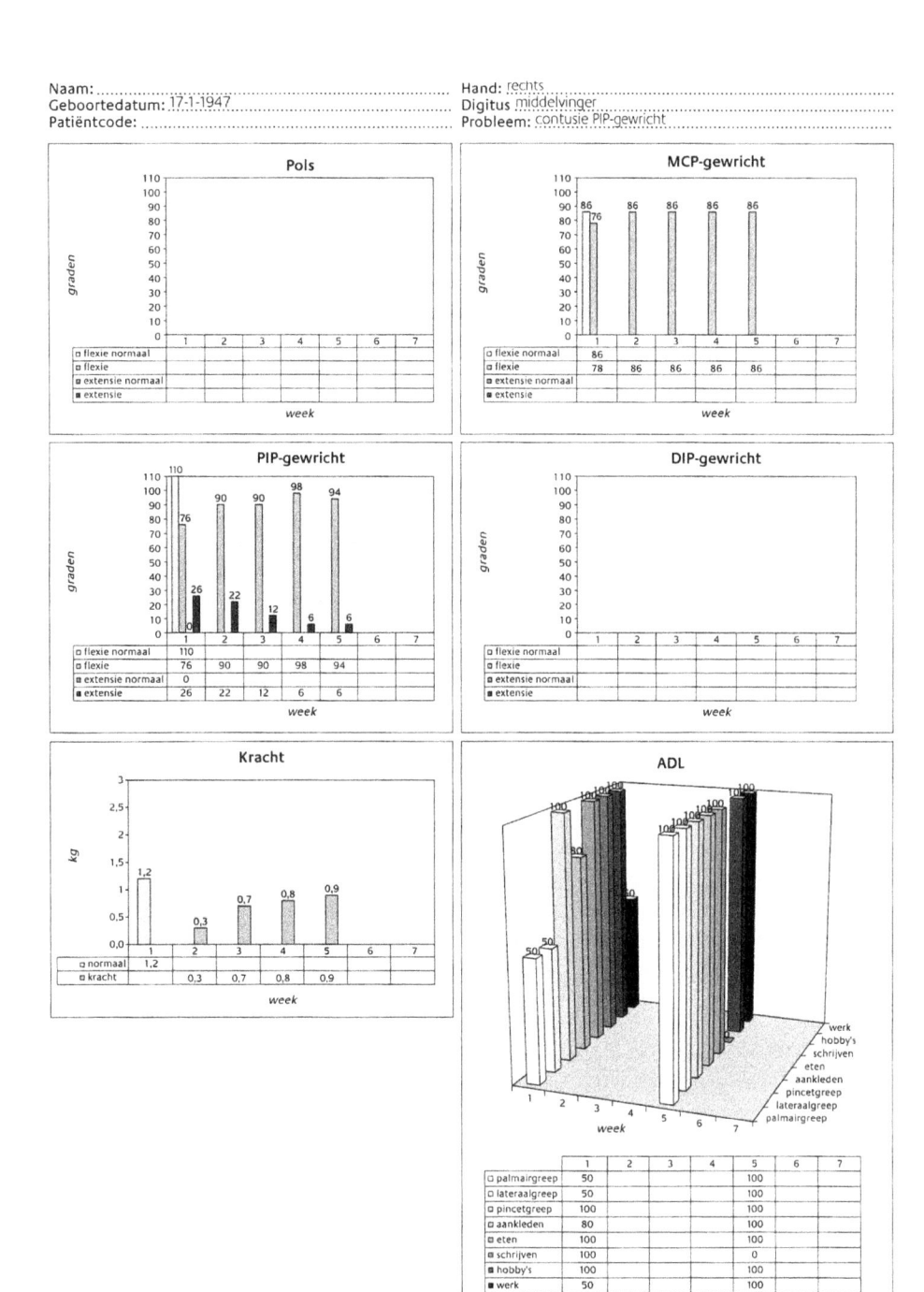

Naam: ....
Geboortedatum: 17-1-1947
Patiëntcode: ....

Hand: rechts
Digitus: middelvinger
Probleem: contusie PIP-gewricht

Pols

MCP-gewricht

	1	2	3	4	5	6	7
flexie normaal	86						
flexie	78	86	86	86	86		
extensie normaal							
extensie							

PIP-gewricht

	1	2	3	4	5	6	7
flexie normaal	110						
flexie	76	90	90	98	94		
extensie normaal	0						
extensie	26	22	12	6	6		

DIP-gewricht

Kracht

	1	2	3	4	5	6	7
normaal	1,2						
kracht		0,3	0,7	0,8	0,9		

ADL

	1	2	3	4	5	6	7
palmairgreep	50				100		
lateraalgreep	50				100		
pincetgreep	100				100		
aankleden	80				100		
eten	100				100		
schrijven	100				0		
hobby's	100				100		
werk	50				100		

BIJLAGE I: Atlas meten en algemene oefentherapie

1   Meten van gewrichtsuitslagen, notering in graden

   De schouder
   - anteflexie (zie afbeelding I.1a en b);
   - retroflexie (zie afbeelding I.1c);
   - abductie (zie afbeelding I.1d en e);
   - adductie (zie afbeelding I.1f);
   - exorotatie en endorotatie (zie afbeelding I.1g).

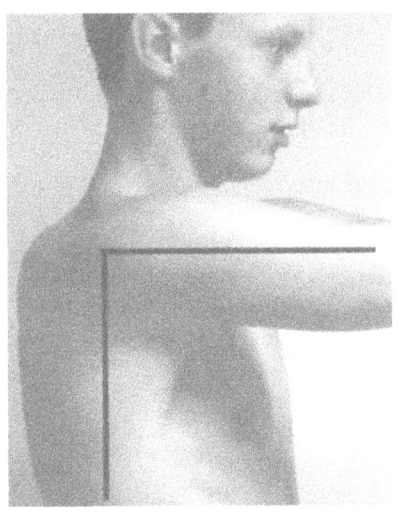

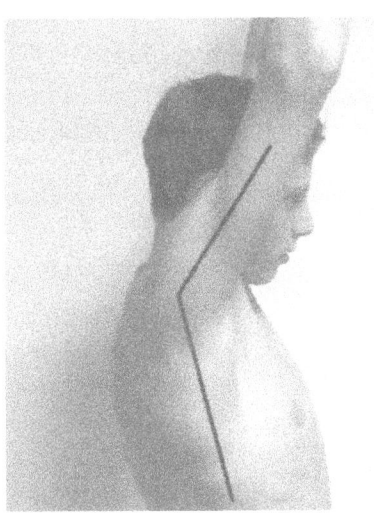

BIJLAGE I

Afbeelding I.1a en b
Anteflexie van de schouder wordt bepaald door de hoek te meten die gevormd wordt door de lijn evenwijdig aan de romp en de lijn evenwijdig aan de geheven humerus.

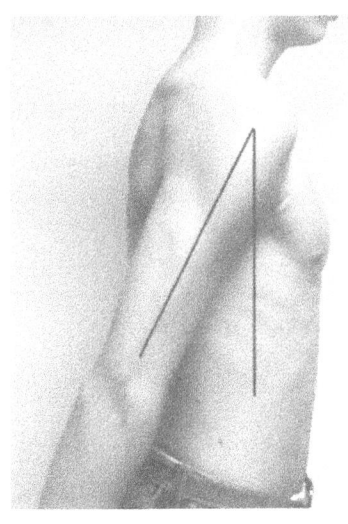

Afbeelding I.1c
Retroflexie van de schouder wordt bepaald door de hoek te meten die gevormd wordt door de lijn evenwijdig aan de romp en de lijn evenwijdig aan de humerus.

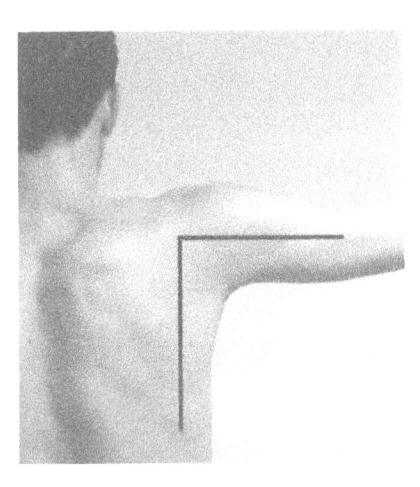

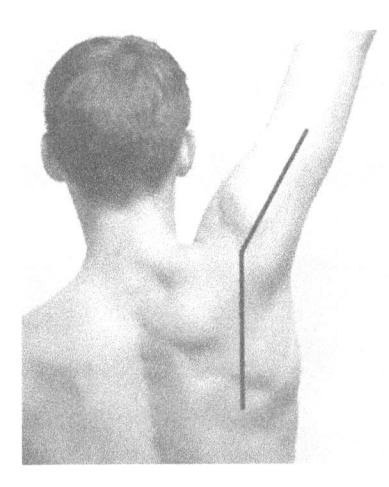

Afbeelding I.1d en e
Abductie van de schouder wordt bepaald door de hoek te meten die gevormd wordt door de lijn evenwijdig aan de romp en de lijn evenwijdig aan de geheven humerus.

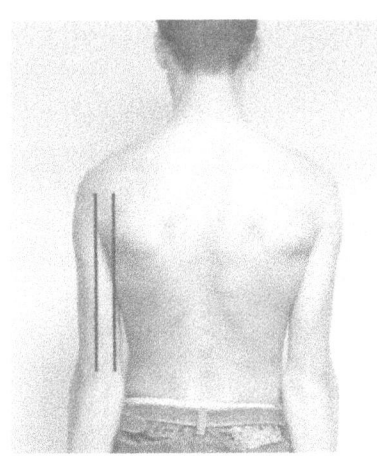

Afbeelding I.1f
Adductie van de schouder wordt bepaald door de hoek te meten die gevormd wordt door de lijn evenwijdig aan de romp en de lijn evenwijdig aan de humerus.

Afbeelding I.1g
Exorotatie en endorotatie van de schouder worden bepaald door de hoek te meten die gevormd wordt door een lijn evenwijdig aan de radius van de in de elleboog gebogen onderarm en de lijn evenwijdig aan de radius van de geëndoroteerde of geëxoroteerde en in de elleboog gebogen radius.

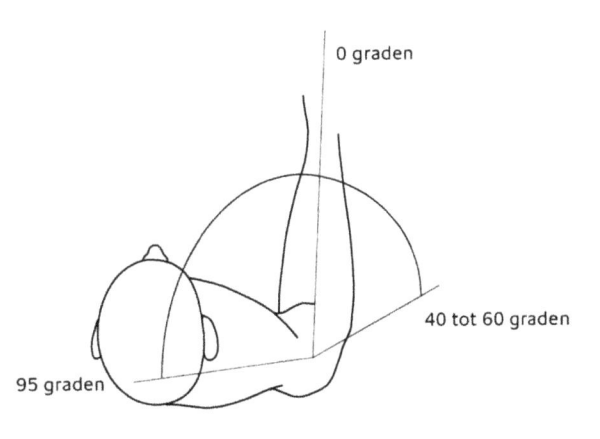

0 graden
40 tot 60 graden
95 graden

De elleboog
- extensie (zie afbeelding I.2a);
- flexie (zie afbeelding I.2b);
- pronatie en supinatie van de onderarm (zie afbeelding I.2c).

BIJLAGE I

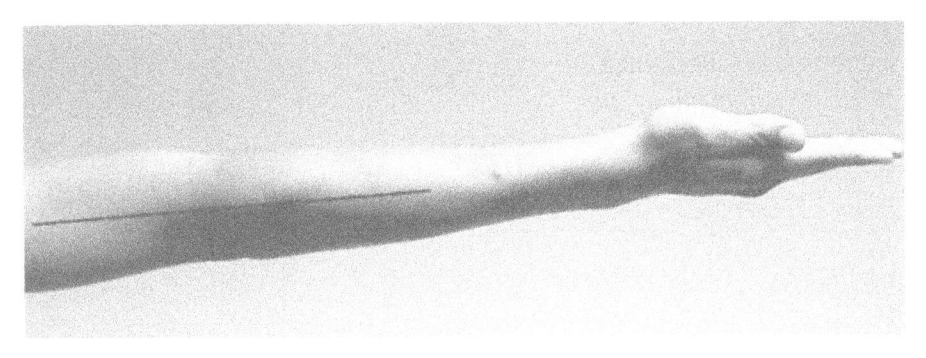

Afbeelding I.2a
Extensie van de elleboog wordt bepaald door de hoek te meten die gevormd wordt door de lijn evenwijdig aan de humerus en de lijn evenwijdig aan de radius.

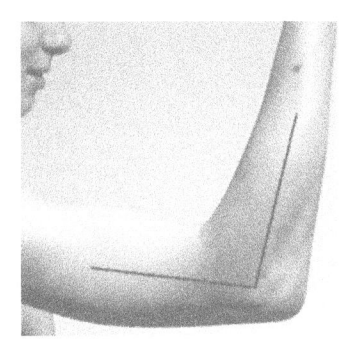

Afbeelding I.2b
Flexie van de elleboog wordt bepaald door de hoek te meten die gevormd wordt door de lijn evenwijdig aan de humerus en de lijn evenwijdig aan de radius.

Afbeelding I.2c
Pronatie en supinatie van de onderarm worden bepaald door de hoek te meten tussen een lijn evenwijdig aan de humerus en de geroteerde hand, waarbij de elleboog gebogen is.

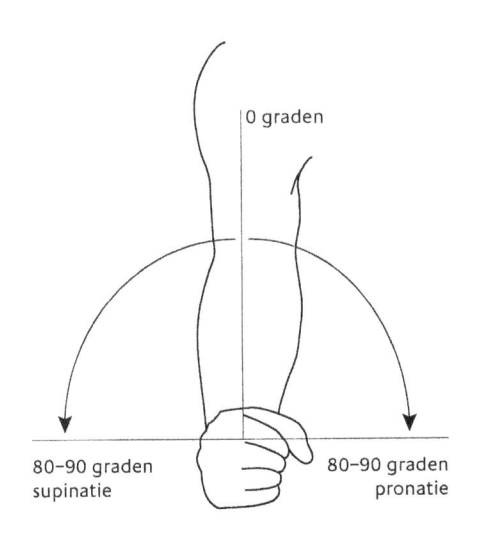

0 graden

80-90 graden supinatie

80-90 graden pronatie

De pols
- extensie (zie Afbeelding I.3a);
- flexie (zie Afbeelding I.3b);
- radiale deviatie hand (zie Afbeelding I.3c);
- ulnaire deviatie hand (zie Afbeelding I.3d).

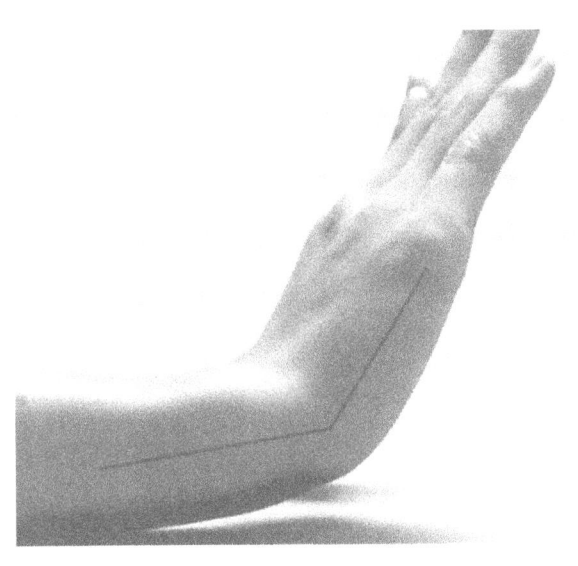

BIJLAGE I

Afbeelding I.3a
Extensie van de pols wordt bepaald door de hoek te meten die gevormd wordt door de lijn evenwijdig aan de ulna en de lijn evenwijdig aan het os metacarpale V.

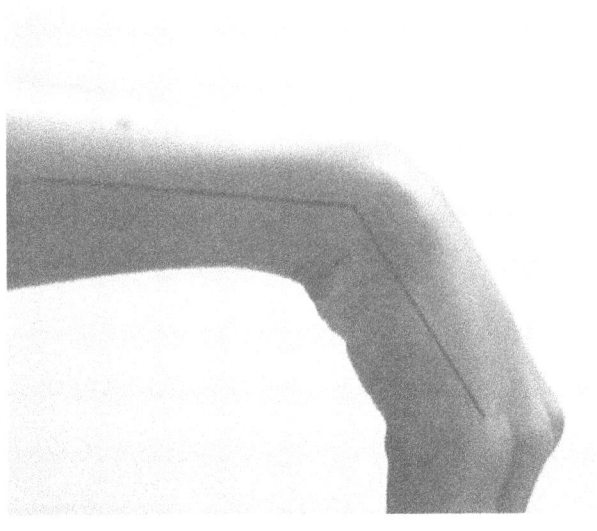

Afbeelding I.3b
Flexie van de pols wordt bepaald door de hoek te meten die gevormd wordt door de lijn evenwijdig aan de ulna en de lijn evenwijdig aan het os metacarpale V.

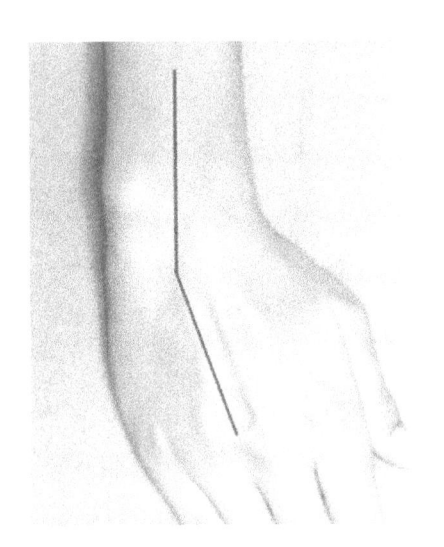

Afbeelding I.3c
Radiale deviatie van de pols wordt bepaald door de hoek te meten die gevormd wordt door de lijn evenwijdig aan de ulna en de lijn evenwijdig aan het os metacarpale III.

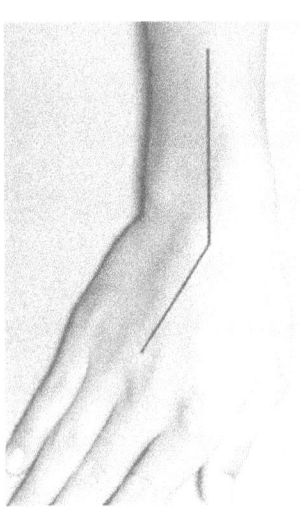

Afbeelding I.3d
Ulnaire deviatie van de pols wordt bepaald door de hoek te meten die gevormd wordt door de lijn evenwijdig aan de ulna en de lijn evenwijdig aan het os metacarpale III.

De duim

De bewegingen van de duim zijn complex. De combinaties van bewegingen worden tussen haakjes aangegeven.
- flexie MCP-gewricht (zie Afbeelding I.4a);
- extensie MCP-gewricht (zie Afbeelding I.4b);
- flexie IP-gewricht (zie Afbeelding I.4c);
- extensie IP-gewricht (zie Afbeelding I.4d);

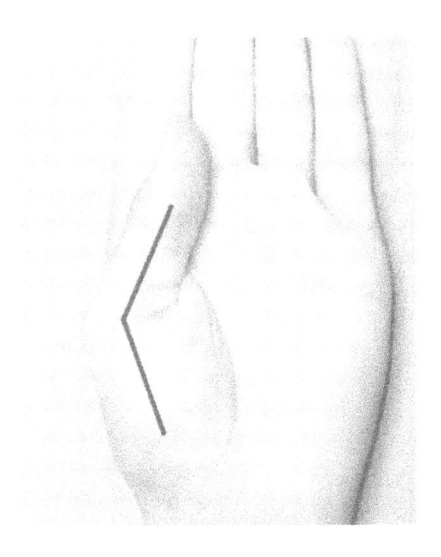

Afbeelding I.4a
Flexie van het metacarpofalangeale gewricht van de duim wordt bepaald door de hoek te meten die gevormd wordt door de lijn evenwijdig aan het os metacarpale en de lijn evenwijdig aan de proximale falanx.

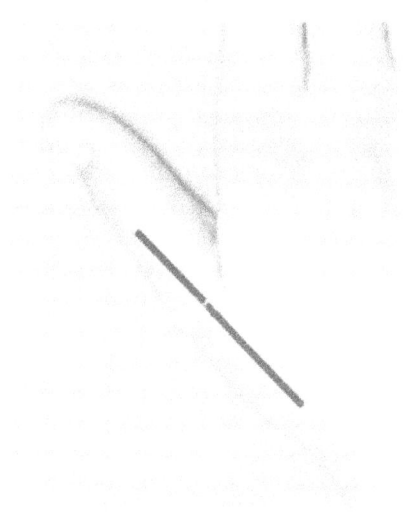

Afbeelding I.4b
Extensie van het metacarpofalangeale gewricht van de duim wordt bepaald door de hoek te meten die gevormd wordt door de lijn evenwijdig aan het os metacarpale en de lijn evenwijdig aan de proximale falanx.

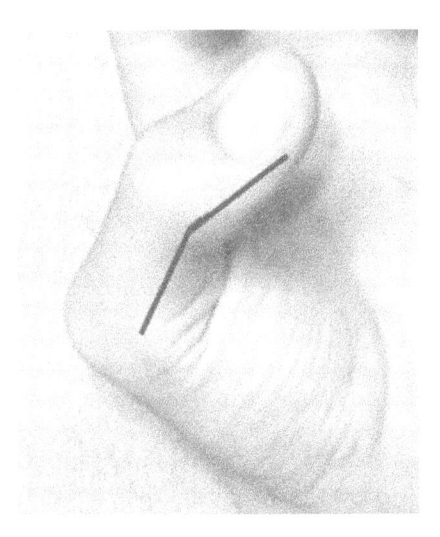

Afbeelding I.4c
Flexie van het interfalangeale gewricht van de duim wordt bepaald door de hoek te meten die gevormd wordt door de lijn evenwijdig aan de proximale falanx en de lijn evenwijdig aan de distale falanx.

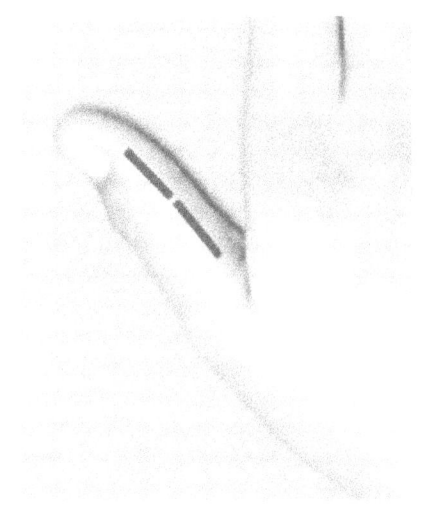

Afbeelding I.4d
Extensie van het interfalangeale gewricht van de duim wordt bepaald door de hoek te meten die gevormd wordt door de lijn evenwijdig aan de proximale falanx en de lijn evenwijdig aan de distale falanx.

- laterale abductie (abductie van het os metacarpale I; zie Afbeelding I.4e);
- palmaire abductie (abductie en rotatie van het os metacarpale I; zie Afbeelding I.4f);
- laterale adductie (adductie van het os metacarpale I; zie Afbeelding I.4g);
- palmaire adductie (adductie van het os metacarpale I in het palmaire vlak; zie Afbeelding I.4h);

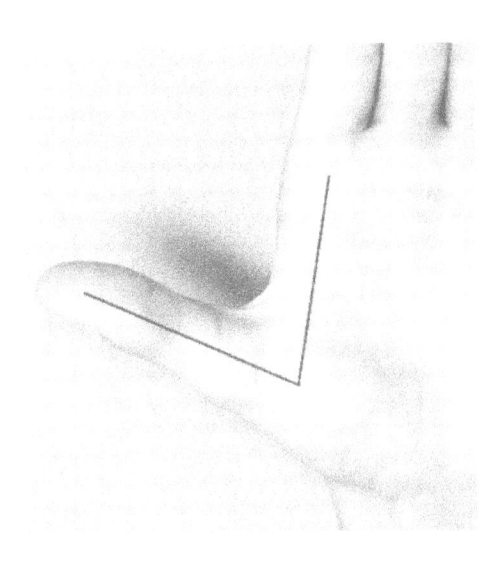

BIJLAGE I

Afbeelding I.4e
Laterale abductie van de duim wordt bepaald door de hoek te meten die gevormd wordt door de lijn evenwijdig aan het os metacarpale II en de lijn evenwijdig aan het os metacarpale I en de proximale falanx I, terwijl de duim in het vlak van de andere vingers ligt.

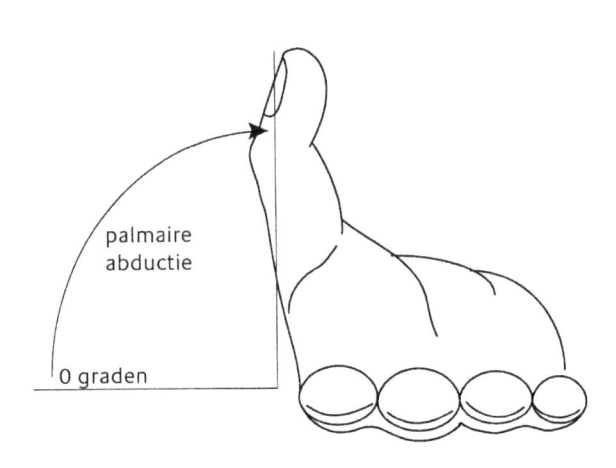

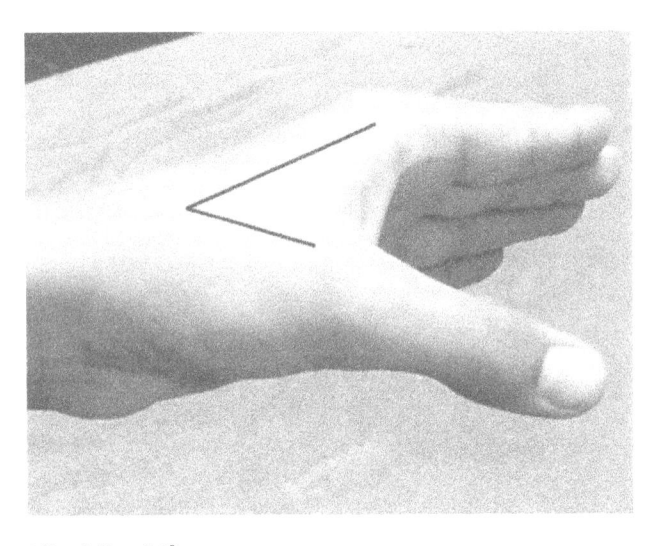

Afbeelding I.4f
Palmaire abductie van de duim wordt bepaald door de hoek te meten die gevormd wordt door de lijn evenwijdig aan het os metacarpale II en de lijn evenwijdig aan het os metacarpale I en de proximale falanx I, terwijl de duim zich in het vlak loodrecht op dat van de vingers bevindt.

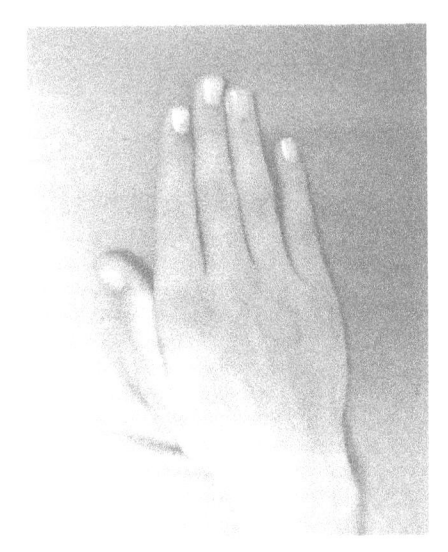

Afbeelding I.4g
Laterale adductie van de duim wordt bepaald door de hoek te meten die gevormd wordt door de lijn evenwijdig aan het os metacarpale II en de lijn evenwijdig aan het os metacarpale I en de proximale falanx I, terwijl de duim in het vlak van de andere vingers ligt.

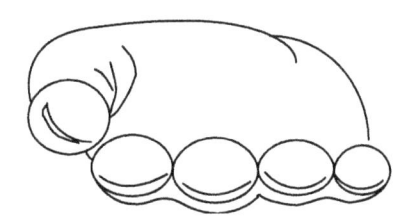

Afbeelding I.4h
Palmaire adductie van de duim wordt bepaald door de hoek te meten die gevormd wordt door de lijn evenwijdig aan het os metacarpale II en de lijn evenwijdig aan het os metacarpale I en de proximale falanx I, terwijl de duim zich in het vlak loodrecht op dat van de vingers bevindt.

- circumductie (rotatie in het CMC-1 gewricht);
- oppositie (combinatie van flexie, palmaire abductie en rotatie van alle duimgewrichten; zie Afbeelding I.4i t/m l);
- retropositie (zie Afbeelding I.4m).

BIJLAGE I

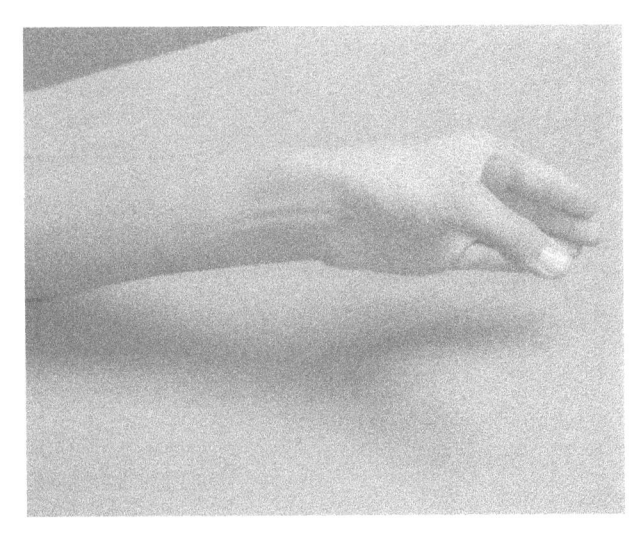

Afbeelding I.4i
Oppositie van de duim: de duim wordt geflecteerd en geroteerd om tegenover de vingers te komen staan.

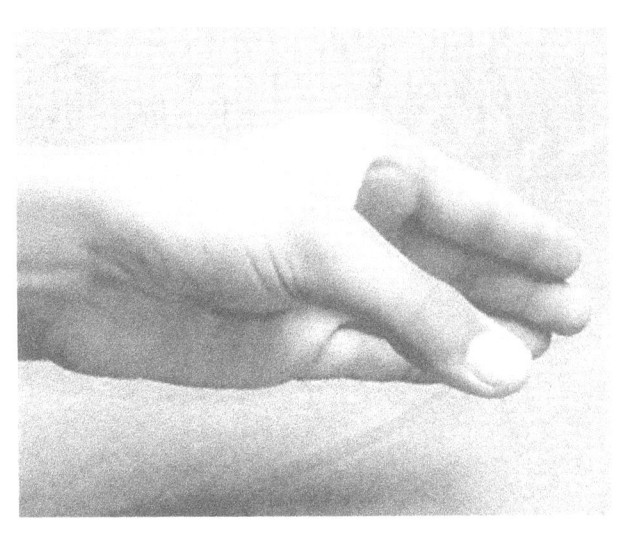

Afbeelding I.4j
Oppositie van de duim: de vingers flecteren.

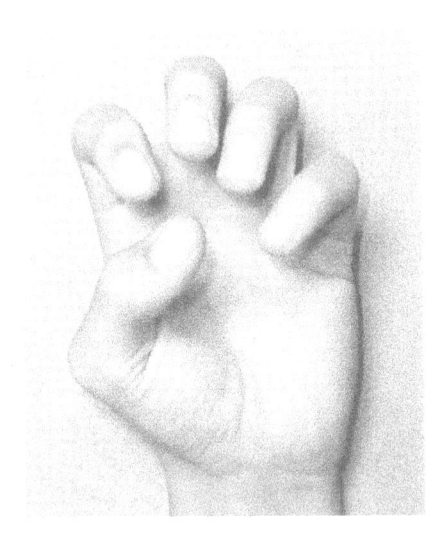

Afbeelding I.4k
Door oppositie van de duim ontstaat nu een grijpfunctie.

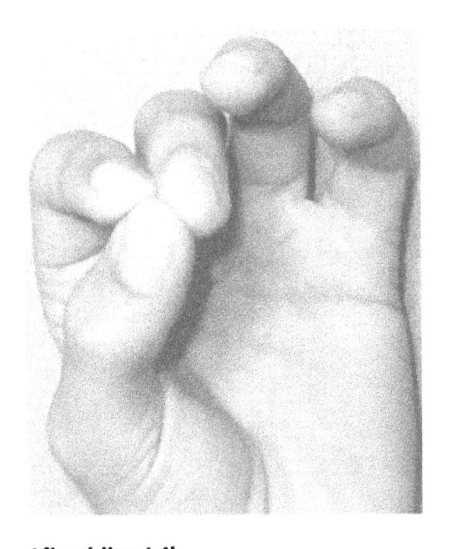

Afbeelding I.4l
Oppositie van de duim is moeilijk in een getal uit te drukken. Een alternatieve methode is het vergelijken van deze handeling aan beide handen en het toewijzen van een gradatie, bijvoorbeeld het aantal centimeters tussen duim en wijsvinger en/of middelvinger. Deze methode kan niet gebruikt worden, wanneer er andere afwijkingen dan ten gevolge van het trauma of de onderliggende ziekte, reeds aan duim of wijsvinger aanwezig zijn.

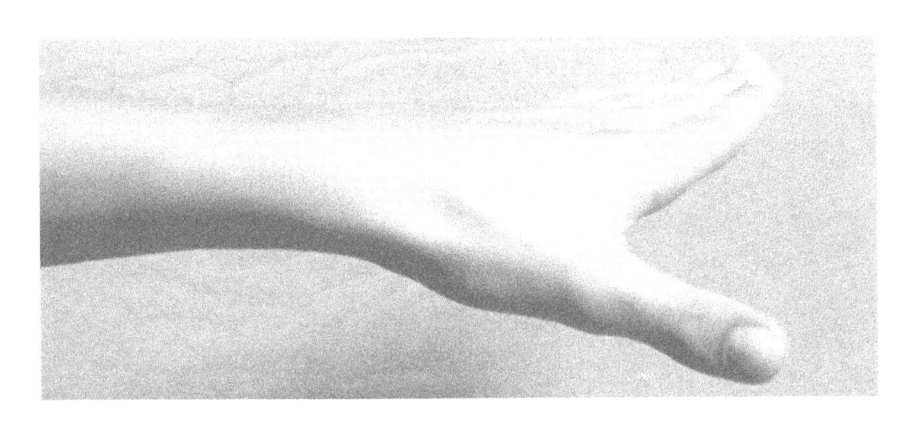

Afbeelding I.4m
Extensie (of retropositie) van de duim is dezelfde beweging als de oppositie-beweging,
maar nu in dorsale richting. De meting wordt uitgevoerd met de handpalm op tafel. De bewegingsuitslag is zeer beperkt; soms is de beweging helemaal niet mogelijk.

Het MCP-gewricht
- extensie (zie Afbeelding I.5a);
- flexie (zie Afbeelding I.5b);
- ulnaire deviatie MCP II t/m V (zie Afbeelding I.5c);
- radiale deviatie MCP II t/m V (zie Afbeelding I.5d).

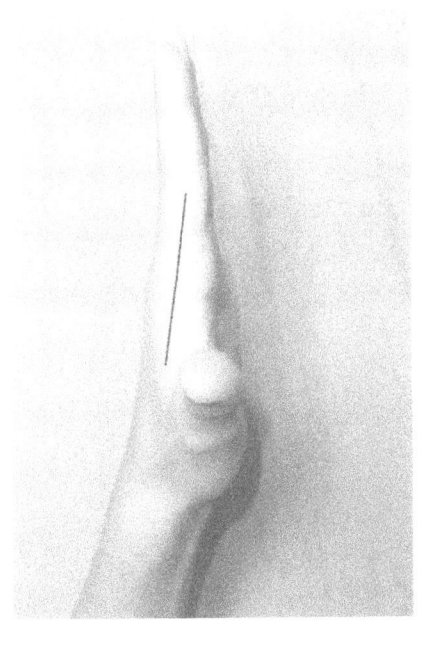

Afbeelding I.5a
Extensie van het metacarpofalangeale gewricht van de vingers II t/m V wordt bepaald door de hoek te meten die gevormd wordt door de lijn evenwijdig aan het os metacarpale en de lijn evenwijdig aan de proximale falanx van de te meten vinger.

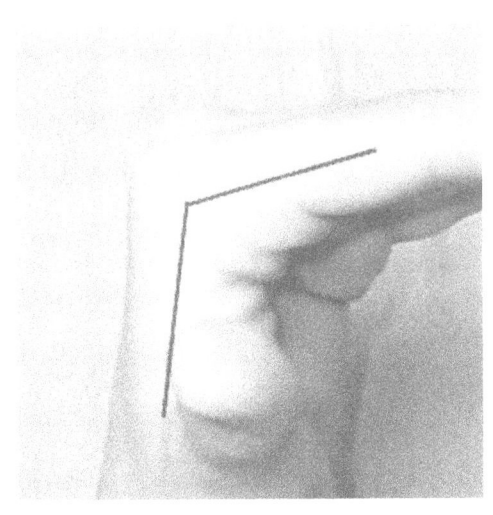

Afbeelding I.5b
Flexie van het metacarpofalangeale gewricht van de vingers II t/m V wordt bepaald door de hoek te meten die gevormd wordt door de lijn evenwijdig aan het os metacarpale en de lijn evenwijdig aan de proximale falanx van de te meten vinger.

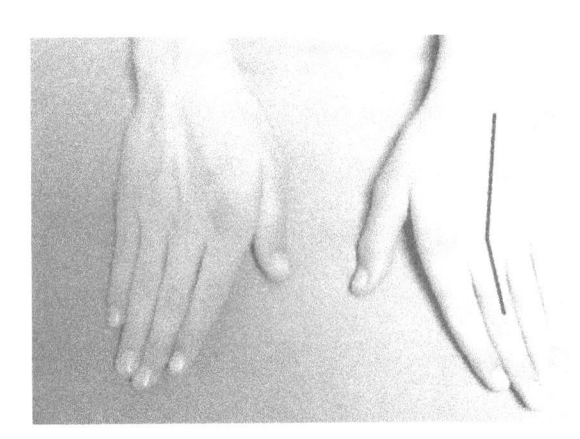

Afbeelding I.5c
Ulnaire deviatie van het metacarpofalangeale gewricht van de vingers II t/m V wordt bepaald door de hoek te meten die gevormd wordt door de lijn evenwijdig aan het os metacarpale en de lijn evenwijdig aan de proximale falanx van de te meten vinger.

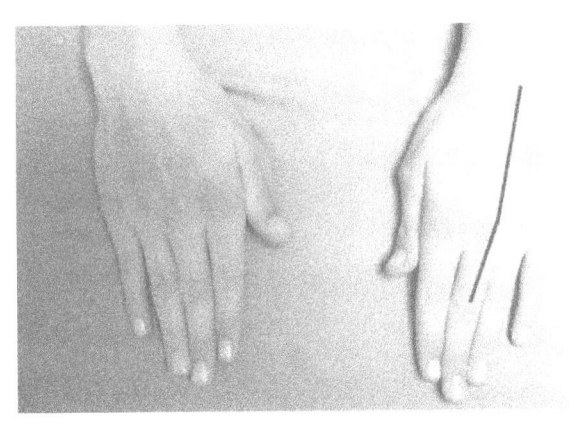

Afbeelding I.5d
Radiale deviatie van het metacarpofalangeale gewricht van de vingers II t/m V wordt bepaald door de hoek te meten die gevormd wordt door de lijn evenwijdig aan het os metacarpale en de lijn evenwijdig aan de proximale falanx van de te meten vinger.

Het PIP-gewricht
- flexie (zie Afbeelding I.6a);
- extensie (zie Afbeelding I.6b).

Het DIP-gewricht
- flexie DIP II t/m V (zie Afbeelding I.7a);
- extensie DIP II t/m V (zie Afbeelding I.7b).

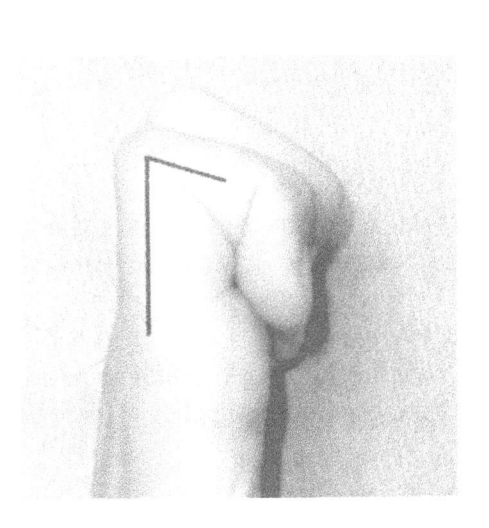

BIJLAGE I

Afbeelding I.6a
Flexie van het PIP-gewricht wordt bepaald door de hoek te meten die gevormd wordt tussen een lijn evenwijdig aan de proximale falanx en een lijn evenwijdig aan de middelste falanx.

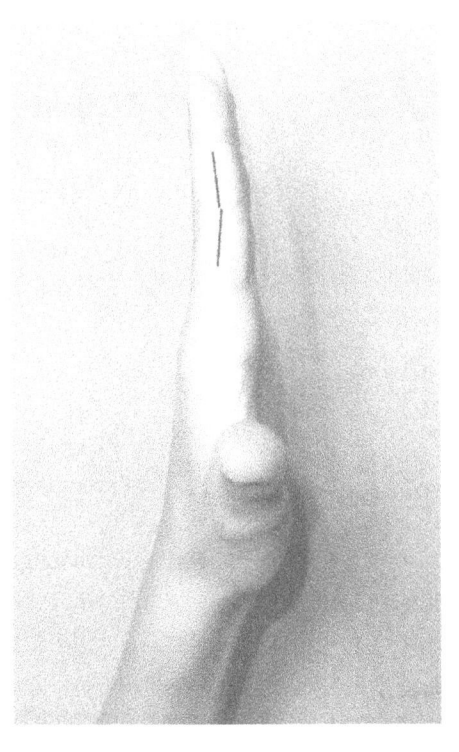

Afbeelding I.6b
Extensie van het PIP-gewricht wordt bepaald door de hoek te meten die gevormd wordt tussen een lijn evenwijdig aan de proximale falanx en een lijn evenwijdig aan de middelste falanx.

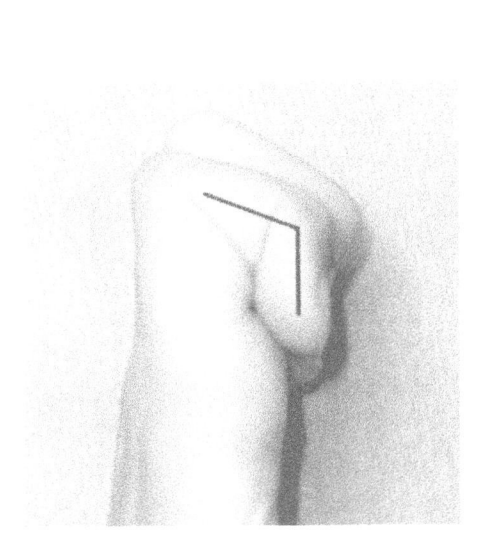

Afbeelding I.7a
Flexie van het DIP-gewricht wordt bepaald door de hoek te meten die gevormd wordt tussen een lijn evenwijdig aan de middelste falanx en een lijn evenwijdig aan de eindfalanx.

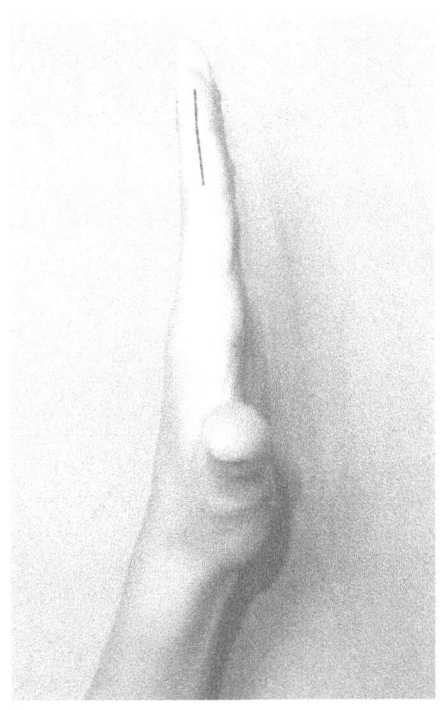

Afbeelding I.7b
Extensie van het DIP-gewricht wordt bepaald door de hoek te meten die gevormd wordt tussen een lijn evenwijdig aan de middelste falanx en een lijn evenwijdig aan de eindfalanx.

Overige metingen en observaties

Afstand vingertoppen tot distale handpalmplooi (Boyes)
Deze meting (zie Afbeelding I.8) geeft een beeld van de totale functie van een vinger en wordt uitgedrukt in centimeters. Nul geeft een normale waarde aan.

Cilindergreep
De cilindergreep (zie Afbeelding I.9) geeft een beeld van de grove motoriek van de hand en wordt aangegeven in vergelijking met de gezonde zijde.

Pincetgreep en driepuntstipgreep
Deze grepen (zie Afbeelding I.10) geven een beeld van de fijne motoriek van de hand en worden aangegeven in vergelijking met de gezonde zijde.

Sleutelgreep of lateraalgreep
Deze greep (zie Afbeelding I.11) geeft een beeld van de fijne motoriek van de hand en wordt aangegeven in vergelijking met de gezonde zijde.

BIJLAGE I

Afbeelding I.8
Meting van de afstand tussen de distale handplooi en de vingertoppen geeft een beeld van de functie van de gehele straal. Op deze foto is te zien dat de 'Boyes' van de wijsvinger 0 centimeter (= normaal) is en de 'Boyes' van de middelvinger 4 centimeter.

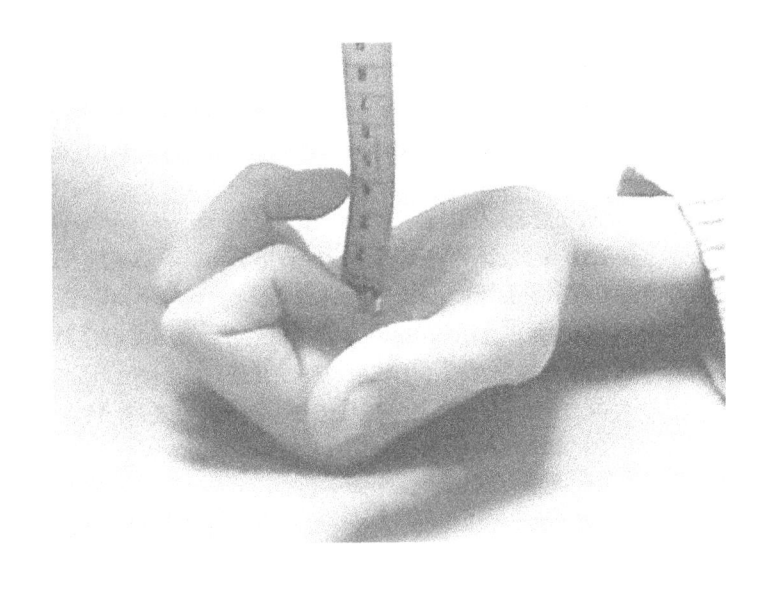

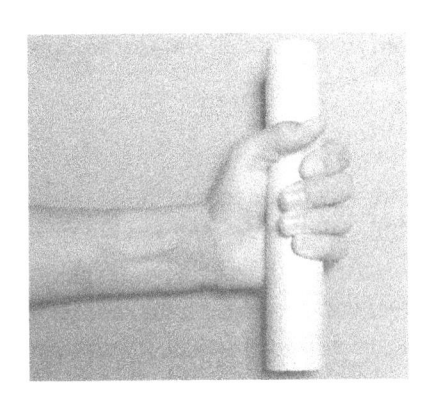

Afbeelding I.9
Cilindergreep.

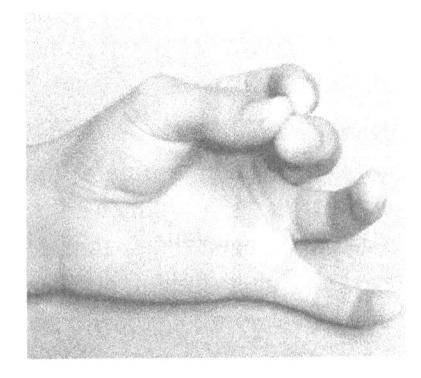

Afbeelding I.10
Pincetgreep.

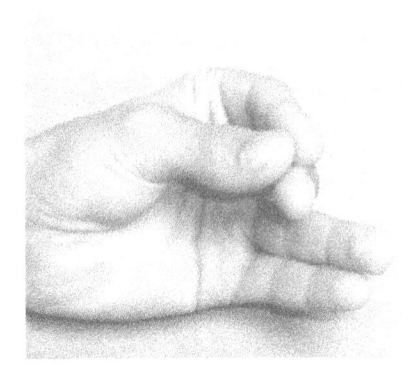

Afbeelding I.11
Sleutelgreep.

Test voor het vaststellen van de stabiliteit van de volaire plaat van het MCP-I-, PIP- en DIP-gewricht

Plaats uw duimen aan de dorsale zijde en ter weerszijden van het te onderzoeken gewricht. Plaats uw wijsvingers aan de volaire zijde en ter weerszijden van het te onderzoeken gewricht. Extendeer nu met uw duimen het te onderzoeken gewricht naar dorsaal tot spanning verkregen wordt. Voer deze test eveneens uit aan hetzelfde gewricht van de andere hand en vergelijk de uitslagen. Alleen bij een duidelijk verschil in uitslag mag men spreken van een afscheuring of hyperlaxiteit van de volaire plaat (zie Afbeelding I.12).

Er zijn gewrichten waarbij een instabiliteit lijkt te bestaan. Test men dan de andere hand, dan blijkt deze extreme uitslag dezelfde te zijn. Er is dan sprake van congenitale overstrekbare gewrichten en niet van een aandoening. Een dergelijke aanleg is niet te verbeteren met oefentherapie. Soms kan een spalk de hyperextensie wel tegengaan, maar het betekent dat een dergelijke spalk altijd gedragen moet worden (zie ook 3.2.2, swanneck deformiteit).

Tests voor het vaststellen van de stabiliteit van de radiale en ulnaire collateraalbanden van het PIP- en DIP-gewricht

Test van de ulnaire collaterale band

Plaats uw wijsvingers aan de ulnaire zijde en ter weerszijden van het te onderzoeken gewricht. Plaats uw duimen aan de radiale zijde ter hoogte van het te onderzoeken gewricht tegen elkaar aan. Het gewricht wordt licht gebogen gehouden. Met uw wijsvingers buigt u het distale deel van de vinger naar radiaal tot spanning verkregen wordt; u probeert als het ware de vinger aan de ulnaire kant open te scharnieren (zie Afbeelding I.13a).

Voer deze test eveneens uit aan hetzelfde gewricht van de andere hand en vergelijk de uitslagen. Pas bij een duidelijk verschil in uitslag mag men spreken van een afscheuring of hyperlaxiteit van de ulnaire collaterale band.

Test van de radiale collaterale band

Plaats uw wijsvingers aan de radiale zijde en ter weerszijden van het te onderzoeken gewricht. Plaats uw duimen aan de ulnaire zijde ter hoogte van het te onderzoeken gewricht tegen elkaar aan. Het gewricht wordt licht gebogen gehouden. Met uw wijsvingers buigt u het distale deel van de vinger naar ulnair tot spanning verkregen wordt; u probeert als het ware de vinger aan de radiale kant open te scharnieren (zie Afbeelding I.13b).

Voer deze test eveneens uit aan hetzelfde gewricht van de andere hand en vergelijk de uitslagen. Pas bij een duidelijk verschil in uitslag mag men spreken van een afscheuring of hyperlaxiteit van de radiale collaterale band.

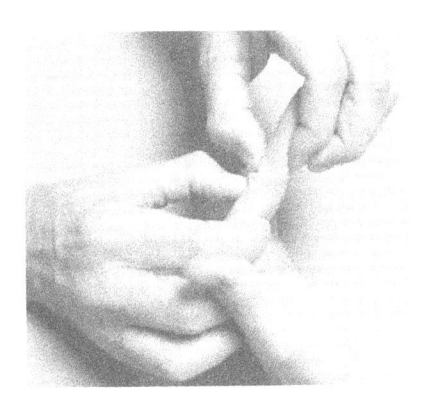

Afbeelding I.12
Testen van de volaire plaat van het PIP-gewricht.

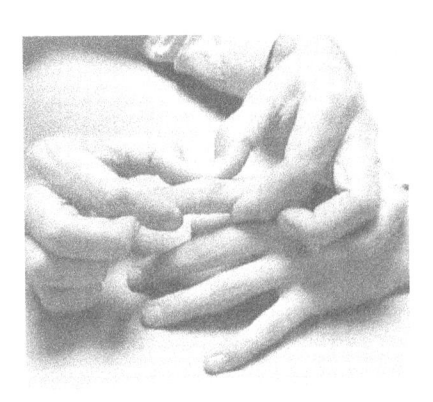

Afbeelding I.13a
Testen van de ulnaire band van het PIP-gewricht.

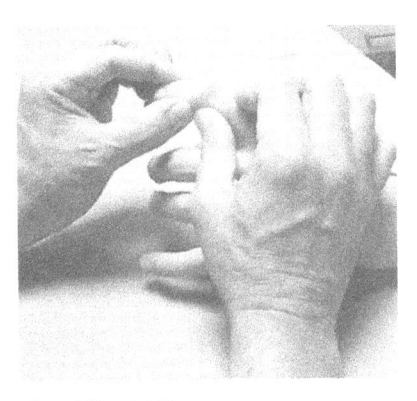

Afbeelding I.13b
Testen van de radiale band van het PIP-gewricht.

2 Meten van spierkracht

Cilindergreep

Wij gebruiken hiervoor de dynamometer volgens Jamar (zie Afbeelding I.14).
Geef de patiënt uitleg wat de bedoeling is en doe het voor.
Laat de patiënt op een stoel zitten met de schouders recht en de armen langs het lichaam, ellebogen 90 graden gebogen, de onderarm in middenstand, de pols in 0 tot 30 graden extensie. De dynamometer wordt in stand twee gezet. Begin met het meten aan de gezonde kant.
De opdracht luidt: 'Knijp zo krachtig mogelijk in de dynamometer en laat vervolgens weer los.' Moedig de patiënt aan.
Zowel met de aangedane als met de gezonde hand moet de test driemaal uitgevoerd worden. Het gemiddelde ervan is de waarde (lbs of kg) die u noteert.

Afbeelding I.14
Meten van spierkracht met de dynamometer volgens Jamar.

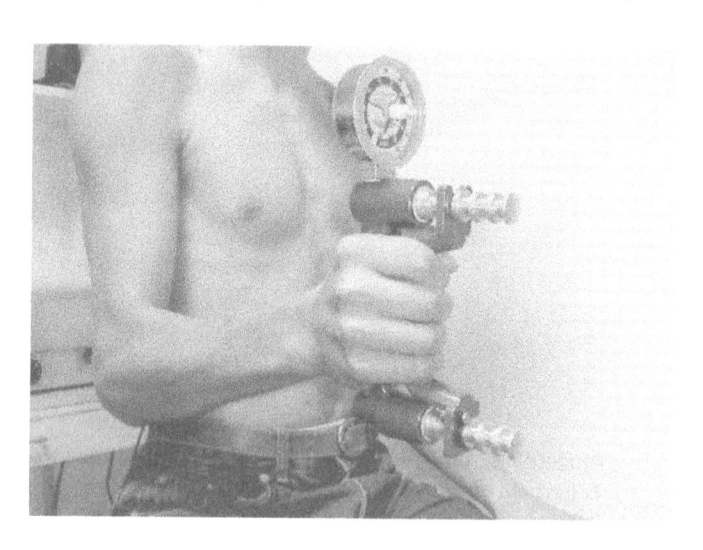

Pincetgreep

Wij gebruiken hiervoor de pinchmeter (zie Afbeelding I.15).
Geef de patiënt uitleg wat de bedoeling is en doe het voor.
Laat de patiënt op een stoel zitten met de schouders recht en de armen langs het lichaam, ellebogen 90 graden gebogen, de onderarm in middenstand, de pols in 0 tot 30 graden extensie. Begin met het meten aan de gezonde kant.
De opdracht luidt: 'Pak de pinchmeter tussen duim en wijsvinger (en gebogen PIP- en DIP-gewrichten) vast, knijp zo krachtig mogelijk en laat vervolgens weer los.' Moedig de patiënt aan.

Afbeelding I.15
Pinchmeter.

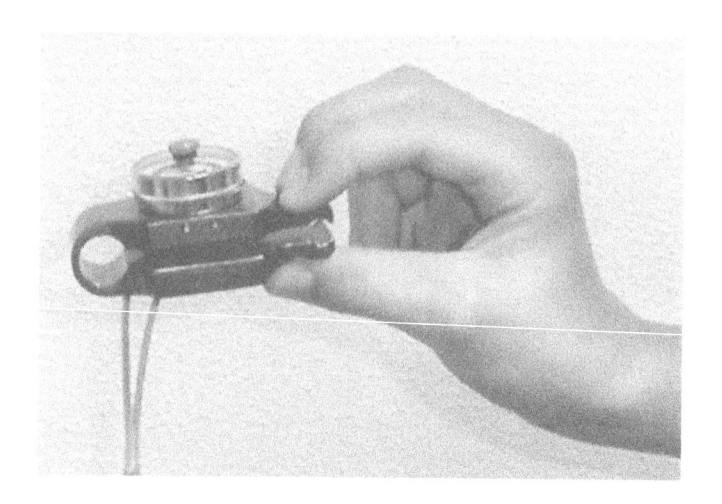

Zowel met de aangedane als met de gezonde hand moet de test driemaal uitgevoerd worden. Het gemiddelde ervan is de waarde (lbs of kg) die u noteert.
Ook de driepuntstipgreep (duim, wijsvinger en middelvinger) wordt op bovenstaande wijze uitgevoerd en genoteerd (in lbs of kg).

Sleutelgreep
Wij gebruiken hiervoor de pinchmeter (zie Afbeelding I.15).
Geef de patiënt uitleg wat de bedoeling is en doe het voor.
Laat de patiënt op een stoel zitten met de schouders recht en de armen langs het lichaam, ellebogen 90 graden gebogen, de pols in neutrale positie. Begin met het meten aan de gezonde kant.
De opdracht luidt: 'Pak de pinchmeter tussen duim en wijsvinger (en licht gebogen PIP- en DIP-gewrichten) vast, knijp zo krachtig mogelijk en laat vervolgens weer los.' Moedig de patiënt aan.
Zowel met de aangedane als met de gezonde hand moet de test driemaal uitgevoerd worden. Het gemiddelde ervan is de waarde (lbs of kg) die u noteert.

Flexiekracht digitus II t/m IV
Wij gebruiken hiervoor de dynamometer volgens Jamar (zie Afbeelding I.14).
Geef de patiënt uitleg wat de bedoeling is en doe het voor.
Laat de patiënt op een stoel zitten met de bovenarmen langs het lichaam, ellebogen 90 graden gebogen, de onderarm in supinatie, de pols in 0 tot 30 graden extensie. De onderarm ligt tot aan de pols op tafel, de hand ligt vrij. Begin met het meten aan de gezonde kant.
De opdracht luidt: 'Knijp zo krachtig mogelijk in de dynamometer, zonder de pols te flecteren en zonder de onderarm van tafel te heffen, en laat vervolgens weer los.' Moedig de patiënt aan. (Door bij deze oefening de onderarm op tafel te laten liggen en de pols niet te flecteren wordt de activiteit van de extensoren zo veel mogelijk uitgeschakeld.)
Zowel met de aangedane als met de gezonde hand moet de test driemaal uitgevoerd worden. Het gemiddelde ervan is de waarde (lbs of kg) die u noteert.

3 Voorbereidende oefeningen

Oefeningen moeten ontspannen uitgevoerd kunnen worden en niet 'even tussendoor'. Voordat het oefenen een aanvang neemt, zult u eerst aan de ontspanning van de gehele patiënt aandacht moeten schenken. Elke vorm van fysieke of mentale afweer zal onderkend moeten worden.

Als voorbeeld van fysieke afweer kennen we het gelijkertijd aanspannen van agonisten en antagonisten om een gevraagde beweging te maken. Deze actie geeft geen enkel zichtbaar resultaat, maar vermoeit en demotiveert de patiënt wel.

Het aanspannen van bovenarmspieren en schouderspieren of zelfs de mondspieren bij het uitvoeren van een beweging van een hand komt frequent voor en geeft slechts vermoeidheid en spierpijn zonder dat het doel bereikt wordt, namelijk het oefenen van de hand.

Begin met de patiënt in een ontspannen houding aan een tafel te plaatsen (zie afbeelding 7.1a en b). De uitgangshouding van de patiënt tijdens de behandeling en het oefenen thuis is belangrijk. Een foutieve (krampachtige) houding stelt de patiënt niet in staat op de juiste manier te oefenen. De juiste houding is: rechtop zitten met afhangende armen en het tafelblad ter hoogte van de elleboog. De voeten steunen op de grond. De elleboog wordt in lichte flexie gehouden, de pols en vingers zijn ontspannen.

Let op spierspanning in de schoudermusculatuur. Op de vraag 'Zit u goed?' wordt meestal bevestigend geantwoord, daar de meeste mensen niet eens weten hoe ze goed moeten zitten. Menigeen zal tijdens het oefenen de schouders optrekken als tafel en stoel niet op de juiste hoogte staan. Dit kan onnodige pijn in nek en rug opwekken, waardoor een gespannen houding ontstaat.

Mogelijkheden om de patiënt voor te bereiden op het oefenen van de hand zijn bijvoorbeeld rekkingsoefeningen van de wervelkolom, ademhalingsoefeningen en dergelijke.

Leg de patiënt uit dat hij u als de coach moet zien, maar dat de verantwoordelijkheid voor de verbetering van de functie bij hemzelf ligt. Uit ervaring blijkt dat de patiënt aanvankelijk ietwat verbaasd reageert, maar zich na enkele zittingen als gecoachte opstelt.

Naast de uitleg en het samen doen van de oefeningen geeft u de patiënt een eenvoudig en duidelijk huiswerkprogramma mee dat op schrift is gesteld. Dit programma mag niets aan duidelijkheid te wensen overlaten (zie paragraaf 10.1).

Oefeningen voor nek en schouder
Zie Afbeelding I.16a t/m f en I.17a t/m i.
- Laat de patiënt op een stoel zitten met de rug gestrekt en de armen langs het lichaam en vraag hem nu met de nek drie cirkels linksom en vervolgens drie cirkels rechtsom te draaien.
- Laat de patiënt op een stoel zitten met de rug gestrekt en vraag hem de linkerhand bovenlangs tussen de schouderbladen te brengen en de rechterhand onderlangs naar de rug. Vervolgens doet hij dit andersom (exo- en endorotatie van de schouder). Herhaal de oefening driemaal. (Bij onvoldoende begrip laat u deze bewegingen apart doen: eerst de linkerhand naar de schouderbladen laten brengen en weer terug; vervolgens de linkerhand naar laag op de rug. Daarna voor de rechterhand dezelfde oefeningen.)
- Laat de patiënt op een stoel zitten met de rug gestrekt en vraag hem beide armen voorwaarts te heffen (anteflexie van de armen). Herhaal de oefening driemaal.

BIJLAGE I

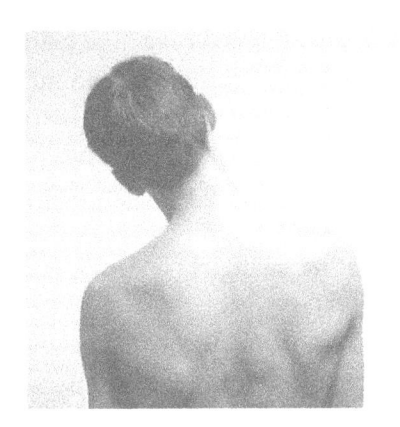

Afbeelding I.16a
Flexie naar links.

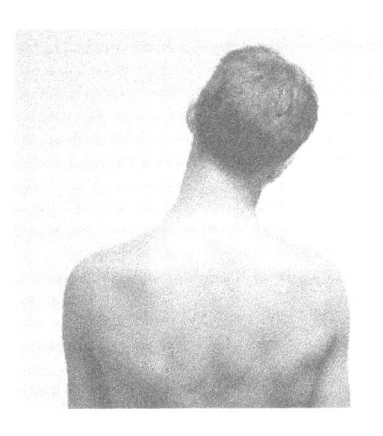

Afbeelding I.16b
Flexie naar rechts.

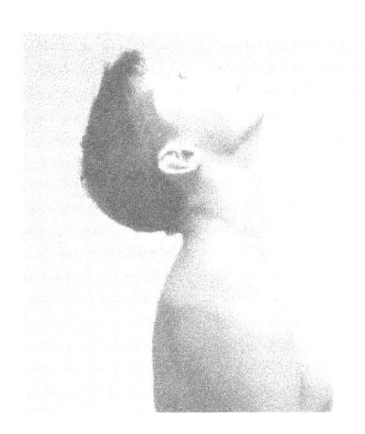

Afbeelding I.16c
Retroflexie.

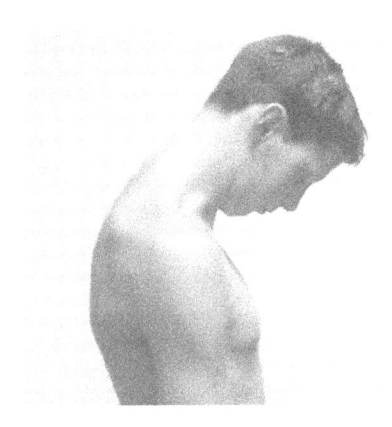

Afbeelding I.16d
Anteflexie.

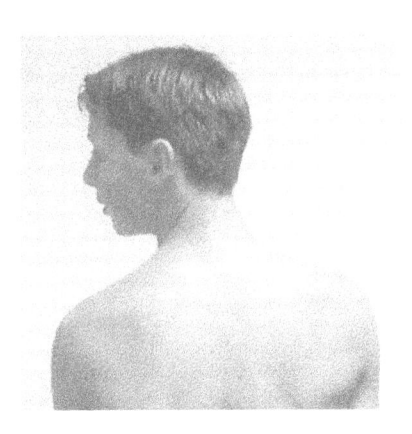

Afbeelding I.16e
Rotatie naar links.

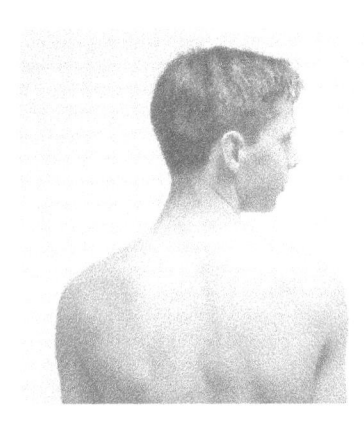

Afbeelding I.16f
Rotatie naar rechts.

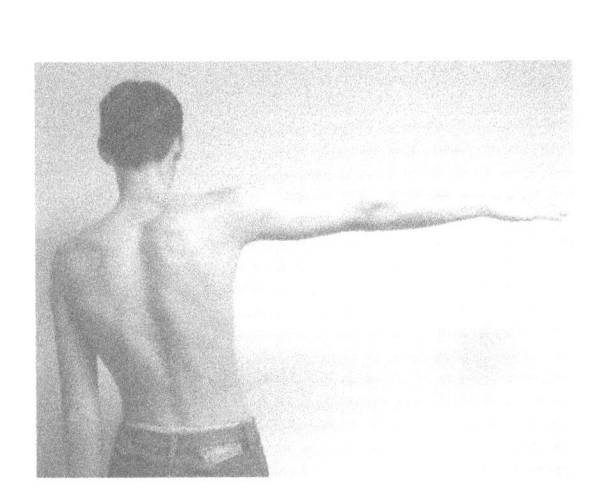

Afbeelding I.17a
Abductie 90 graden.

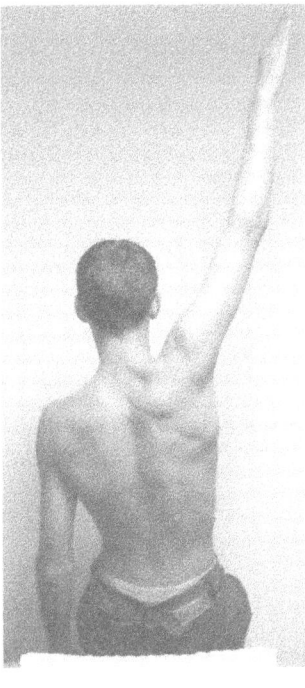

Afbeelding I.17b
Abductie 180 graden.

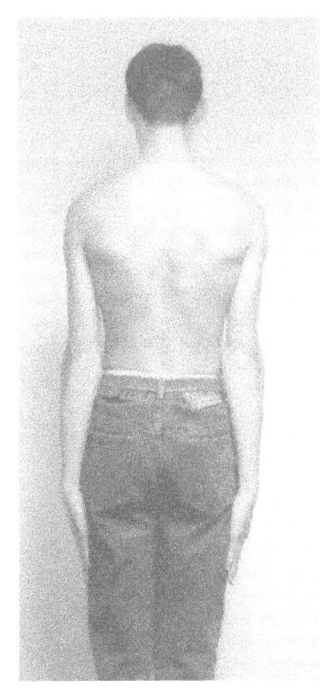

Afbeelding I.17c
Adductie.

- Laat de patiënt op een stoel zitten met de rug gestrekt en vraag hem beide armen zijwaarts te strekken (abductie van de armen). Herhaal de oefening driemaal.
- Laat de patiënt op een stoel zitten met de rug gestrekt en de armen langs het lichaam, en vraag hem beide armen in voorwaartse richting langs de oren te strekken. Herhaal de oefening driemaal.
- Laat de patiënt op een stoel zitten en vraag hem zijn schouders naar zijn oren te heffen (elevatie schouder).
- Laat de patiënt staan en licht naar voren of naar lateraal buigen in de romp. De arm hangt ontspannen. Vraag hem kleine, en later grote(re), cirkels te maken (circumductie schouder).

De oefeningen kunnen alleen uitgevoerd worden als er geen zwaar hinderend gips aanwezig is of sprake is van een parese of paralyse van de bovenarmspieren (de arm zou op het gezicht van de patiënt terecht kunnen komen).

Op al deze oefeningen zijn varianten te bedenken waardoor ook de meer invalide patiënt ontspanningsoefeningen kan doen.

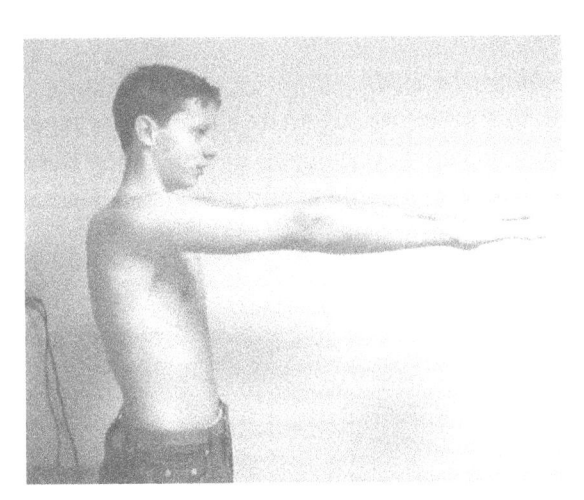

Afbeelding I.17d
Anteflexie 90 graden.

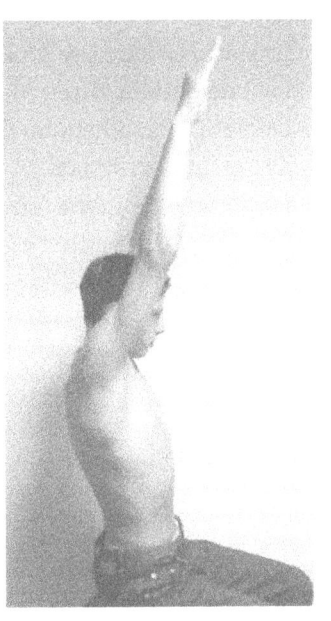

Afbeelding I.17e
Anteflexie 180 graden.

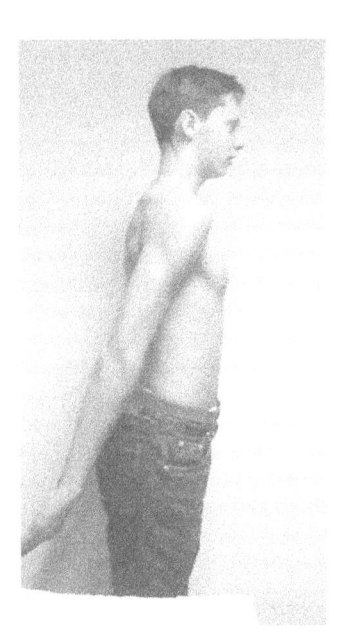

Afbeelding I.17f
Retroflexie.

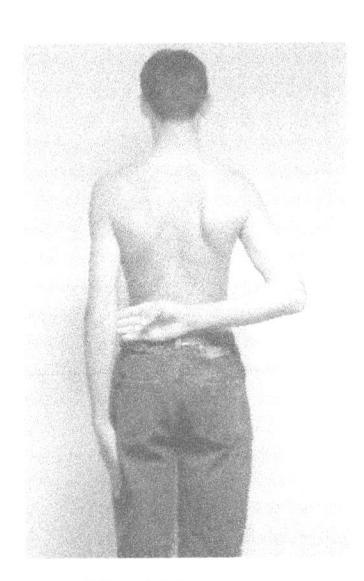

Afbeelding I.17g
Endorotatie.

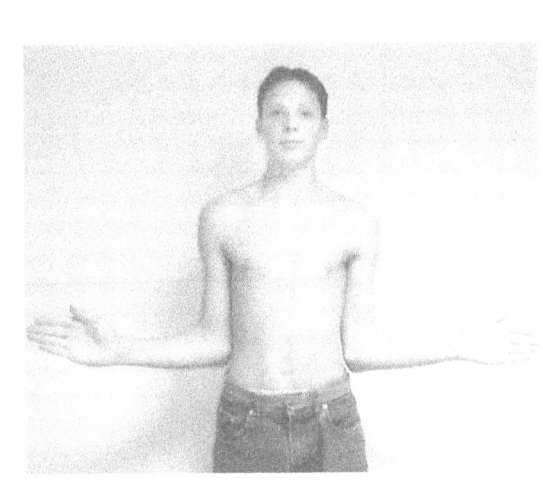

Afbeelding I.17h
Exorotatie.

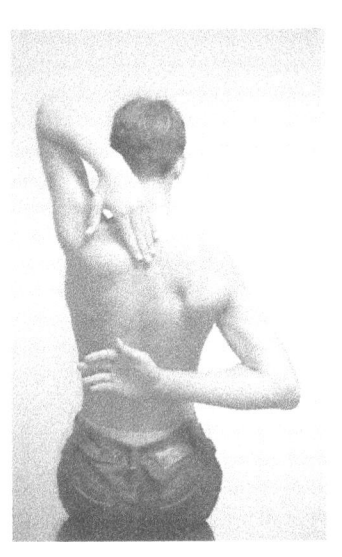

Afbeelding I.17i
Links: exorotatie, anteflexie en abductie. Rechts: endorotatie, retroflexie en adductie.

Oefeningen voor de elleboog
- *Extensie en flexie (zie Afbeelding I.18a en b)*
  Laat de patiënt zitten of staan met gestrekte rug en met de armen langs het lichaam. Vraag hem nu de ellebogen te buigen en weer te strekken. Herhaal de oefening driemaal.
- *Pronatie en supinatie (zie Afbeelding I.18c en d)*
  Laat de patiënt zitten of staan met gestrekte rug en de ellebogen gebogen. Vraag hem nu in de handpalm te kijken en vervolgens de hand (nog steeds met gebogen elleboog) om te draaien en naar de handrug te kijken. Herhaal de oefening driemaal.

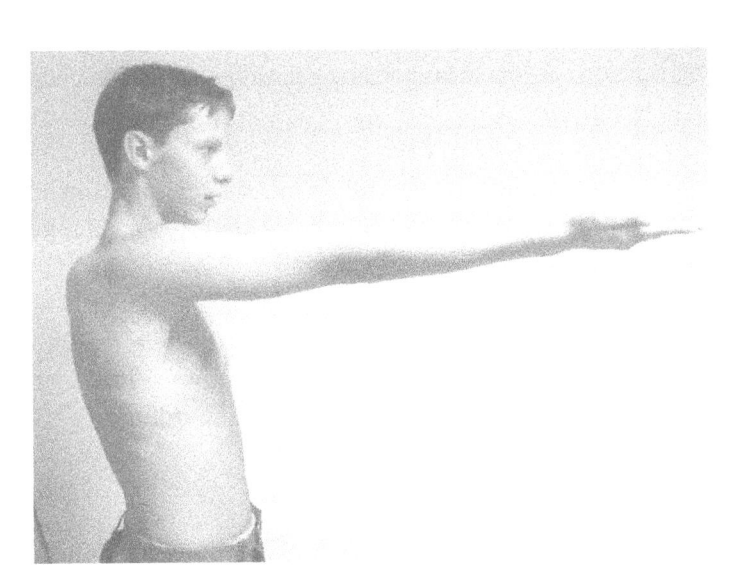

Afbeelding I.18a
Extensie van de elleboog.

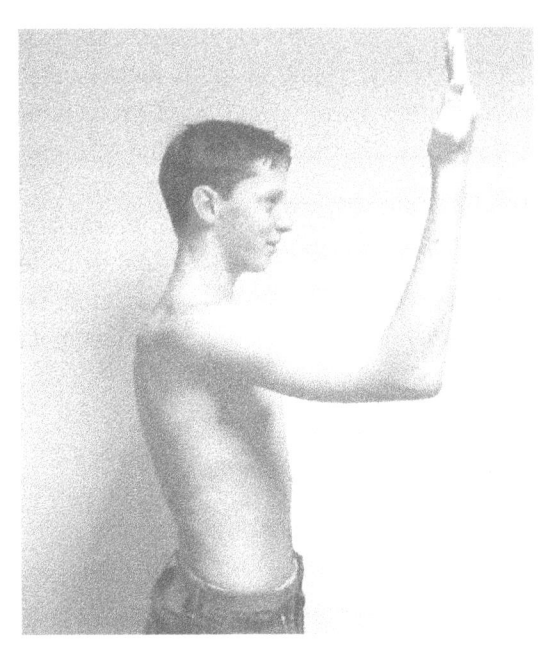

Afbeelding I.18b
Flexie van de elleboog.

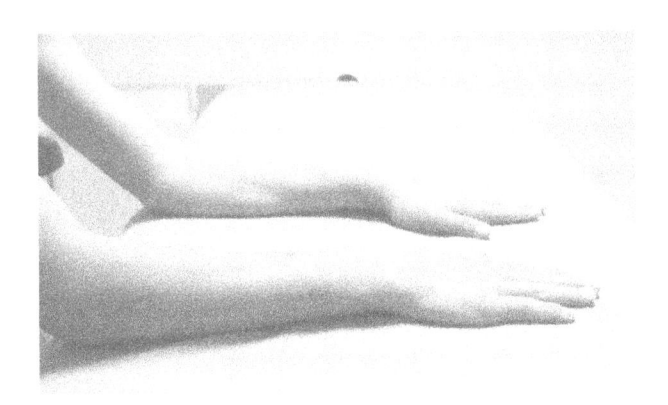

Afbeelding I.18c
Pronatie.

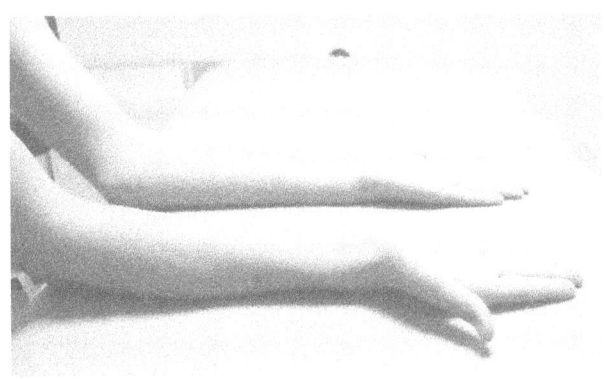

Afbeelding I.18d
Supinatie.

Oefeningen voor de pols
- *Extensie en flexie (zie Afbeelding I.19a en b)*
  Laat de patiënt de hand ontspannen op tafel leggen met de laterale zijde op het tafelblad. Vraag hem nu de pols te buigen en te strekken zonder het contact met het tafelblad te verliezen.
- *Ulnaire en radiale deviatie (zie Afbeelding I.19c en d)*
  Laat de patiënt de hand ontspannen op tafel leggen met de handpalm op het tafelblad. Vraag hem nu de hand naar links en rechts te bewegen zonder het contact met het tafelblad te verliezen.

Bij een goede coördinatie en redelijke soepelheid van de pols kan de soepelheid extra bevorderd worden door met de pols (een deel van) het alfabet te laten schrijven (circumductie). De vingers zijn licht geflecteerd (rusthouding).

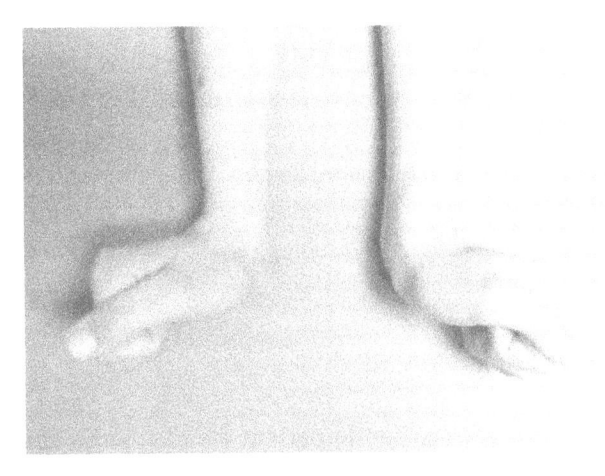

Afbeelding I.19a
Extensie van de pols.

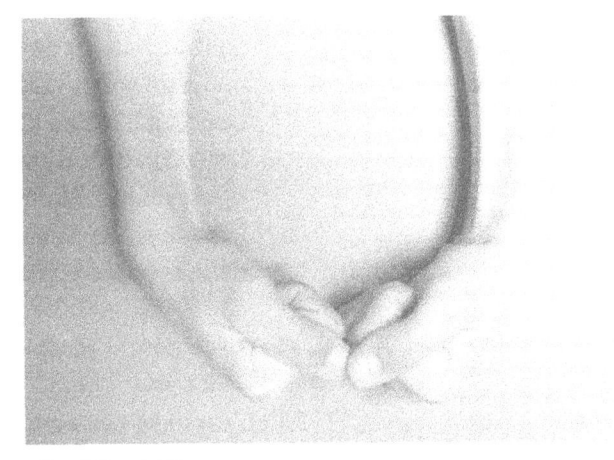

Afbeelding I.19b
Flexie van de pols.

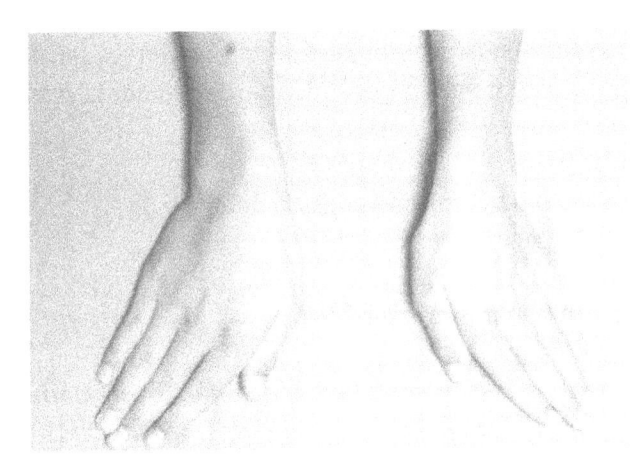

Afbeelding I.19c
Ulnaire deviatie.

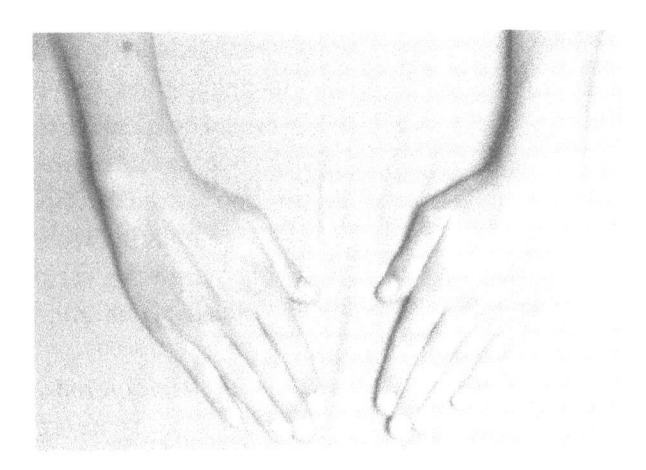

Afbeelding I.19d
Radiale deviatie.

Oefeningen voor de hand
- Laat de patiënt de hand(rug) ontspannen op tafel leggen met een rolletje onder de pols. Vraag hem nu de vingers rustig te buigen en te strekken (zie Afbeelding I.20a en b).
- Laat de patiënt de hand(palm) ontspannen op tafel leggen. Vraag hem nu rustige spreid- en sluitbewegingen te maken.
- Laat de patiënt de hand(rug) ontspannen op tafel leggen. Vraag hem nu de duim te opponeren en vervolgens te strekken.

4 Passieve oefentherapie

Een passieve beweging vindt plaats zonder dat de patiënt actief spieren aanspant. De beweging wordt gemaakt door de fysiotherapeut, of met de andere hand door de patiënt zelf, of door een bewegingsautomaat.

Passieve oefeningen worden uitgevoerd in de periode dat actief oefenen nog niet is toegestaan, of nog niet mogelijk is door bijvoorbeeld stijfheid.

De aangedane vingers (hand) worden (wordt) passief doorbewogen tot aan de spanningsgrens, enkele tellen in deze stand vastgehouden zonder verder te gaan, gevolgd door enkele tellen rust.

Het doel van passieve oefentherapie is:
- voorkomen van (toename van) contracturen van gewrichten;
- vermindering van oedeem (circulatiebevordering);
- vermindering van pijn;
- onderhouden/stimuleren van (verkregen) mobiliteit.

Passief manipuleren van de extensoren van pols en hand en het extensieapparaat van de vingergewrichten alsmede het passief manipuleren van het polsgewricht en de vingergewrichten

Er zijn vele variaties van deze behandeling mogelijk: alleen het buigen van één gewricht of een combinatie van gewrichten:
- De vinger wordt gefixeerd in het PIP- of DIP-gewricht. U flecteert nu het PIP- respectievelijk het DIP-gewricht tot aan de spanningsgrens (zie Afbeelding I.21a en b). Vijf tellen in deze stand houden, twee tellen rust. Dit vijf- tot tienmaal herhalen.
- De pols wordt in de neutrale positie geplaatst en u gaat achtereenvolgens het MCP-, PIP- en uiteindelijk het DIP-gewricht buigen. Daarna wordt ook de pols geflecteerd tot er spanning ontstaat op het dorsum van de hand en/of de pols. Vijf tellen vasthouden, twee tellen rust; dit vijf- tot tienmaal herhalen (zie Afbeelding I.21c).

BIJLAGE I

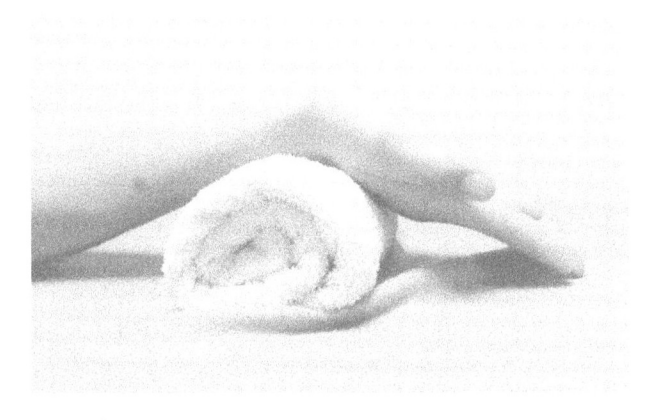

Afbeelding I.20a
Extensie van de vingers.

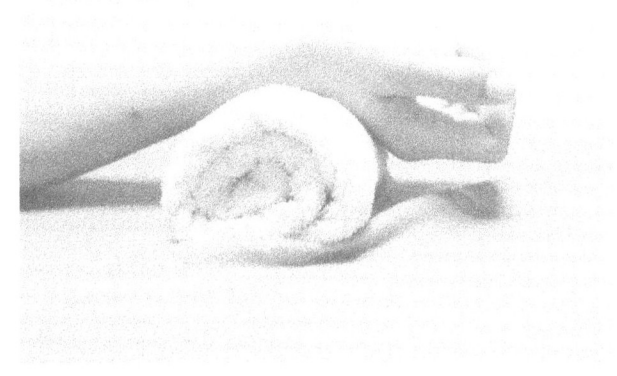

Afbeelding I.20b
Flexie van de vingers.

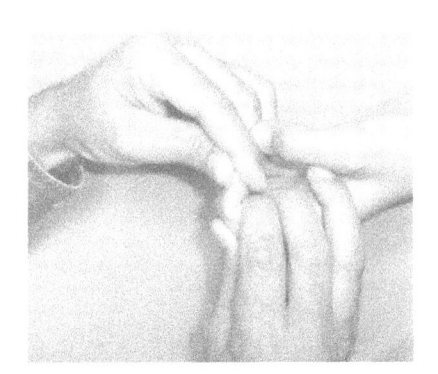

Afbeelding I.21a
De onderzoeker flecteert het DIP-gewricht van de wijsvinger.

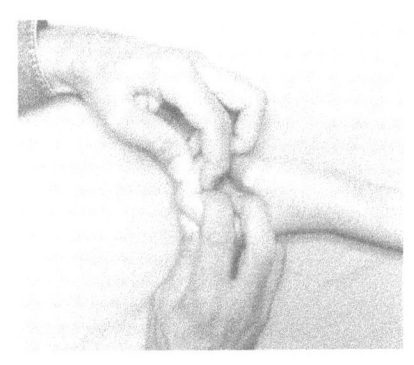

Afbeelding I.21b
De onderzoeker flecteert het PIP-gewricht van de wijsvinger.

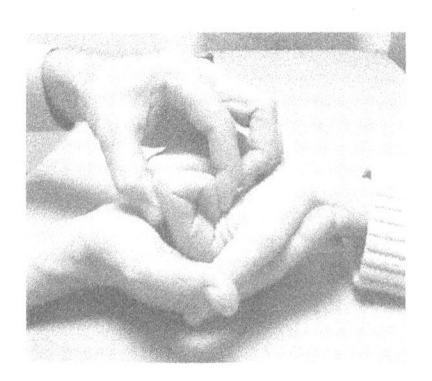

Afbeelding I.21c
De onderzoeker flecteert het MCP-gewricht, vervolgens het PIP-gewricht en het DIP-gewricht van de wijsvinger (oprollen van de wijsvinger). De laatste fase is het aansluitend buigen van de pols ter rekking van de pezen van de extensoren ter hoogte van het dorsum van de hand en de pols, en het extensorapparaat van de vingers.

Passief manipuleren van de flexoren van pols en hand alsmede het passief manipuleren van het polsgewricht en de vingergewrichten

U brengt de pols van de patiënt in extensie met uw ene hand, terwijl de andere hand op de volaire zijde van de vingers geplaatst wordt, zó dat de MCP-, PIP- en DIP-gewrichten in extensie komen te staan. De pols en vingers worden nu verder gestrekt tot er spanning ontstaat aan de volaire zijde van de hand en/of pols. Vijf tellen vasthouden, twee tellen rust, vijf- tot tienmaal herhalen.

Tractie en translatie

Ook door trekken (*tractie*) aan bijvoorbeeld een vingergewricht kan ontspanning verkregen worden van dit gewricht. De bedoeling van deze manipulatie is het oefenen positief te beïnvloeden.

Laat de patiënt op een stoel zitten met de schouders recht en de armen langs het lichaam, ellebogen 90 graden gebogen, de onderarm in middenstand, de pols tussen 0 en 30 graden extensie.

U neemt het gewricht van de patiënt tussen uw duimen en wijsvingers en trekt het deel van de vinger distaal van het gewricht in de lengteasrichting voorzichtig tot aan de spanningsgrens. Enkele tellen tractie, hierna weer enkele tellen rust. Deze tractie kan een aantal malen herhaald worden.

Let op eventuele pijn die deze tractie opwekt. Aan de hand van deze pijn kunt u het aantal keren dat u een gewricht tractie geeft aanpassen.

Afbeelding I.22
De onderzoeker fixeert de pols ter hoogte van het os naviculare, omvat het os metacarpale I, distraheert roteert en het CMC-I-gewricht.

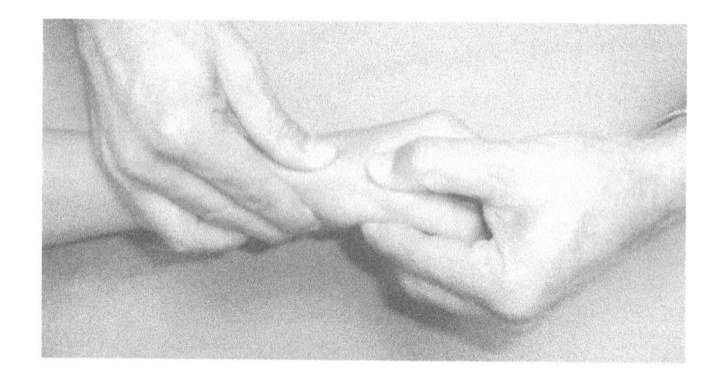

Door *translatie* (lateraal bewegen) van een gewricht kan eveneens ontspanning verkregen worden waardoor het oefenen positief beïnvloed kan worden.

Laat de patiënt op een stoel zitten met de schouders recht en de armen langs het lichaam, ellebogen 90 graden gebogen, de onderarm in middenstand, de pols tussen 0 en 30 graden extensie.

U neemt het gewricht van de patiënt tussen duimen en wijsvingers en trekt licht aan het gewricht. Vervolgens geeft u met de linkerduim wat zijdelingse druk, waarbij u op hetzelfde moment met uw rechterwijsvinger tegendruk geeft. U gaat hierbij tot aan de spanningsgrens.

Enkele tellen translatie, hierna weer enkele tellen rust. Deze translatie kan een aantal malen herhaald worden.

Let op eventuele pijn die deze translatie opwekt. Aan de hand van deze pijn kunt u het aantal keren dat u een gewricht translatie geeft aanpassen.

Rekkingsoefeningen
Agressief rekken (= rukken) is uit den boze, want dit geeft aanleiding tot microtraumata van het genezende weefsel en veroorzaakt pijn waardoor het genezingsproces vertraagd wordt.
Een goede manier om een spier te rekken is voorafgaand aan het oefenen het isometrische aanspannen van deze spier (warming-up). De patiënt spant en relaxeert op commando de te rekken spier zonder tot een bewegingsuitslag te komen. Een dergelijke beweging moet goed uitgelegd worden.

Mobiliseren van de rotatiemogelijkheid in het CMC-I-gewricht
Terwijl u tegenover de patiënt aan tafel zit, omvat u het os metacarpale I net proximaal van het MCP-gewricht. Op Afbeelding I.22 kunt u dit zien. Maak nu een roterende beweging met het os metacarpale van de duim.

Mobiliseren van de webspace I
Met webspace I wordt de ruimte tussen duim en wijsvinger bedoeld.
U zit tegenover de patiënt aan tafel en brengt de duim passief in abductie tot aan de spanningsgrens (zie Afbeelding I.23). Vijf tellen vasthouden, twee tellen rust.

Afbeelding I.23
De onderzoeker fixeert de hand van de patiënt en strekt de duim tot de spanningsgrens.

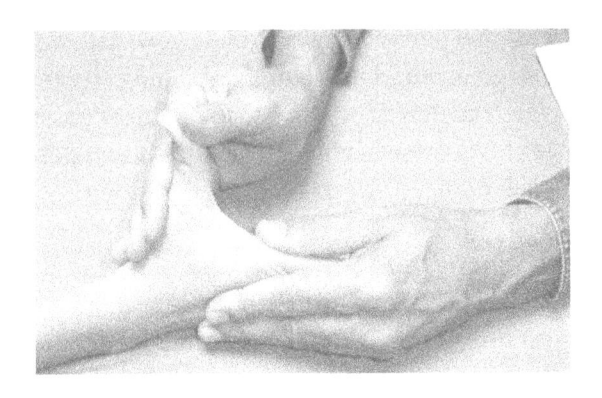

5 Actieve oefentherapie

Bij een actieve oefening wordt de beweging uitgevoerd door de actieve spiercontractie van de patiënt. Hierdoor kan een spier zich weer opbouwen (bodybuilding). Actieve oefeningen moeten zo uitgevoerd worden dat na het bereiken van de eindspanning de stand nog even wordt vastgehouden.

Het doel van actieve oefentherapie is:
- voorkomen of verbeteren van contracturen van gewrichten;
- vermindering van oedeem (circulatiebevordering);
- vermindering van pijn;
- onderhouden/stimuleren van (verkregen) mobiliteit;
- normaliseren van de functie van de aangedane weefsels (bijvoorbeeld bij peesletsel het glijden van de pees in de peeskoker, maar ook tussen de pezen onderling). De huid zal weer kunnen bewegen ten opzichte van de onderlaag, gewrichten zullen hun functie weer kunnen uitoefenen en spieren zullen weer kunnen contraheren.

'Plaats en houvast' (plaats passief en houd actief vast)

Bij de 'plaats en houvast'-oefening brengt u – of de patiënt met zijn niet-aangedane hand – het gewricht passief in de gewenste stand tot aan de spanningsgrens (dit is de grens waarbij de patiënt spanning op het weefsel waarneemt; u kunt dit eerst laten voelen door een gezonde vinger passief naar de eindstand te laten brengen). Vervolgens vraagt u aan de patiënt deze stand gedurende een aantal tellen met de eigen spierkracht vast te houden.

Maken van vuisten

Het maken van vuisten geeft een totale beweging aan de vingergewrichten en de buig- en strekpezen. De uitgangspositie voor deze oefeningen is de gestrekte hand en pols.

Er zijn drie manieren om een vuist te maken:
- *De hoekvuist (zie Afbeelding I.24a)*
  Door het op deze manier sluiten en strekken van de vingers ontstaat er een maximaal glijden tussen de oppervlakkige buigpees en de diepe buigpees. De pols blijft bij deze oefening gefixeerd in lichte extensie. Hierdoor worden verklevingen tussen de verschillende weefsels zo veel mogelijk voorkomen.
- *De volle vuist (zie Afbeelding I.24b)*
  Door het op deze manier sluiten en strekken van de vingers ontstaat er een maximaal glijden van de diepe buigpees ten opzichte van de peesschede en de corresponderende benige gedeelten.
- *De platte vuist (zie Afbeelding I.24c)*
  Door het op deze manier sluiten en strekken van de vingers ontstaat er een maximaal glijden van de oppervlakkige buigpees ten opzichte van de peesschede en de corresponderende benige gedeelten.

Elke positie wordt vijf tellen vastgehouden, waarna twee tellen rust volgt in ontspannen houding om vervolgens de hand en pols weer te strekken.
Elke oefening wordt driemaal uitgevoerd.

BIJLAGE I

Afbeelding I.24a
De hoekvuist.

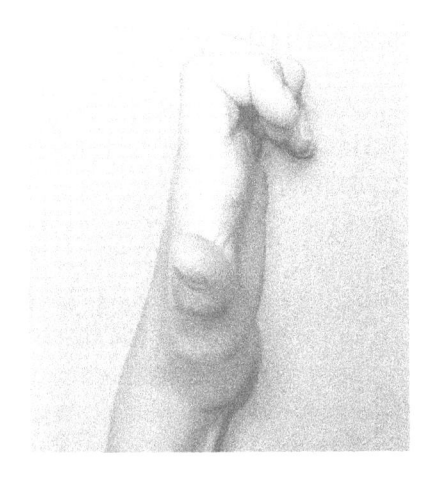

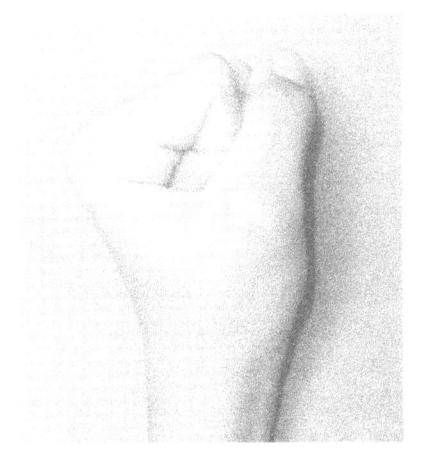

Afbeelding I.24b
De volle vuist.

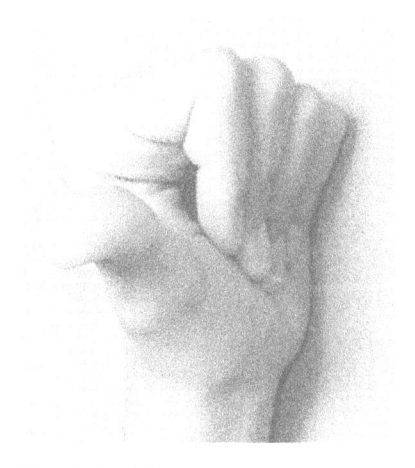

Afbeelding I.24c
De platte vuist.

Blokkeeroefeningen
Een goede manier om een gewricht actief te oefenen zonder aangrenzende gewrichten te laten meebewegen, is blokkeeroefeningen toe te passen. Alleen een bepaald deel van de hand wordt geoefend, terwijl de andere delen worden tegengehouden.
Hierna beschrijven we enkele voorbeelden hiervan.

Geïsoleerd buigen van de pees van de musculus flexor superficialis/oefenen flexie PIP-gewricht
Plaats de hand van de patiënt met de dorsale zijde op tafel, fixeer met uw eigen hand drie van de vier vingers II tot en met V en vraag de patiënt de niet-gefixeerde vinger te flecteren (zie Afbeelding I.25a).
Elke positie wordt vijf tellen vastgehouden, waarna twee tellen rust wordt gegeven. Elke vinger wordt driemaal gebogen. De patiënt kan het ook zelf doen, als hij begrijpt waar het om gaat.
U laat de te oefenen vinger met de andere hand stabiliseren juist proximaal van het PIP-gewricht door de duim aan de volaire zijde te laten plaatsen en de wijsvinger aan de dorsale zijde ter hoogte van het MCP-gewricht. U geeft nu de opdracht het PIP-gewricht een aantal malen te buigen (zie eerste beschrijving), waarbij het MCP-gewricht niet mag buigen. Gebeurt dit wel, dan is het effect van het oefenen voor het PIP-gewricht onvoldoende.

Een andere oefening voor de PIP-gewrichten is het op een zodanige manier in de handpalm plaatsen van een blokje of stevig plaatje dat de PIP-gewrichten alle tegelijk met enige kracht gebogen kunnen worden (zie Afbeelding I.25b).

Geïsoleerd buigen van de pees van de musculus flexor profundus/oefenen flexie DIP-gewricht
Plaats de hand van de patiënt met de dorsale zijde op tafel, fixeer met uw eigen hand de proximale en middelste falanx van de te oefenen vinger en vraag de patiënt het vingertopje te flecteren (zie Afbeelding I.26a).
Elke positie wordt vijf tellen vastgehouden, waarna twee tellen rust wordt gegeven. Elke vinger wordt driemaal gebogen.
De patiënt kan het ook zelf doen als hij begrijpt waar het om gaat. U laat de te oefenen vinger met de andere hand stabiliseren juist proximaal van het DIP-gewricht door de duim aan de volaire zijde te laten plaatsen en de wijsvinger aan de dorsale zijde ter hoogte van het PIP-gewricht. U geeft nu de opdracht het DIP-gewricht een aantal malen te buigen (zie eerste beschrijving), waarbij het PIP-gewricht niet mag buigen. Gebeurt dit wel, dan is het effect van het oefenen voor het DIP-gewricht onvoldoende.

Een andere oefening voor de DIP-gewrichten is het op een zodanige manier in de handpalm plaatsen van een blokje of stevig plaatje dat de DIP-gewrichten alle tegelijk met enige kracht gebogen kunnen worden (zie Afbeelding I.26b)

Oefenen extensoren/oefenen strekken MCP-, PIP- en DIP-gewricht
Plaats de hand van de patiënt plat op tafel. Strek nu de middelste en distale falanx, waarbij het MCP-gewricht evenals de proximale falanx op tafel blijven. Vijf tellen strekken, twee tellen rust.

Oefenen oppositie duim
Breng de duim naar de wijsvinger en laat de duimtop de wijsvingertop aanraken. Strek vervolgens de duim weer zo ver mogelijk. Als dit goed gaat, laat u de duimtop naar de top van de middelvinger gaan, vervolgens naar de ringvinger en dan naar de pink. Lukt het bij de pinktop te komen, laat dan vervolgens de duimtop zo ver mogelijk langs de pink naar beneden glijden.
Elke oefening dient driemaal herhaald te worden met enkele tellen rust tussentijds.
Vordert het oefenen voorspoedig, dan kan de zwaarte van de oefeningen worden opgevoerd door met de duim het alfabet in de lucht te laten tekenen.

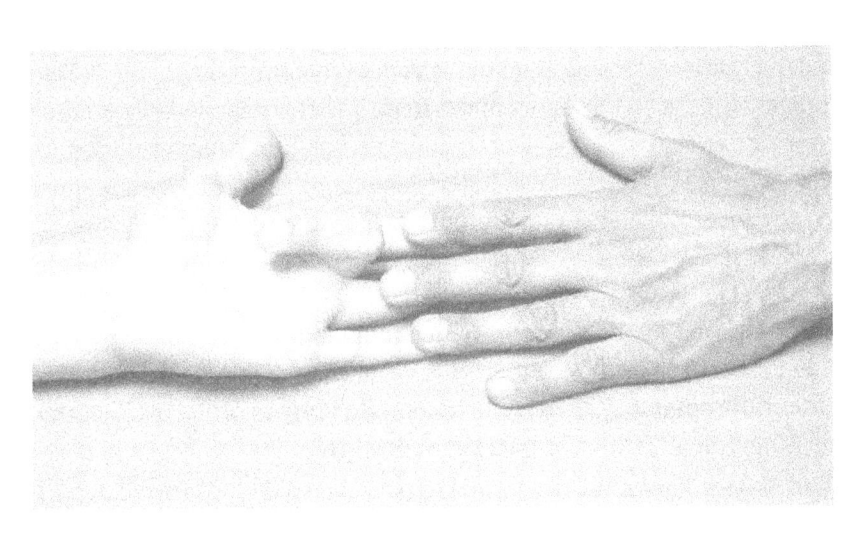

BIJLAGE I

Afbeelding I.25a
De onderzoeker fixeert de vingers gestrekt en laat de patiënt de vingers een voor een flecteren.

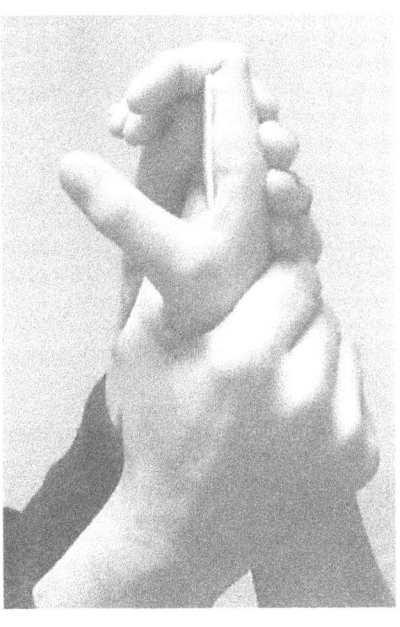

Afbeelding I.25b
Een plaatje kunststof fixeert de MCP-gewrichten, zodat de PIP-gewrichten met kracht kunnen flecteren.

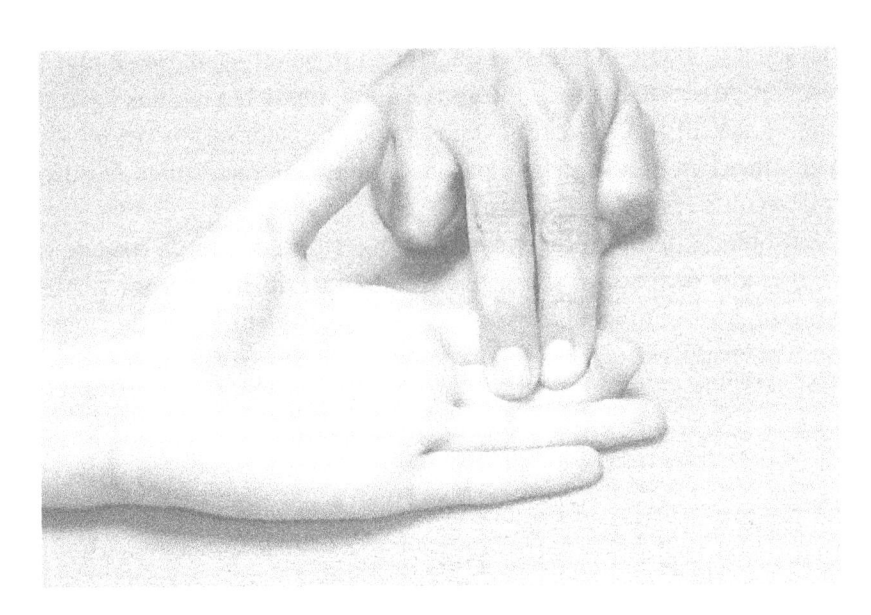

Afbeelding I.26a
De onderzoeker fixeert de te onderzoeken vinger tot aan het DIP-gewricht. De patiënt buigt het DIP-gewricht.

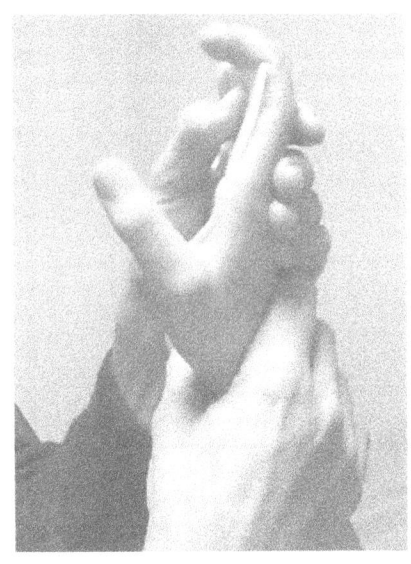

Afbeelding I.26b
Een plaatje kunststof fixeert de MCP- en PIP-gewrichten zodanig dat de DIP-gewrichten met kracht kunnen flecteren.

6 Oefenen tegen weerstand

Weerstandsoefeningen hebben tot doel de kracht van de aan te spannen spieren te verbeteren.

De oefeningen tegen weerstand kunnen statisch of dynamisch zijn. Bij de *statische* oefeningen vindt geen beweging plaats in de gewrichten. Bij de *dynamische* oefeningen wordt zo veel mogelijk gebruikgemaakt van de bewegingsuitslag van het gewricht. Er wordt over het gehele traject weerstand gegeven. Naast manuele weerstand is het ook mogelijk met materialen weerstand te geven, bijvoorbeeld met elastiek of klei.

Weerstandsoefeningen voor de intrinsieke handspieren

- Spreid de vingers zo ver mogelijk en geef weerstand (zie Afbeelding I.27a). Eenzelfde soort oefening, waarbij de patiënt de vingers probeert te sluiten, ziet u op Afbeelding I.27b). Vijfmaal laten uitvoeren.
- De patiënt legt de hand gestrekt op een laag klei. U vraagt hem de PIP- en DIP-gewrichten gestrekt te houden en de vingertoppen in de klei te drukken zonder de hand op te tillen. De MCP-gewrichten mogen buigen. U laat de hand vijfmaal in de klei drukken, daarna rust.

Weerstandsoefeningen voor de duim

- De patiënt neemt een stukje zachte klei en drukt dit tussen duim en wijsvinger samen (sleutelgreep). Herhaal dit vijfmaal, tussentijds de duimspieren laten ontspannen.
- De patiënt legt de hand op tafel met de handpalm naar boven. Neem nu een stevig elastiek en plaats dit om de top van de duim, breng het elastiek op enige spanning, maak nu een beweging van retropositie naar oppositie, en vice versa (zie Afbeelding I.28a en b). Herhaal dit vijfmaal, tussentijds de duimspieren laten ontspannen.
- De patiënt plaatst de duim tegenover de vingertoppen van de tweede en derde vinger met daartussen een stukje klei. De interfalangeale gewrichten blijven hierbij zo veel mogelijk gestrekt, de MCP-gewrichten van de vingers gebogen. Vervolgens vraagt u de patiënt de klei samen te drukken. Dit ook weer vijfmaal herhalen met tussentijds rust. Laten ontspannen.

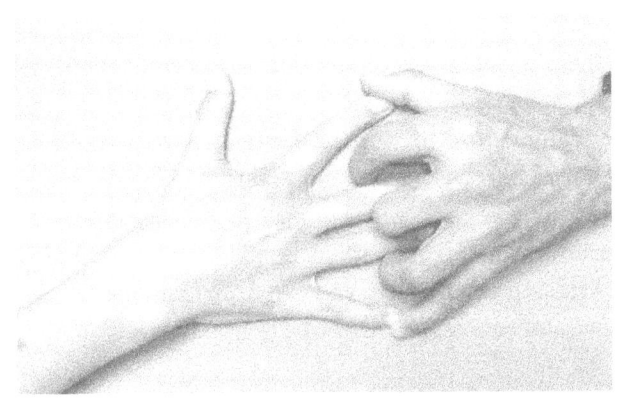

BIJLAGE I

Afbeelding I.27a
De onderzoeker fixeert de gespreide vingers van de patiënt, terwijl deze de vingers verder probeert te spreiden.

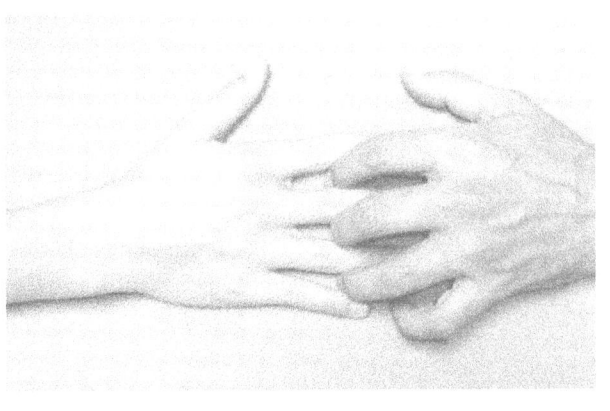

Afbeelding I.27b
De onderzoeker fixeert de gespreide vingers van de patiënt, terwijl deze de vingers probeert te sluiten.

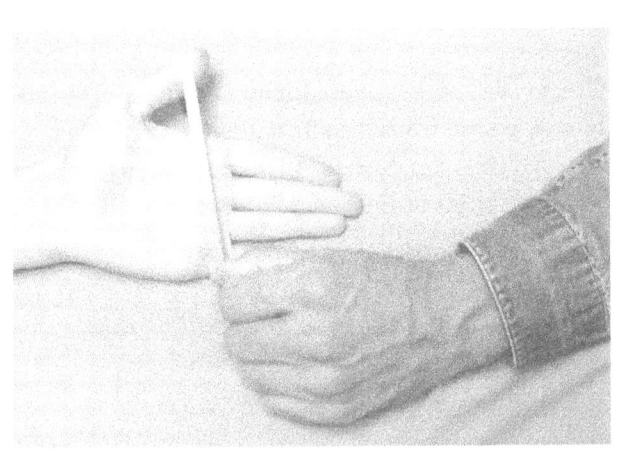

Afbeelding I.28a
De onderzoeker fixeert het elastiek, terwijl de patiënt de duim extendeert.

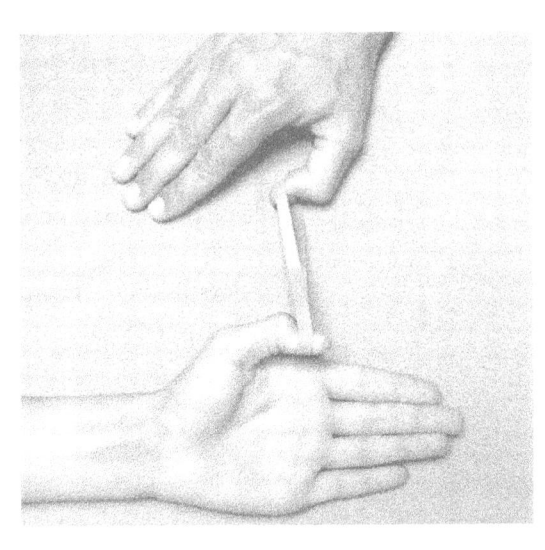

Afbeelding I.28b
De onderzoeker fixeert het elastiek, terwijl de patiënt de duim flecteert.

Weerstandsoefeningen voor de flexoren
- Maak een grijpbeweging met de vingers over het tafelblad, terwijl de MCP-gewrichten op tafel gefixeerd blijven.
- Neem cilinders van verschillende grootte. Plaats deze in de handpalm, maak een draaiende beweging zowel linksom als rechtsom, terwijl de andere hand weerstand geeft.
- Neem een stuk klei ter grootte van een ei en maak een knedende beweging.
- Pak het uiteinde van een krant en probeer hiervan een prop te maken.
- Probeer een handdoek waaraan een derde trekt, vast te houden.

Weerstandsoefeningen voor de extensoren
- Laat de patiënt een polsbandje omdoen en bevestig hieraan een elastiekje. De vrije zijde van het elastiekje wordt met tape op de nagel van de vinger(s) aan de dorsale zijde vastgeplakt. U kunt de weerstand van het elastiekje variëren. Nu vraagt u de patiënt de vinger(s) te strekken (zie Afbeelding I.29).
- Plaats de dorsale zijde van de hand op tafel en laat de vingers in gestrekte stand in de tafel duwen.
- Fixeer een stevig elastiek op de tafel of houd het vast. Vraag de patiënt nu de hand daarin te steken en met de gestrekte vingers de pols te extenderen.

Weerstandsoefening voor de pols
De flexiekracht, de extensiekracht, de kracht van de ulnaire en radiale deviatie van de pols kunt u oefenen door de pols te fixeren en de patiënt te vragen een bepaalde beweging te maken, terwijl u weerstand geeft. Afbeelding I.30a en b laten een methode zien voor het oefenen van de radiale en de ulnaire deviatie van de pols.

7 Coördinatieoefeningen

Nadat passieve en actieve oefeningen geleid hebben tot een verbeterde functie van de hand, wordt overgegaan tot meer ingewikkelde grepen als cilindergreep, pincetgreep en sleutelgreep. Vervolgens worden ook de bij de greep passende handelingen (sleutel omdraaien, voorwerpen oppakken en omvatten, enzovoort) geoefend (zie Afbeelding I.31).
Hiermee wordt de coördinatie van de bovenste extremiteit geoefend.
Bij coördinatieoefeningen is het van belang wat meer van de patiënt te weten. Tegen de tijd dat deze oefeningen aan bod komen, zal dit gewoonlijk wel het geval zijn. Immers, om dit soort oefeningen goed te kunnen laten verlopen, moet de patiënt wel het nut ervan inzien. Een agrariër met flink achterstallig werk op vele hectaren land, die bij u een kwartiertje met de bal moet komen spelen, zal dit na de eerste keer niet meer doen. Jongeren daarentegen zullen dit leuk vinden en thuis veel oefenen. Verzin altijd oefeningen waarvan uw patiënt de zin inziet. Het kost wat creativiteit van uw zijde, maar voorkomt teleurstelling van patiënt en fysiotherapeut.
De oefeningen worden aanvankelijk in spelvorm aangeboden (blokjes stapelen, ministeck, kralen rijgen, balspel, enzovoort). Als laatste fase wordt hobby- en werksimulatie uitgevoerd.

BIJLAGE I

Afbeelding I.29
Oefenen van het extensorapparaat van de middelvinger door middel van een polsbandje (zie ook afbeelding II.13a t/m c).

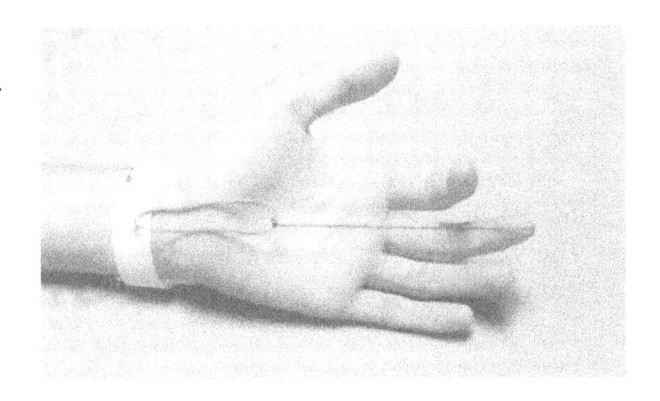

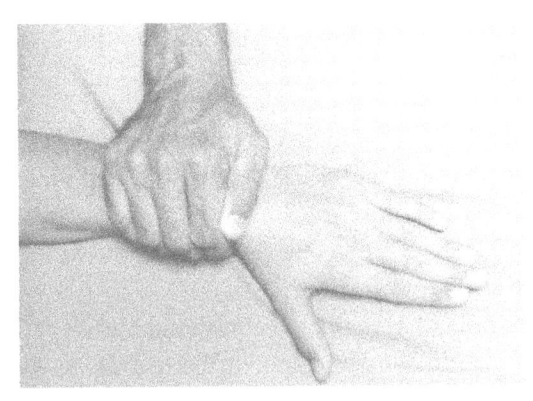

Afbeelding I.30a
De onderzoeker geeft weerstand naar ulnair, terwijl de patiënt de pols naar radiaal beweegt.

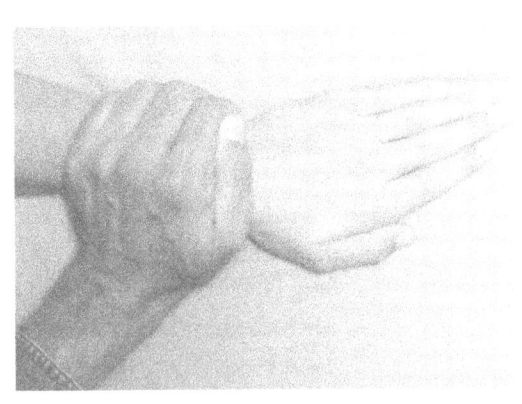

Afbeelding I.30b
De onderzoeker geeft weerstand naar radiaal, terwijl de patiënt de pols naar ulnair beweegt.

Afbeelding I.31
Op dit bord is een aantal voorwerpen geschroefd om de fijne motoriek en coördinatie te oefenen: stekker steken, lamp in- en uitdraaien, knopen in touw leggen, sleutel omdraaien, enzovoort.

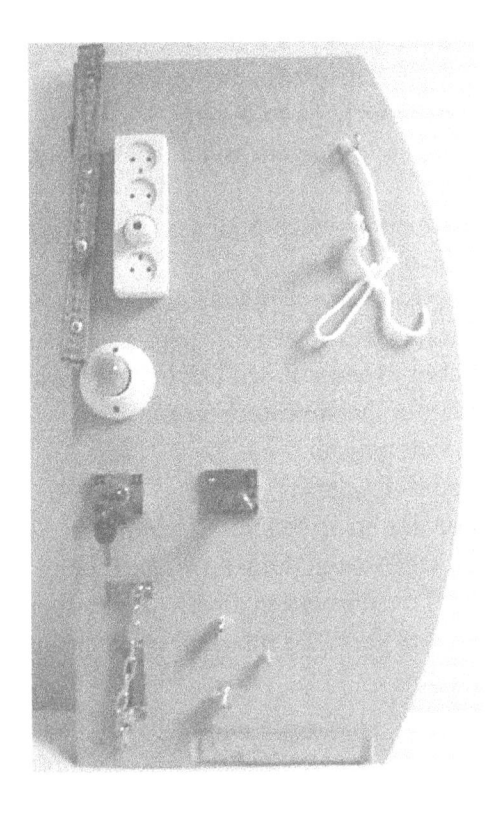

Coördinatieoefeningen voor de grove motoriek
Baloefeningen
- Gooi met een lichte grote bal naar elkaar en laat zowel onder- als bovenhands vangen.
- Laat met een lichte grote bal tegen een muur gooien en laat zowel onder- als bovenhands vangen.
- Laat met een lichte grote bal tegen een muur gooien door deze eerst op de grond te laten stuiteren en laat zowel onder- als bovenhands vangen.
- Laat met een lichte grote bal van de ene hand naar de andere gooien zonder deze op de grond te laten vallen.
- Laat een lichte grote bal op de toppen van de vingers en duim omhoog gooien en weer opvangen. Laat hetzelfde doen, maar laat daarbij de bal in de lucht draaien.
- Laat een stok omhoog gooien en weer opvangen.

Andere oefeningen voor de grove motoriek
- Laat een klappende beweging met de handen maken (applaus).
- Laat met de handen een beweging maken waarbij 'handen wassen' geïmiteerd wordt.
- Laat met beide handen een roffel slaan: eerst enkele slagen, later dubbele en nog later lastiger figuren. Laat in snelheid variëren.
- De linkerhandpalm wordt op tafel gelegd, terwijl de rechterhand met de palm naar boven ligt. Geef de opdracht beide handen tegelijkertijd te draaien. Dat wil zeggen dat de palm van de rechterhand op tafel komt te liggen, terwijl de palm van de linkerhand nu naar boven ligt. Herhaal deze wisseling en laat in snelheid variëren.
- 'Pianospelen' met de vingers van de duim naar de pink en van de pink naar de duim. Varieer in snelheid.

Coördinatieoefeningen voor de fijne motoriek
- Laat een rubberbal in de hand nemen. Laat nu de bal in verschillende richtingen door de hand heen bewegen.
- Laat grotere en vervolgens kleinere voorwerpen tussen duim en alle vingers vastpakken.
- Laat grotere en vervolgens kleinere voorwerpen tussen duim en wijsvinger vastpakken.
- Laat de pagina's van een tijdschrift een voor een omslaan.
- Laat naam en adres op een stuk papier schrijven.
- Laat punaises in een stuk schuimrubber drukken.
- Laat een figuur met ministeck maken.
- Laat een ketting rijgen.
- Laat een puzzel leggen.
- Laat de dop van en op een fles draaien.
- Plaats een stok tussen duim en vingertoppen van de patiënt. Laat deze van onder naar boven bewegen door hem steeds even los te laten en weer vast te grijpen en vice versa. De interfalangeale gewrichten blijven hierbij gestrekt.

8 Huiswerkoefeningen

Met huiswerkoefeningen moet de patiënt de oefeningen die u hem tijdens een oefensessie leert, continueren. Veel oefeningen die u met de patiënt in de praktijk oefent, kunnen thuis door de patiënt uitgevoerd worden, maar als de oefeningen saai zijn, bestaat de kans dat de motivatie om te oefenen gering wordt. Door noodzakelijke oefeningen in de dagelijkse handelingen van de patiënt in te passen, kunt u oefenmoeheid tegengaan en het normaal functioneren van de patiënt bevorderen. Evalueer daartoe de interessesfeer van uw patiënt, zodat de handelingen ingepast kunnen worden in het normale leven.

Hierna geven we in volgorde van zwaarte een aantal suggesties voor het thuis oefenen van de hand:

Huiswerk voor de extensoren
- Maak twee vuisten en strek de vingers volledig.
- Propjes wegschieten.
- Leg een pingpongbal op tafel, leg de hand in een vuist met de vingers op tafel en schiet vervolgens de pingpongbal met een van de vingers weg.
- Ga eens een partijtje sjoelen.

Huiswerk voor de flexoren
- Maak een grijpbeweging over het tafelblad.
- Buig alle vingergewrichtjes tegelijk.
- Pak cilinders van verschillende grootte, plaats deze in de handpalm en maak een draaiende beweging zowel linksom als rechtsom.
- Neem een stuk klei ter grootte van een ei en maak een knedende beweging.
- Pak het uiteinde van een krant en probeer hiervan een prop te maken.
- Probeer een handdoek waaraan een ander trekt, vast te houden.

Suggesties ADL-inpassingen
Hierna geven we een aantal voorbeelden om het oefenen in het dagelijkse handelen van de patiënt in te passen. U moet zich vooral realiseren dat dezelfde handelingen bij het ene beroep licht genoemd mogen worden, terwijl ze in een ander beroep een andere gradatie kunnen hebben. Een voorbeeld is het schrijven van iemand die op kantoor werkt en van iemand die in de bouw zit. De eerste moet vaak veel en genuanceerd schrijven (middelzwaar), de tweede hier en daar notities maken (licht), waarbij een grotere algemene lichaamskracht in het tweede geval een gegeven is. Zo zult u voor al uw patiënten een inschatting moeten maken welke oefeningen voor hem of haar onder licht of zwaar vallen. Voorbeelden:
- Tuinieren: zaaien en verspenen (pincetgreep: licht), bladeren harken (krachtgreep: licht), wieden met de hand (pincetgreep: middelzwaar), wieden met de schoffel (krachtgreep: middelzwaar), spitten (krachtgreep: zwaar).
- Huishoudelijk werk: stoffen (totaal gebruik van de hand: licht), stofzuigen (krachtgreep: licht; wrijving en schokken: zwaar), borduren (pincetgreep: licht), ramen zemen (krachtgreep: middelzwaar), was ophangen (pincetgreep: middelzwaar), handwas wol (knijpkracht; middelzwaar), boenen (krachtgreep: zwaar; wrijving en schokken: licht), breien (pincetgreep en krachtgreep: middelzwaar).

- Kantoorwerk: typen (mobiliteit: licht), telefoneren (krachtgreep: licht), schrijven (pincetgreep: middelzwaar), ordners pakken (krachtgreep: zwaar).
- Bouw: tekenen (pincetgreep: licht), metselen (krachtgreep: middelzwaar), straten leggen (krachtgreep: middelzwaar), scheppen (krachtgreep: zwaar).

BIJLAGE

II

Atlas voor de aanleg van spalken

Een kunststofspalk wordt aangelegd aan de hand en/of arm in rust.

Door het aanspannen van spieren kan het voorkomen dat de spalk tijdens het gebruik drukpunten gaat geven, die aanleiding kunnen zijn tot ongemak of pijn. U dient de patiënt hierover te informeren (zie paragraaf 9.4). Eén à twee dagen na het aanmeten van een spalk zult u de patiënt terug moeten zien om het comfort van de spalk te controleren. Er zijn altijd mensen, vooral ouderen, die denken dat ongemak en pijn erbij horen!

Het dragen van een spalk vraagt gewoonlijk enige dagen gewenning. Omdat het spalkmateriaal van plastic is, kan huidirritatie optreden. Om dit te voorkomen of tegen te gaan zijn verschillende oplossingen mogelijk:
- Gebruikmaken van geperforeerd spalkmateriaal.
- Gebruikmaken van talkpoeder; dit houdt de huid droog.
- Dragen van een goed zittende katoenen kous onder de spalk. Het kousmateriaal kan soms aanleiding geven tot een allergische reactie, vooral als elastische vezels in het weefsel verwerkt zijn. Vraag uw patiënt naar eventuele allergieën.

In overleg met de behandelend arts zal vastgesteld worden welke spalk aangelegd zal worden. De indicatiestelling voor een bepaalde spalk kan zeer uiteenlopend zijn. Hoewel er een aantal 'standaardspalken' bestaat, hangt het voor een groot deel van uw creativiteit af hoe de vraagstelling van de behandelend arts in een spalk vertaald kan worden. Voor een ervaren fysiotherapeut zijn de mogelijkheden bijna onbegrensd.

In dit hoofdstuk beschrijven we de indicatiestelling en het vervaardigen van een aantal veelvoorkomende spalken. We hebben de meeste spalken een eigennaam gegeven. De eigennaam geeft aan waarvoor de spalk het meest frequent gebruikt wordt. Aangegeven is in welke situaties hij nog meer te gebruiken is. Een dergelijke naamgeving (of door uzelf bepaalde codering) is in de praktijk handig gebleken bij de communicatie over aan te leggen spalken.

1 Statische spalken

Statische spalken hebben als doel geen beweging toe te laten, zodat weefsel in rust wordt gehouden. Nadelen van een statische spalk zijn het hypotrofiëren van spieren en steunende weefsels, bewegingsbeperking door verstijving van gewrichten, en coördinatieverlies door een verlies aan toegediende prikkels, zowel tactiel als voor de oriëntatie in de ruimte. De tijdens immobilisatie verloren gegane functies moeten weer opgebouwd worden.

Hierna beschrijven we een aantal veelgebruikte statische spalken. Op de foto's die de vervaardiging van de diverse spalken laten zien, zijn geen kousen om de arm aanwezig. Een spalk wordt aangepast op de blote huid. Pas als het klittenband bevestigd is, en uitgelegd is hoe de spalk gedragen moet worden, wordt de kous omgedaan. Bij de beschrijving van de cock-up spalk is het hele procédé voor het vervaardigen van de spalk te zien. Niet bij alle spalken is dit uitvoerig gefotografeerd. Voor elke spalk zijn wel de belangrijkste handelingen afgebeeld.

Cock-up spalk
Doel:
- rust geven bij artrose, artritis en distorsie van het polsgewricht;
- rust geven bij surmenageklachten rond het polsgewricht;
- rust geven bij klachten passend bij het carpaletunnelsyndroom.

Benodigdheden:
- spalkmateriaal werkwijze 1: Polyform 3,2 millimeter (Smith & Nephew);
- spalkmateriaal werkwijze 2: Orfit (non sticky) 2 millimeter;
- stanleymes;
- schaar;
- heetwaterbak;
- knijper;
- klittenband;
- pen en papier;
- watervaste viltstift.

Uitgangshouding:
De patiënt zit tegenover de behandelaar met de handpalm naar boven gericht. De hand ligt ontspannen op tafel.

Werkwijze 1:
- Op papier worden de contouren van de hand uitgetekend zoals op Afbeelding II.1a te zien is. De tekening wordt gekopieerd op het spalkmateriaal. Het materiaal wordt zacht gemaakt in warm water en de spalk wordt volgens de tekening uitgeknipt en op de volaire zijde van de hand gelegd (zie Afbeelding II.1b). In deze positie wordt bepaald hoeveel materiaal aan de duimzijde verwijderd moet worden voor het maken van een goede steun in de handpalm (zie Afbeelding II.1c).
- De spalk wordt opnieuw zacht gemaakt in warm water, waarna het aangetekende gedeelte aan de duimzijde wordt verwijderd (zie Afbeelding II.1d).
- Aan de duimzijde worden de randen stomp gemaakt (zie Afbeelding II.1e). De spalk reikt in de handpalm tot aan de MCP-gewrichten van de vingers II t/m V, zodat deze vrijelijk kunnen blijven functioneren. Uiteraard wordt ook hier de rand stomp gemaakt.
- De spalk wordt op de volaire zijde van de pols gelegd (zie Afbeelding II.1f) en in deze stand gehouden tot de spalk afgekoeld en daarmee uitgehard is. De duim moet voldoende ruimte houden om vrij te kunnen bewegen.

Cock-up spalk, werkwijze 1

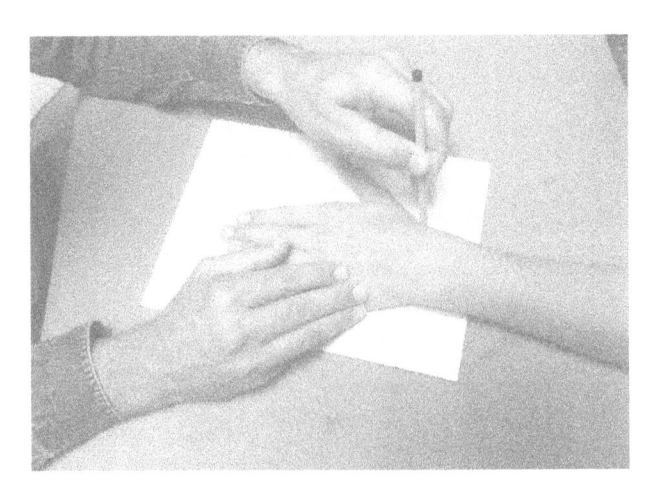

Afbeelding II.1a
De hand wordt afgetekend op papier.

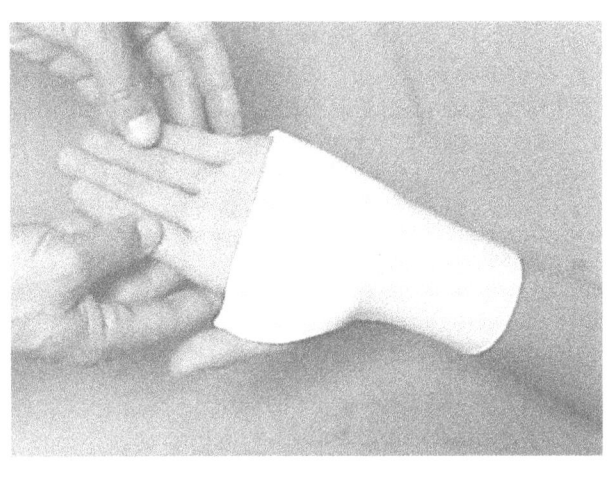

Afbeelding II.1b
De uitgeknipte vorm van spalkmateriaal wordt op de hand gelegd en de duimuitsnijding wordt aangegeven.

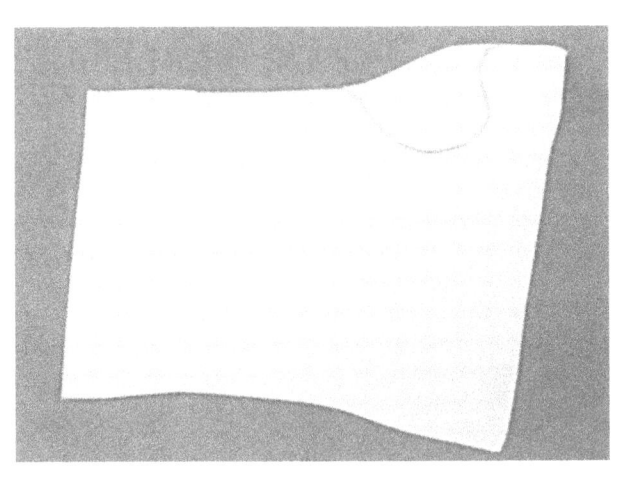

Afbeelding II.1c
De aangegeven duimuitsnijding.

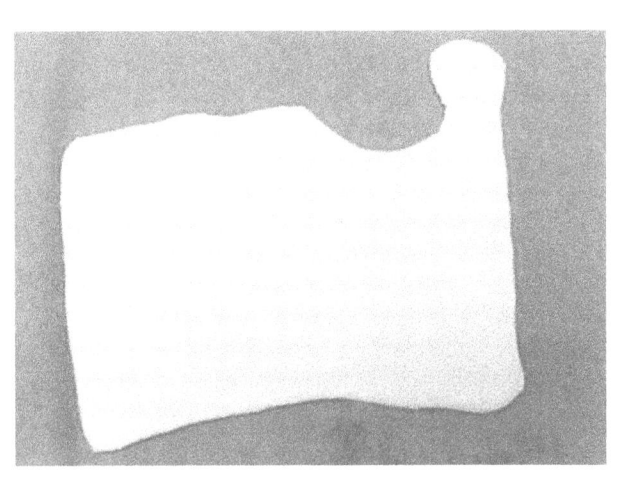

Afbeelding II.1d
De duimuitsnijding is verwijderd.

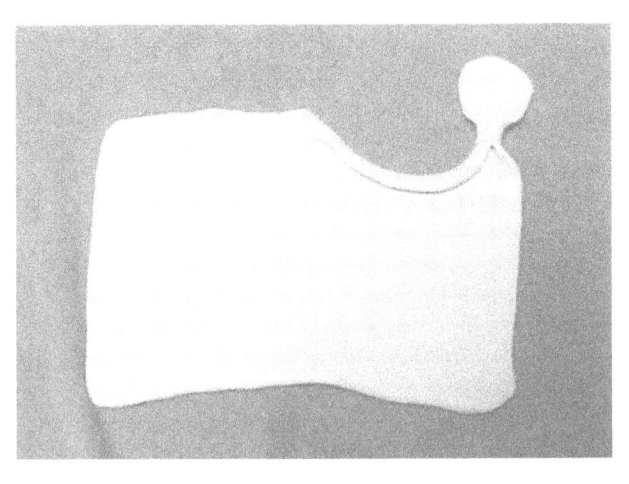

Afbeelding II.1e
De randen worden stomp gemaakt.

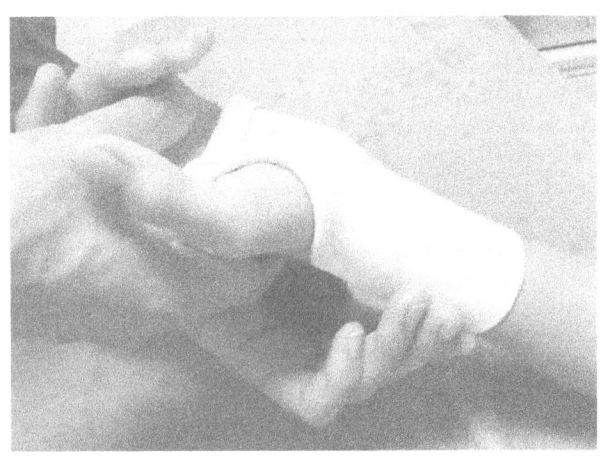

Afbeelding II.1f
Na verwarmen wordt de spalk op de pols gelegd en uitgehard. De zwaartekracht helpt mee.

- Als de spalk afgekoeld is, wordt op drie niveaus aan weerszijden het plakbare gedeelte van het klittenband aangebracht. Het andere deel van het klittenband wordt hier overheen gespannen (zie Afbeelding II.1g t/m i).

BIJLAGE II

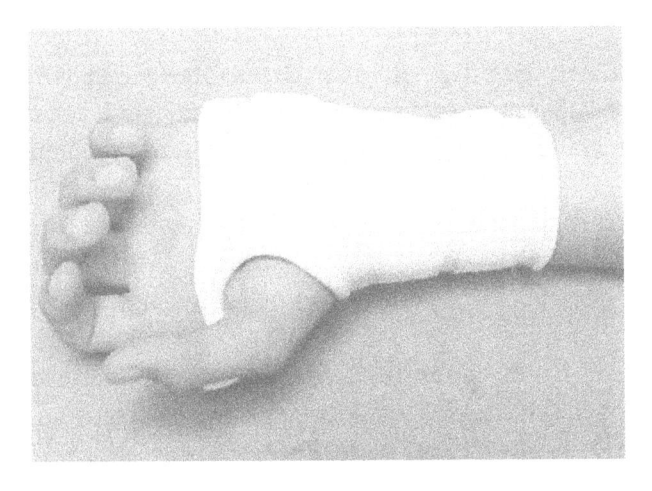

Afbeelding II.1g
De voltooide spalk volair.

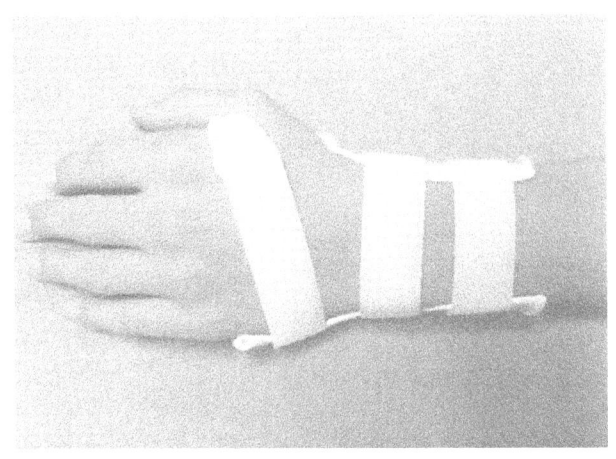

Afbeelding II.1h
De voltooide spalk dorsaal.

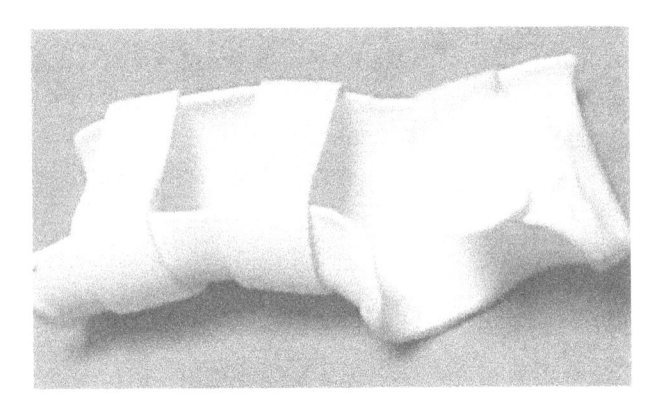

Afbeelding II.1i
De spalkvorm.

Werkwijze 2:
- Op spalkmateriaal wordt tweemaal de breedte van de pols afgetekend.
- In het midden van de spalk, 2 centimeter vanaf de distale rand, wordt een gat getekend met een doorsnede van ongeveer 3 centimeter (zie Afbeelding II.2a).
- De tekening wordt op het spalkmateriaal overgebracht; het materiaal wordt verwarmd en de spalk uitgeknipt.
- De duim wordt door het uitgeknipte gat gestoken om te passen. De duim moet in de spalk vrij kunnen bewegen.
- Vervolgens legt u met beide handen de spalk om hand, pols en onderarm van de patiënt (zie Afbeelding II.2b). De spalk wordt circulair gemaakt, de randen van de spalk komen aan de ulnaire zijde bij elkaar.
- Als het materiaal voldoende afgekoeld is, kunnen de randen en het duimgat gemodelleerd worden. Het duimgat eventueel verwijden om de duimmuis volledige vrijheid te geven.
- Aan de volaire zijde wordt het distale gedeelte zo ver weggeknipt dat de MCP-gewrichten ongehinderd kunnen flecteren.
- Aan de dorsale zijde wordt het distale gedeelte zo ver weggeknipt dat de strekpezen ongehinderd kunnen functioneren.
- Uiteraard worden ook hier de randen stomp gemaakt.
- Als de spalk afgekoeld is, wordt circulair klittenband aangebracht (zie Afbeelding II.2c t/m e).

Cock-up spalk, werkwijze 2

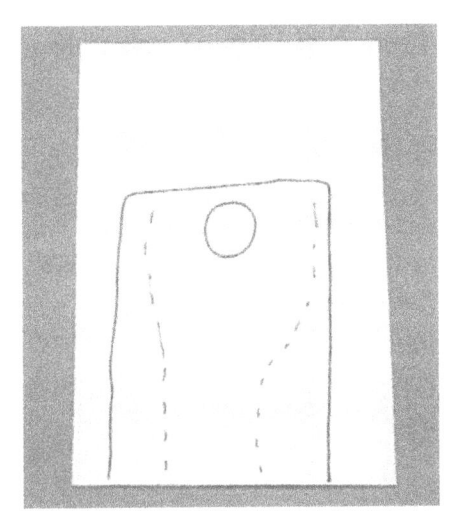

Afbeelding II.2a
De handomtrek is met een stippellijn aangegeven. Aan beide zijden wordt de spalk met een halve polsomtrek verbreed. De toekomstige duimuitsparing wordt aangegeven met een cirkel van 3 centimeter doorsnede juist in het centrum van de spalk en 2 centimeter van de distale rand.

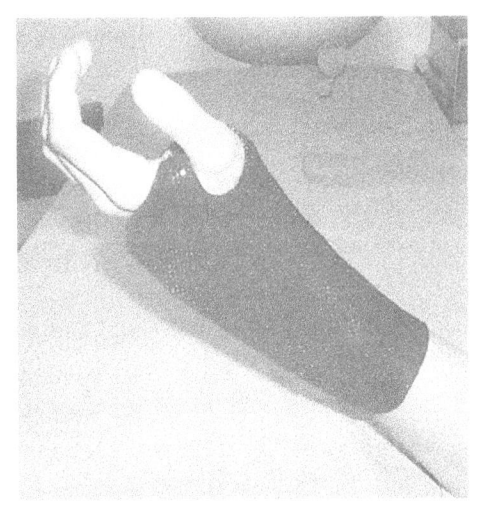

Afbeelding II.2b
De spalk is verwarmd en uitgesneden volgens de tekening. Het gat voor de duim is uitgesneden en de spalk is opnieuw verwarmd. De duim is door de uitsparing gestoken en de spalk wordt gevormd om pols en hand. In deze stand hardt de spalk uit.

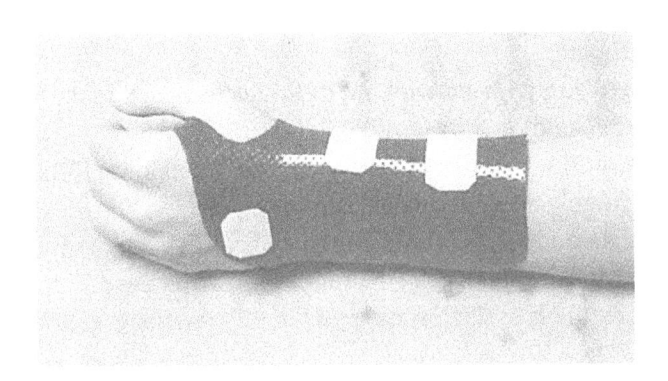

Afbeelding II.2c
Het plakgedeelte van het klittenband is op de dorsale zijde zichtbaar.

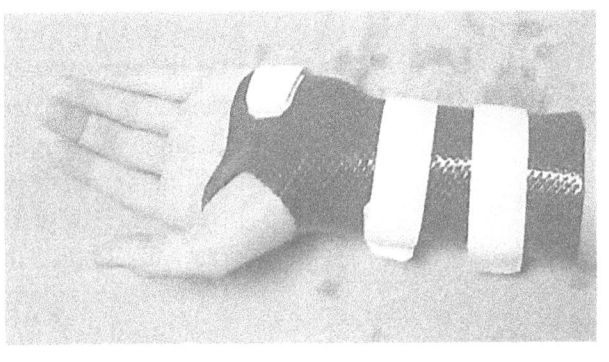

Afbeelding II.2d
Aan de volaire zijde is het plakgedeelte ter hoogte van de pinkmuis zichtbaar. Het kleefgedeelte van het klittenband is ter hoogte van de pinkmuis aangebracht van dorsaal naar volair. Ter hoogte van pols en onderarm is het circulair aangebracht.

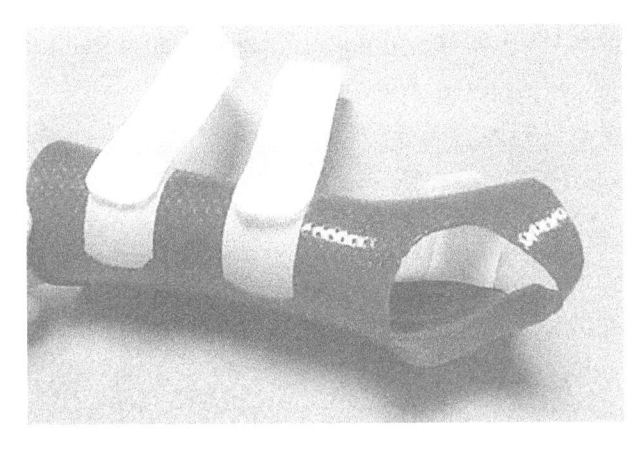

Afbeelding II.2e
De voltooide spalk gezien vanuit de duimzijde.

Swanneck spalk

Deze spalk voorkomt hyperextensie van het PIP-gewricht, terwijl de flexie van dit gewricht volledig mogelijk blijft. De spalk staat ook wel bekend als een 'achtje'.

Doel:
- rust geven aan het aangedane PIP-gewricht bij artrose, artritis en distorsie;
- voorkomen van een extensiecontractuur van het PIP-gewricht, bijvoorbeeld bij een swanneck deformiteit;
- redressie van extensiecontractuur van het PIP-gewricht.

Benodigdheden:
- spalkmateriaal: Ezeform 1,6 millimeter (Smith & Nephew);
- stanleymes;
- schaar;
- heetwaterbak;
- knijper.

Uitgangshouding:
De patiënt zit tegenover de behandelaar en houdt de vingers ontspannen met de handrug wijzend naar de tafel. Lichte flexie MCP- en PIP-gewricht.

Werkwijze:
- Nadat het spalkmateriaal is zacht gemaakt in warm water, wordt een smalle strip van 20 centimeter lengte afgeknipt (zie Afbeelding II.3a), in breedte variërend van 0,5 tot 1 centimeter.
- De strip wordt in de lengte dubbelgevouwen om drukplekken door scherpe randen te vermijden (zie Afbeelding II.3b).
- Te beginnen aan de volaire zijde van het PIP-gewricht (zie Afbeelding II.3c) ter hoogte van de gewrichtsspleet wordt nu een 'achtje' ingezet.
- De eerste ring wordt om de middelste falanx aangelegd; na kruising volair (zie Afbeelding II.3d) wordt de ring om de proximale falanx aangelegd.
- Uitharden van de spalk geschiedt in flexiestand van het PIP-gewricht (zie Afbeelding II.3e).
- Een goed aangelegde spalk verhindert maximale extensie (zie Afbeelding II.3f en g).
- Op het proximale ringetje kunt u een teken zetten om aan te geven dat dit als eerste om de vinger geschoven moet worden.

Wijs de patiënt goed aan waar de kruising hoort te zitten. Als bijvoorbeeld bij een swanneck deformiteit de spalk 180 graden gedraaid zit, zal de deformiteit toenemen!

BIJLAGE II

Swanneck spalk

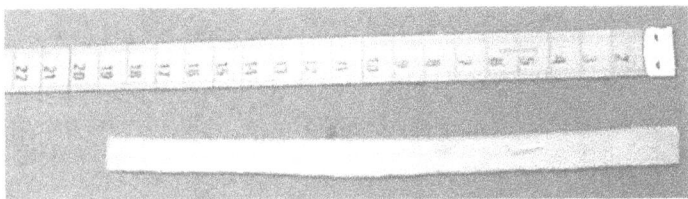

Afbeelding II.3a
De strip spalkmateriaal is afgemeten en afgeknipt.

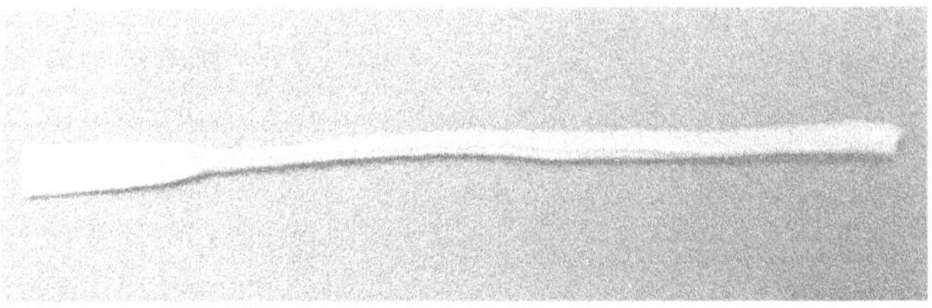

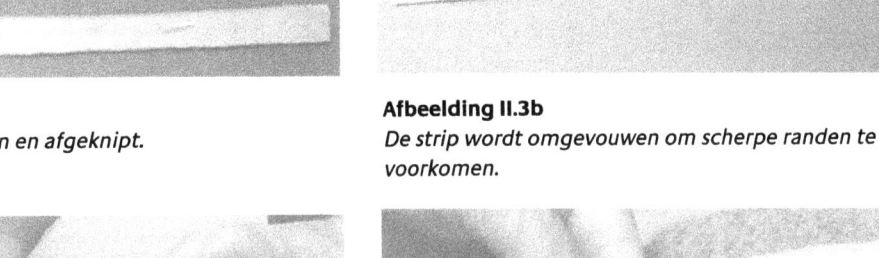

Afbeelding II.3b
De strip wordt omgevouwen om scherpe randen te voorkomen.

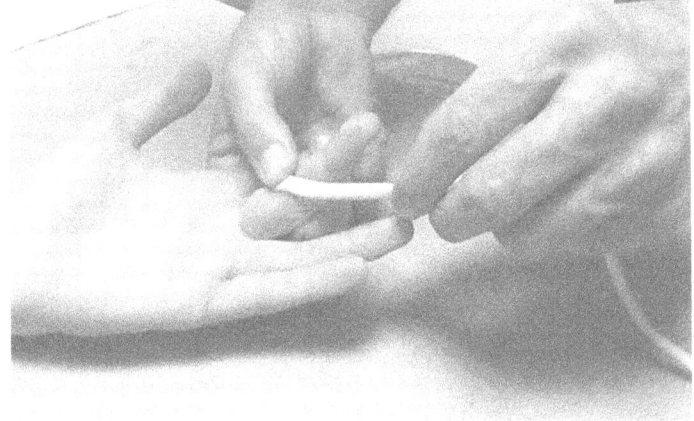

Afbeelding II.3c
De strip wordt gevormd tot een 'achtje'. Dit achtje wordt gestart aan de volaire zijde van het PIP-gewricht.

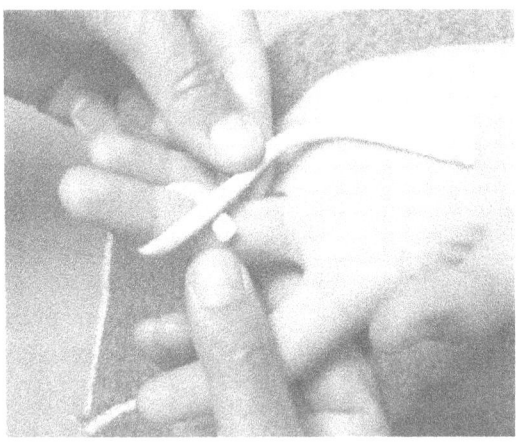

Afbeelding II.3d
Het distale deel van het 'achtje' is gemaakt. De strip kruist nu naar volair en vervolgens wordt het proximale deel van het 'achtje' gemaakt. De strip eindigt waar u begonnen bent en wordt daar bevestigd.

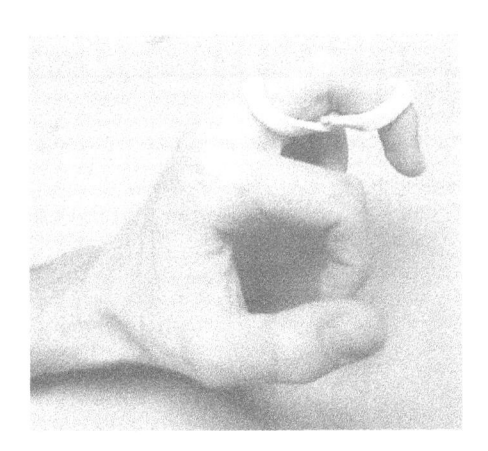

Afbeelding II.3e
Het afkoelen en uitharden van de spalk moeten gebeuren met een maximaal geflecteerd PIP-gewricht.

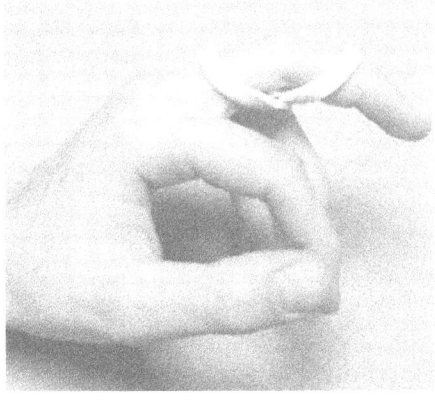

Afbeelding II.3f
Als na uitharden van de spalk de vinger gestrekt wordt, blokkeert de spalk de maximale extensie en blijft de vinger in lichte flexie staan.

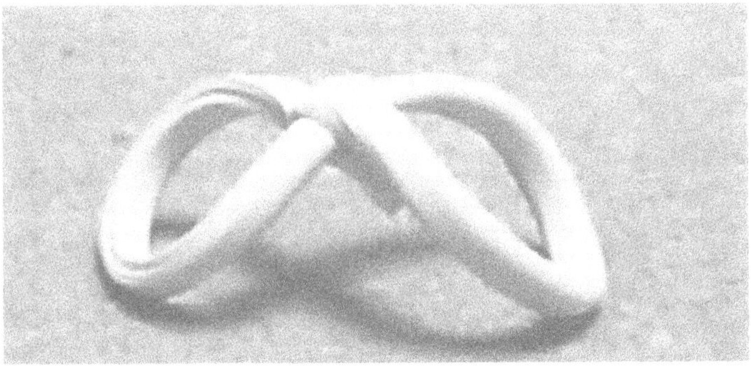

Afbeelding II.3g
De voltooide spalk.

Trigger spalk
Doel:
- rust geven bij artrose, artritis, contusie of distorsie van het MCP-gewricht;
- voorkomen van flexie bij een trigger finger, waardoor slotfenomeen en pijn optreden (zie paragraaf 5.1).

Benodigdheden:
- spalkmateriaal: Ezeform 1,6 of 3,2 millimeter (Smith & Nephew); dikte afhankelijk van handvaardigheden (fragiele vrouwenhand 1,6 millimeter/hand bouwvakker 3,2 millimeter);
- stanleymes;
- schaar;
- heetwaterbak;
- knijper;
- pen en papier;
- watervaste viltstift.

Uitgangshouding:
De patiënt zit tegenover de behandelaar, met ontspannen vingers en de handrug wijzend naar de tafel.

Werkwijze:
- De omtrek van de vinger wordt ter hoogte van de proximale falanx opgemeten (zie Afbeelding II.4a).
- Ter lengte van de gemeten omtrek en ter breedte van 2 tot 3 centimeter, afhankelijk van de lengte van de proximale falanx, wordt een strip spalkmateriaal afgetekend en afgeknipt na verwarmen van het materiaal.
- De strip wordt om de proximale falanx aangelegd en de randen worden dorsaal versmolten tot één geheel (zie Afbeelding II.4b). Het eventuele overtollige deel wordt afgeknipt.
- Zowel het proximale als het distale deel van de spalk wordt stomp afgewerkt om irritatie van hand en vinger te voorkomen.
- Afbeelding II.4c laat zien dat de vinger net niet helemaal kan buigen.

BIJLAGE II

Trigger spalk

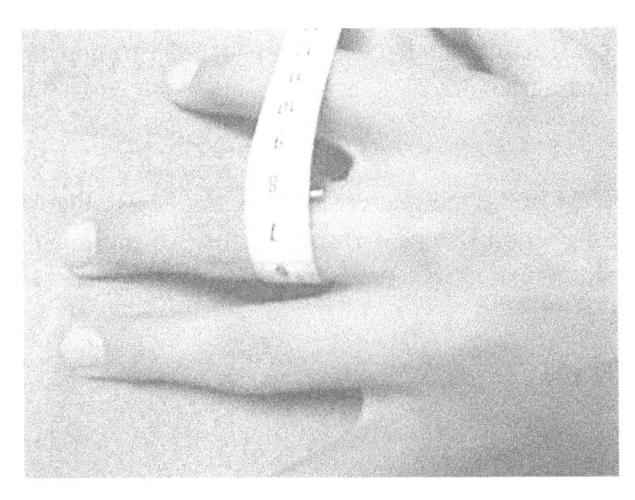

Afbeelding II.4a
De omtrek van de vinger ter hoogte van de proximale falanx wordt opgemeten.

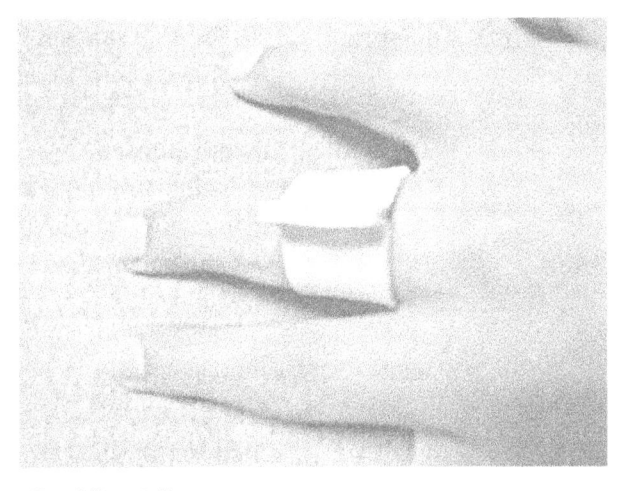

Afbeelding II.4b
De strip reikt van even distaal van de interdigitale ruimte tot 0,5 centimeter proximaal van het PIP-gewricht. De strip is aangebracht. De overtollige rand moet nog afgeknipt worden.

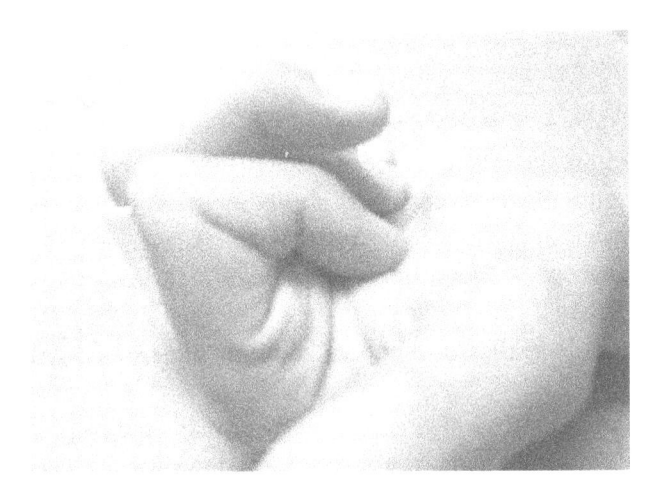

Afbeelding II.4c
De spalk blokkeert de volledige flexie van de gespalkte vinger, juist genoeg om het trigger fenomeen niet te laten plaatsvinden.

Boutonnière spalk

Doel:
- voorkomen van een flexiecontractuur van het PIP-gewricht;
- redressie van een flexiecontractuur van het PIP-gewricht, zoals bij een boutonnière deformiteit (zie paragraaf 3.2.2).

Benodigdheden:
- spalkmateriaal: Ezeform 1,6 of 3,2 millimeter (Smith & Nephew); dikte afhankelijk van handvaardigheden (fragiele vrouwenhand 1,6 millimeter/ hand bouwvakker 3,2 millimeter);
- stanleymes;
- schaar;
- heetwaterbak;
- knijper;
- klittenband;
- pen en papier;
- watervaste viltstift.

Uitgangshouding:
De patiënt zit tegenover de behandelaar en houdt de vingers ontspannen. Hij steunt met de handpalm op tafel. Het MCP-gewricht wordt in lichte flexie gehouden.

Werkwijze:
- Op papier wordt een tekening gemaakt van de te spalken vinger; het DIP-gewricht wordt aan beide zijden gemarkeerd evenals de hoogte van de interdigitale ruimte aan de basis van de vinger (het 'okseltje').
- Vervolgens wordt gemarkeerd: 0,5 centimeter proximaal van het DIP-gewricht en 0,5 centimeter distaal van de oksel van de vinger aan radiale en ulnaire zijde. De breedte van de spalk wordt bepaald door de diameter van de vinger.
- De randen van de spalk mogen in geen geval boven de dorsale zijde van de vinger uitkomen, omdat anders het aan te brengen klittenband geen druk kan uitoefenen op het dorsale deel van het PIP-gewricht.
- Het patroon wordt op het spalkmateriaal uitgetekend.
- Het spalkmateriaal wordt zacht gemaakt in warm water en de spalk wordt uitgesneden.
- Met het vormpje wordt aan de volaire zijde om de vinger een gootje gevormd (zie Afbeelding II.5a en b).
- Als het materiaal afgekoeld is, wordt het plakgedeelte van het klittenband bevestigd aan de (volaire) buitenzijde van de spalk en wordt het andere deel van het klittenband over het dorsum van de vinger gespannen. Door dit bandje over de dorsale zijde van het gewricht te laten lopen kan extensie afgedwongen worden.
- Er zijn twee mogelijkheden om dit bandje om te leggen. Afbeelding II.5c laat de meestgebruikte methode zien, Afbeelding II.5d een alternatief als de patiënt druk op het dorsum van het PIP-gewricht niet verdraagt.
- Afbeelding II.5e toont de voltooide spalk, links zonder en rechts met klittenband.

BIJLAGE II

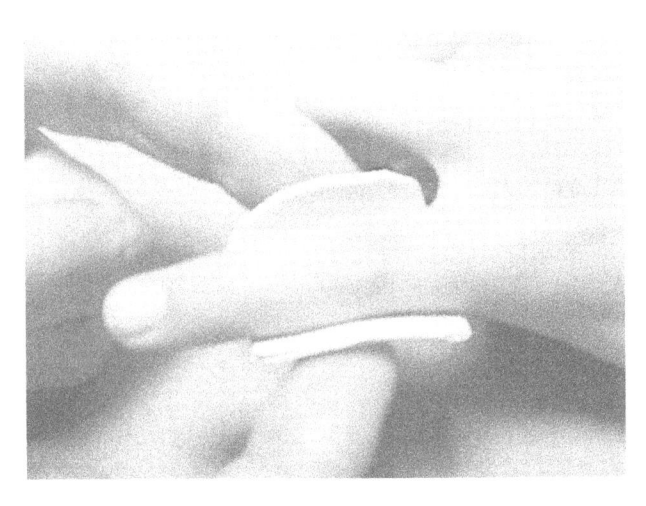

Boutonnière spalk

Afbeelding II.5a
Het afgemeten stukje spalkmateriaal verloopt van 0,5 centimeter distaal van de interdigitale ruimte tot 0,5 centimeter proximaal van het DIP-gewricht. Het verwarmde spalkmateriaal wordt om de vinger gevormd.

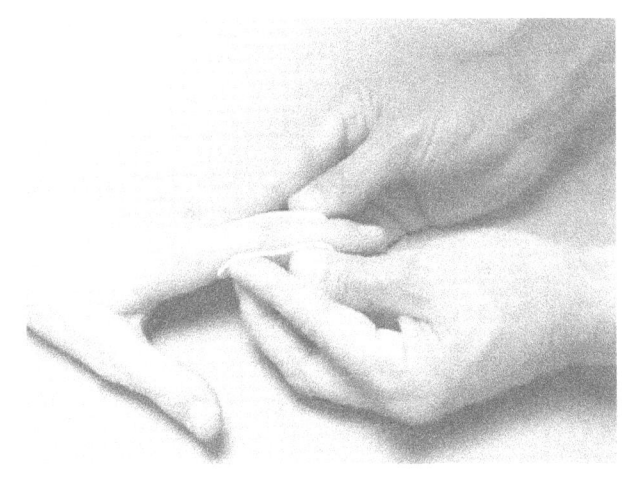

Afbeelding II.5b
Op deze wijze fixeert u de vorm, terwijl de spalk afkoelt en uithardt.

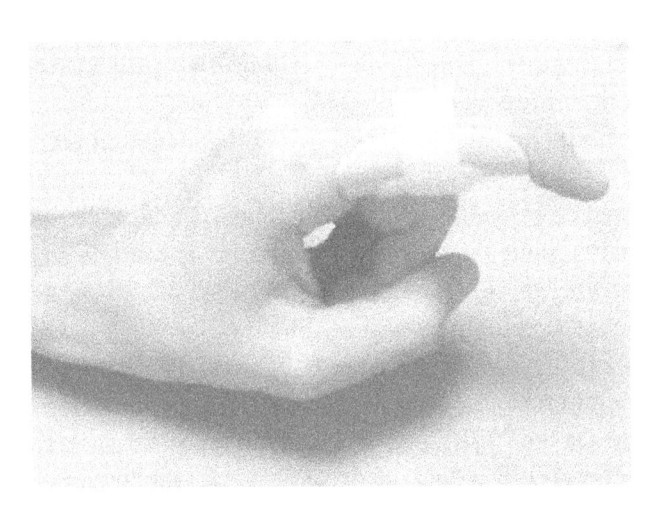

Afbeelding II.5c
Het plakgedeelte van het klittenband is aan de volaire zijde van de spalk aangebracht. U kunt het klittenband op deze wijze over het PIP-gewricht laten verlopen.

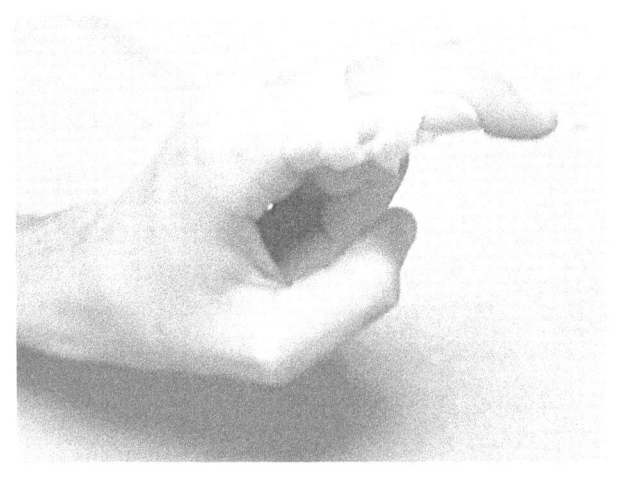

Afbeelding II.5d
Een andere manier om het PIP-gewricht te fixeren met een spalk ziet u hierboven. De spalk wordt met een langer stukje klittenband zodanig over het PIP-gewricht gefixeerd, dat het gewricht aan de dorsale zijde vrij blijft. Aan de volaire zijde kruist dit stukje klittenband zichzelf.

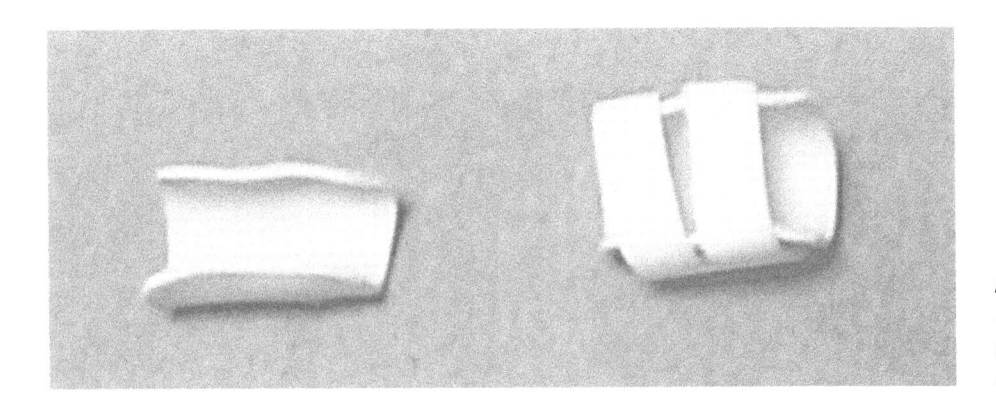

Afbeelding II.5e
Links ziet u het gevormde gootje, rechts de voltooide spalk.

Buddy spalk

Doel:
- 'heropvoeden' van de vinger door deze met een gezonde vinger te laten meedoen.

Benodigdheden:
- spalkmateriaal: Ezeform 1,6 mm (Smith & Nephew);
- stanleymes;
- schaar;
- heetwaterbak;
- knijper;
- pen en papier;
- watervaste viltstift.

Uitgangshouding:
De patiënt zit tegenover de behandelaar en houdt de hand ontspannen met de handpalm op tafel. Lichte flexie MCP- en PIP-gewricht.

Werkwijze:
- Voor deze spalk is een strip spalkmateriaal nodig met een lengte van 15 centimeter. De breedte van de strip wordt bepaald door de lengte van de kortste te spalken vinger ter hoogte van de proximale falanx en wordt afgemeten even distaal van de interdigitale ruimte tot even proximaal van het PIP-gewricht.
- De strip wordt afgeknipt nadat het spalkmateriaal is zacht gemaakt in warm water.
- Om de middelste falanx van de aangedane vinger (zie Afbeelding II.6a) wordt de strip rond de proximale falanx aangebracht en vervolgens rond de aangrenzende mee te spalken vinger (zie Afbeelding II.6b).
- Het uiteinde wordt op zichzelf gekleefd (zie Afbeelding II.6c).
- Op Afbeelding II.6d is de kant-en-klare spalk zien.

De niet-aangedane vinger neemt met een dergelijke spalk de aangedane vinger mee tijdens flexie en extensie alsmede bij mimiek van de hand (vandaar de naam 'buddy spalk'). Geeft dit voldoende effect en moet de spalk permanent gedragen blijven worden, dan kan gekozen worden voor een silver ring splint.

Buddy spalk

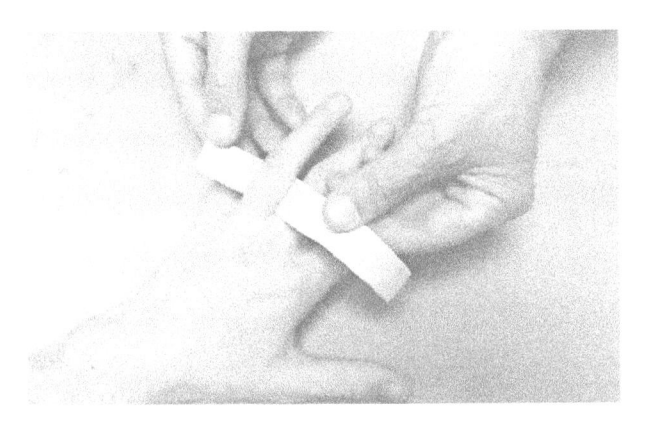

Afbeelding II.6a
De afgemeten strip spalkmateriaal wordt om de eerste vinger gelegd.

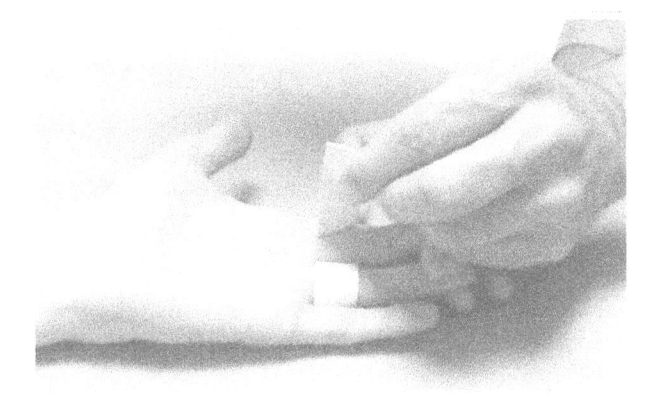

Afbeelding II.6b
Nadat de strip dorsaal op zichzelf is vastgekleefd, wordt deze om de tweede te spalken vinger aangelegd en aan de volaire zijde op zichzelf gekleefd.

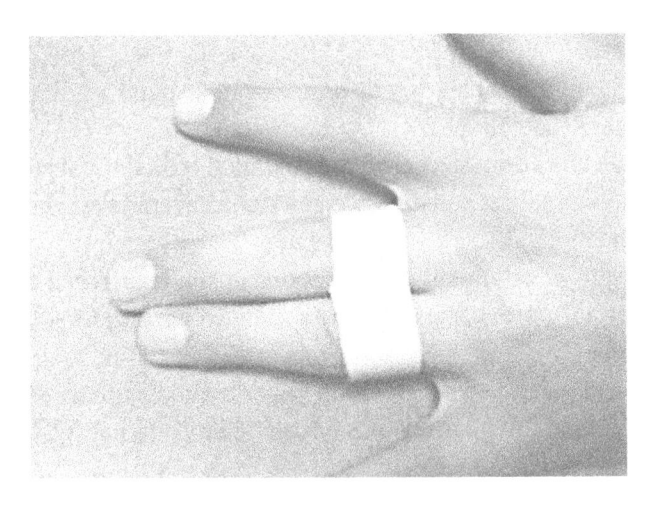

Afbeelding II.6c
De voltooide spalk om de vingers. De gespalkte vingers zullen bij flexie en extensie samen bewegen.

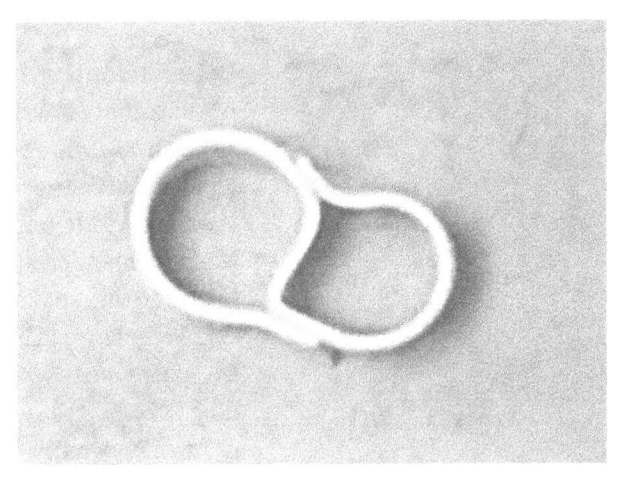

Afbeelding II.6d
Op deze afbeelding is goed te zien hoe de twee ringen gevormd zijn.

Spica splint, circulair
Doel:
- rust geven bij MCP-artrose, MCP-artritis of MCP-distorsie van de duim.

Benodigdheden:
- spalkmateriaal: Aquaplast 1,6 millimeter (Smith & Nephew);
- stanleymes;
- schaar;
- heetwaterbak;
- knijper;
- klittenband;
- pen en papier;
- watervaste viltstift.

Uitgangshouding:
De behandelaar staat naast de patiënt aan de te behandelen zijde. De patiënt plaatst tijdens het aanleggen van de spalk de elleboog op tafel met de hand in 'naviculare' stand (O-tje tussen duim en middelvinger).

Werkwijze:
- De hand wordt op het tekenpapier gelegd en de omtrek van de hand wordt op het papier afgetekend (zie Afbeelding II.7a).
- Het patroon voor de spalk wordt nu vervaardigd. Proximaal reikt de spalk tot aan het CMC-I-gewricht, distaal tot aan de MCP-gewrichten van de vingers. De duim wordt geheel ingetekend.
- Nadat het papieren patroon uitgeknipt is, wordt het op het spalkmateriaal afgetekend, het spalkmateriaal wordt verwarmd en de vorm wordt uitgesneden (zie Afbeelding II.7b).
- De spalk wordt op de hand gelegd en om de duim gevormd zoals op Afbeelding II.7c en d te zien is. De patiënt houdt tijdens het afkoelen en uitharden de duim in oppositie.
- Met een schaar verwijdt u de ruimte tussen duimsling en duim, zodat de spalk goed afgenomen kan worden (zie Afbeelding II.7e).
- Het IP-gewricht wordt vrijgehouden; de randen van de spalk worden stomp gemaakt.
- Vervolgens wordt het plakgedeelte van het klittenband bevestigd, zoals op Afbeelding II.7f te zien is. Deze twee stukken klittenband worden door het kleefgedeelte van het klittenband met elkaar verbonden.

BIJLAGE II

Spica splint, circulair

Afbeelding II.7a
De omtrek van de hand wordt afgetekend op papier. De spalk reikt proximaal tot het CMC-gewricht; distaal wordt de gehele lengte van de duim inbegrepen in de spalk; deze reikt tot aan de MCP-gewrichten van de vingers.

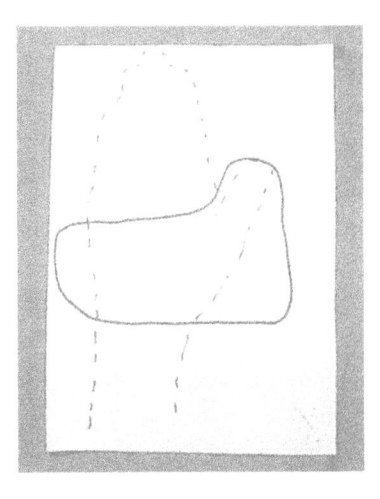

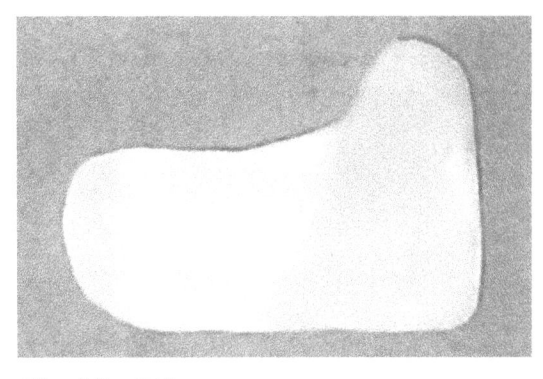

Afbeelding II.7b
De uitgeknipte vorm van spalkmateriaal. Het materiaal is ondoorzichtig wanneer het is afgekoeld.

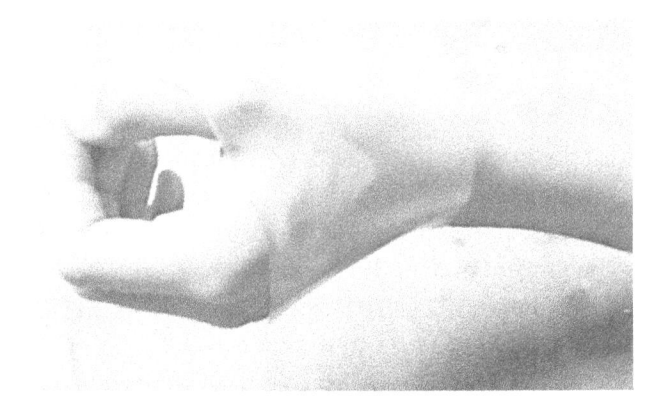

Afbeelding II.7c
De spalk wordt op de hand gelegd. Het spalkmateriaal is door verwarming transparant geworden.

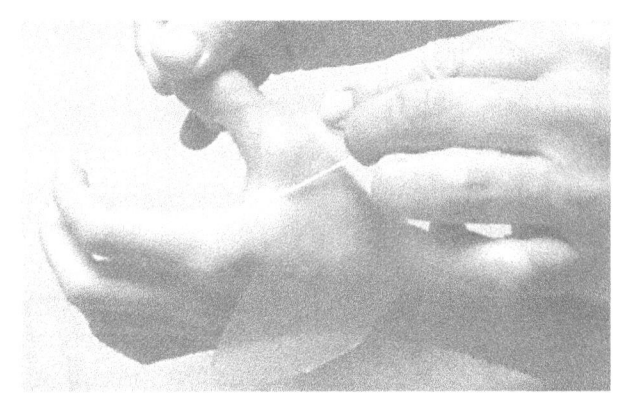

Afbeelding II.7d
De duimsling wordt van volair naar dorsaal gebracht en daar bevestigd.

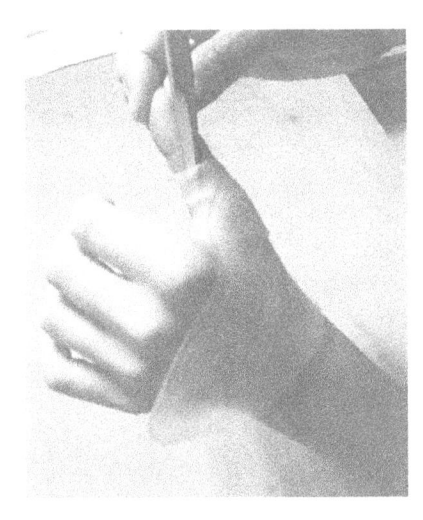

Afbeelding II.7e
Met een schaar wordt voor de duim ruimte gemaakt.

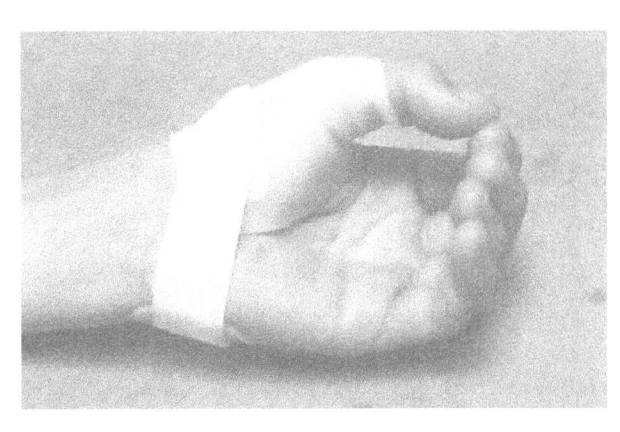

Afbeelding II.7f
De spalk is afgekoeld en uitgehard met de duim in oppositie. Stukjes van het plakbare gedeelte van het klittenband zijn ulnair ter hoogte van de pols en aan de basis van de duim aangebracht. Het kleefgedeelte van het klittenband verbindt deze stukjes.

Spica splint, sling

Doel:
- rust geven van het CMC-I-gewricht van de duim bij artrose, artritis en distorsie, waarbij het MCP-gewricht ten dele en het IP-gewricht volledig vrij blijft.

Benodigdheden:
- spalkmateriaal: Ezeform 3,2 millimeter (Smith & Nephew);
- stanleymes;
- schaar;
- heetwaterbak;
- knijper;
- klittenband;
- pen en papier;
- watervaste viltstift.

Uitgangshouding:
De patiënt plaatst tijdens het aanleggen van de spalk de elleboog op tafel met de hand in 'naviculare' stand (O-tje tussen duim en middelvinger).

Werkwijze:
- De hand wordt op een stuk tekenpapier uitgetekend, waarbij de markeringen worden aangegeven zoals op Afbeelding II.8a te zien is.
- Op het papier wordt de spalk verder afgetekend. Het duimdeel wordt eenmaal verlengd en verbreed. De lijnen worden onderling verbonden.
- De papieren vorm wordt uitgeknipt en op het spalkmateriaal uitgetekend.
- Het spalkmateriaal wordt zacht gemaakt in warm water en het patroon wordt uitgesneden (zie Afbeelding II.8b).
- De spalk wordt om de pols gelegd (zie Afbeelding II.8c), ulnair om de pols gemodelleerd en van volair naar dorsaal om de duim heen gedraaid.
- De spalk wordt dorsaal, ter hoogte van het MCP-gewricht van de duim, op zichzelf vastgekleefd (zie Afbeelding II.8d).
- De randen van de spalk (met name het halsje bij de duim en ter hoogte van de processus styloideus ulnae) worden zo nodig stomp gemaakt om drukplekken te voorkomen.
- Is de spalk afgekoeld, dan wordt het polsbandje bevestigd (zie Afbeelding II.8e).

Spica splint, sling

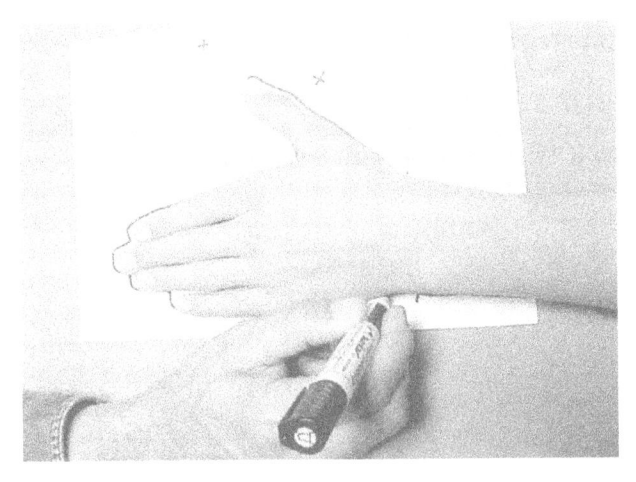

Afbeelding II.8a
De omtrek van de hand wordt afgetekend.

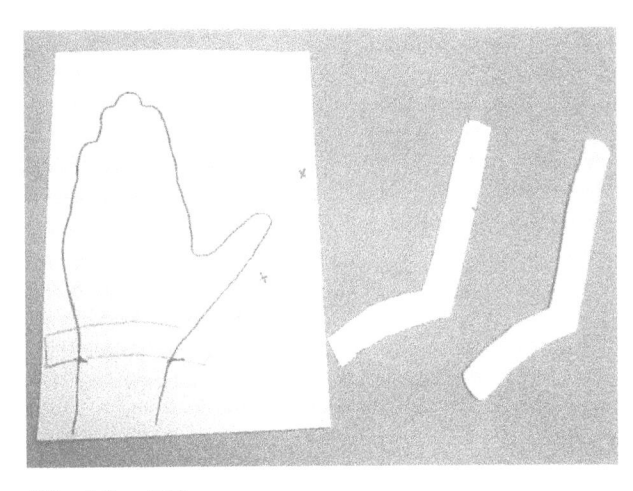

Afbeelding II.8b
Ter hoogte van de pols wordt een strip afgetekend van 2 à 3 centimeter breed. Evenwijdig aan de geabduceerde duim wordt de strip verlengd met de lengte van de duim. In het midden ziet u de uitgeknipte papieren vorm, rechts ziet u de strip van spalkmateriaal.

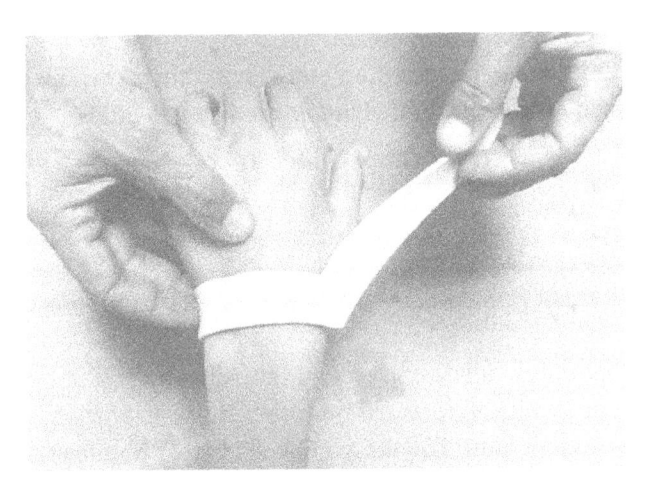

Afbeelding II.8c
De strip is verwarmd en wordt op het dorsum van de pols gelegd. Het ulnaire deel van de strip wordt om de pols gemodelleerd.

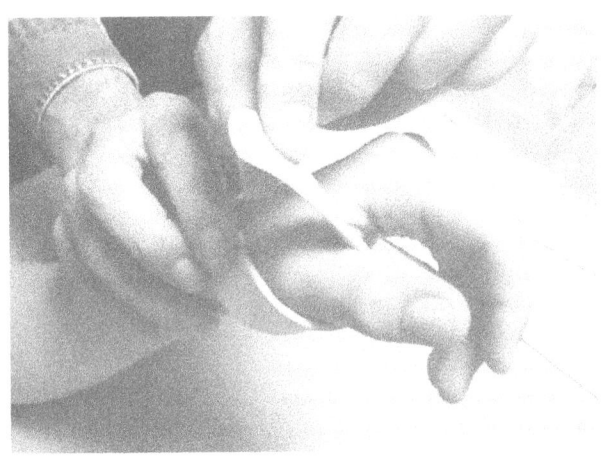

Afbeelding II.8d
Het distale uiteinde van de strip wordt om de basis van de duim naar dorsaal op zichzelf gekleefd.

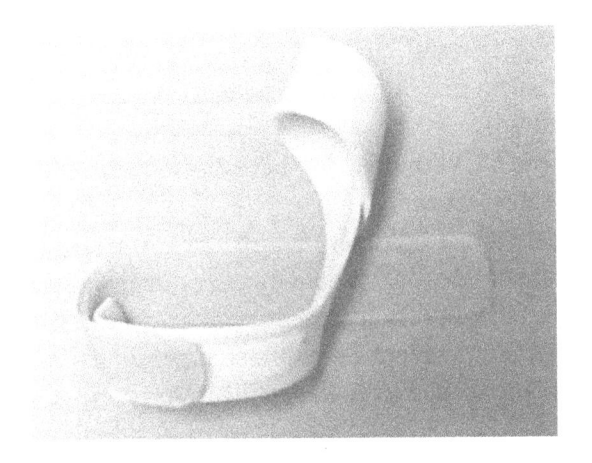

Afbeelding II.8e
Het plakgedeelte van het klittenband is aangebracht op het dorsum van de spalk ter hoogte van de pols. Het kleefgedeelte van het klittenband wordt circulair aangelegd.

Quervain spalk
Doel:
- rust geven bij artrose van het pols- en duimgewricht, peesschedeontsteking (morbus De Quervain, zie paragraaf 5.3).

Benodigdheden:
- spalkmateriaal: Aquaplast 2,4 millimeter (Smith & Nephew);
- polstermateriaal;
- stanleymes;
- schaar;
- heetwaterbak;
- knijper;
- klittenband;
- pen en papier;
- watervaste viltstift.

Uitgangshouding:
De behandelaar staat naast de patiënt aan de te behandelen zijde. De patiënt plaatst de elleboog op tafel, de duim staat in oppositie ten opzichte van de wijsvinger zonder deze aan te raken; de hand is ontspannen.

Werkwijze:
- Er worden eerst twee rondjes foam met een diameter van 2,5 cm op het distale uiteinde van de radius en ulna geplakt om drukplekken van de huid te vermijden.
- Op papier wordt om de hand een lijn getrokken, zoals op Afbeelding II.9a te zien is.
- Deze vorm wordt op spalkmateriaal uitgetekend.
- Het spalkmateriaal wordt zacht gemaakt in warm water en het patroon wordt uitgesneden.
- De spalk wordt op de radiale zijde van de pols gelegd (zie Afbeelding II.9b) en het uitstekende deel aan de volaire zijde wordt nu tussen duim en wijsvinger doorgetrokken (de patiënt moet hierbij de duim geheel gestrekt houden) en bevestigd op het deel aan de dorsale zijde (zie Afbeelding II.9c).
- Met een gebogen schaar wordt het distale deel van de duimsling verwijd, omdat de spalk anders moeilijk of niet afgenomen kan worden.
- De spalk wordt circulair om de pols aangelegd. De randen worden stomp afgewerkt.
- Het afkoelen van de spalk en daarmee het uitharden geschieden met ondersteuning van de behandelaar voor de stand van hand en pols. Aan de patiënt wordt gevraagd een 'O-tje' te maken met duim en wijsvinger en deze stand vast te houden (zie Afbeelding II.9d).
- De spalk wordt nu afgenomen om het klittenband te bevestigen op dezelfde manier als bij de cock-up spalk (zie hiervoor).
- Dan wordt het polstermateriaal van de huid verwijderd. De vorm van dit materiaal heeft een holte gemaakt in de spalk, zodat op deze plaatsen geen drukplek kan ontstaan. Op Afbeelding II.9e is een goede spalk te zien.
- De dorsale zijde van de hand blijft vrij vanaf enkele centimeters proximaal van de MCP-gewrichten. De voltooide spalk ziet u op Afbeelding II.9f.

BIJLAGE II

Quervain spalk

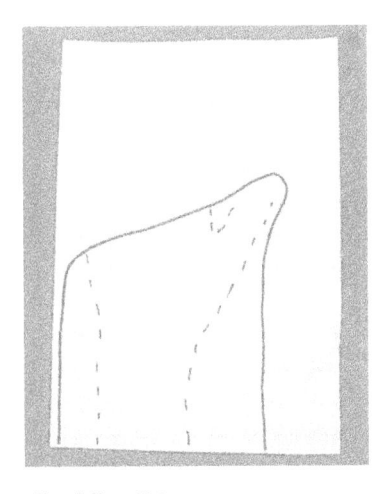

Afbeelding II.9a
De vorm van de hand is afgetekend en radiaal verbreed met een halve polsbreedte. Ulnair is deze verbreding de helft van de polsbreedte.

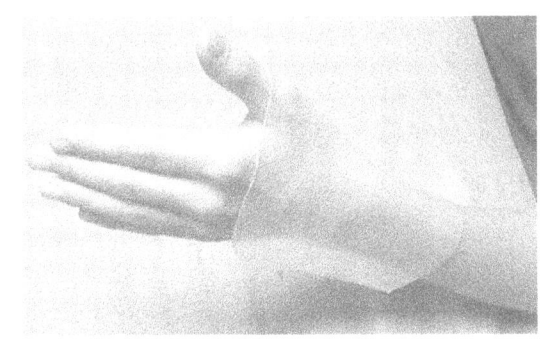

Afbeelding II.9b
De spalk is na verwarmen uitgesneden op geleide van de tekening, opnieuw verwarmd en op de hand en de pols gelegd.

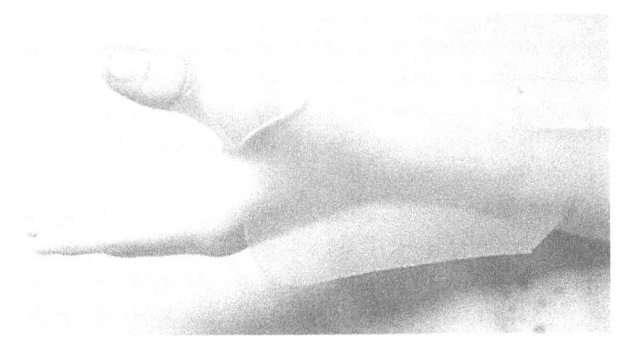

Afbeelding II.9c
Eerst wordt de duimsling omgelegd en vastgekleefd op het dorsum van de duim.

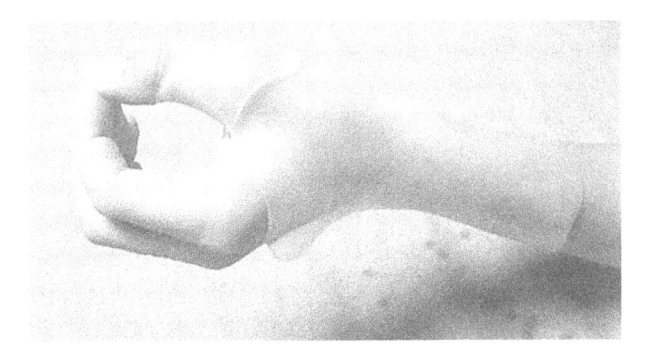

Afbeelding II.9d
De patiënt wordt gevraagd een 'O-tje' te maken met duim en wijsvinger, de zogeheten 'naviculare' stand. De spalk wordt verder gemodelleerd. Het afkoelen en uitharden geschieden met ondersteuning van pols en hand door de behandelaar.

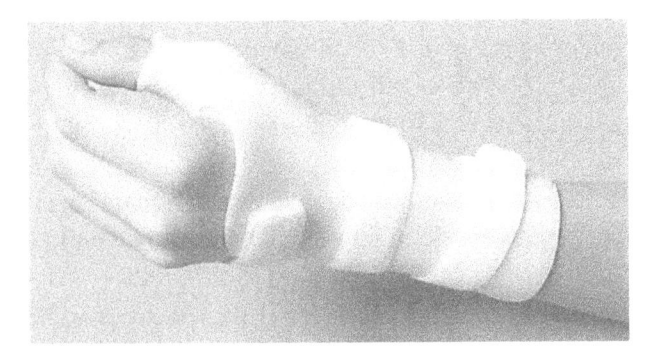

Afbeelding II.9e
De spalk is uitgehard en is weer ondoorzichtig geworden (het materiaal wordt transparant bij verwarmen). Het klittenband is aangebracht op dezelfde manier als beschreven bij Afbeelding II.2c en d.

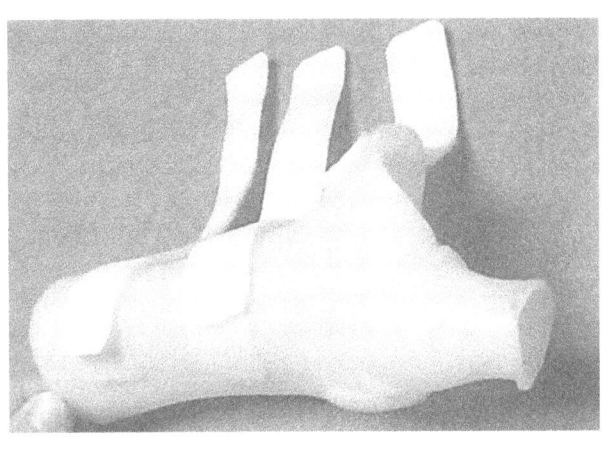

Afbeelding II.9f
De voltooide spalk gezien vanuit de duimzijde.

Mallet spalk
Doel:
- rust geven bij een mallet finger, artrose, artritis, distorsie DIP-gewricht, terwijl andere gewrichten mogen bewegen;
- bescherming bij een vingertopletsel;
- verbetering flexie PIP-gewricht.

Benodigdheden:
- spalkmateriaal: Orfit (non sticky) 2 millimeter;
- stanleymes;
- schaar;
- heetwaterbak;
- knijper;
- cobantape;
- pen en papier;
- watervaste viltstift.

Uitgangshouding:
De patiënt zit tegenover de behandelaar en legt de hand ontspannen met de handpalm op tafel. Lichte flexie MCP- en PIP-gewricht.

Werkwijze:
- De omtrek van de middelste en eindfalanx van de bedoelde vinger wordt uitgetekend op papier, zoals op Afbeelding II.10a is aangegeven.
- De verkregen vorm wordt uitgeknipt en vervolgens op het spalkmateriaal afgetekend en uitgesneden (zie Afbeelding II.10b).
- Het spalkmateriaal wordt zacht gemaakt in warm water.
- Nadat het spalkmateriaal afgedroogd is, wordt de vinger op het spalkmateriaal gelegd.
- De zijflappen worden naar de dorsale zijde van de vinger gebracht en samengedrukt, waarbij enige ruimte aan de dorsale zijde van de vinger gelaten wordt.
- Het teveel aan spalkmateriaal wordt afgeknipt (zie Afbeelding II.10c en d).
- Het spalkmateriaal laten afkoelen en na enige minuten de spalk verwijderen.
- Op Afbeelding II.10e kunt u zien hoe het PIP-gewricht goed gebogen kan worden.
- Aangezien de omvang van een vinger in de loop van de dag zal variëren, wordt de proximale rand van de spalk met een stukje cobantape op de vinger bevestigd (zie Afbeelding II.10f). Dit voorkomt afglijden van de spalk.

Een felle kleur van het spalkmateriaal zal vooral bij deze spalk een signaalfunctie voor omstanders kunnen zijn, zodat voorzichtiger met de hand van de patiënt omgegaan wordt.
Aangezien de spalk op de huid gedragen wordt, zal hij af en toe schoongemaakt moeten worden, ook al om decubitus van de huid te voorkomen. Schoonhouden zult u de patiënt moeten aanleren door het de eerste keer samen te doen. Daartoe wordt de spalk op een harde onderlaag van de vinger afgeschoven, zonder daarbij de vinger te flecteren. Tijdens het schoonmaken moet de vinger gestrekt op de onderlaag blijven liggen.

BIJLAGE II

Mallet spalk

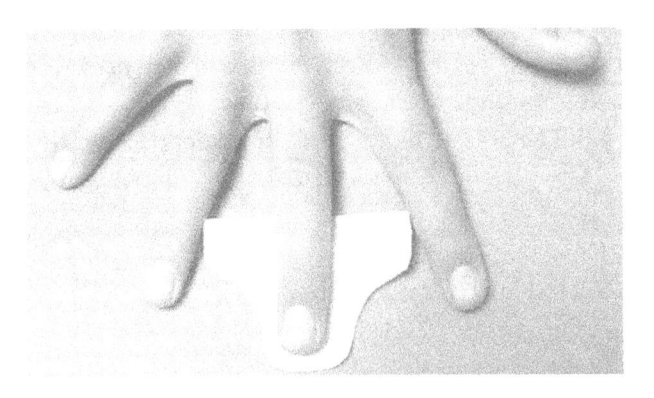

Afbeelding II.10a
Het patroon wordt uitgetekend op papier.

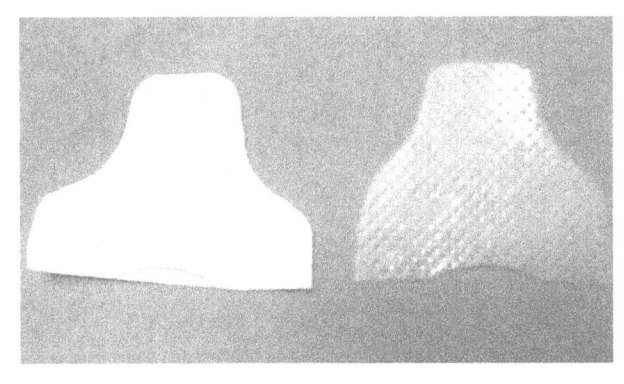

Afbeelding II.10b
Een halve maan wordt ingetekend op het papier en uitgeknipt. Dit halve maantje behoudt de mogelijkheid van een goede flexie van het PIP-gewricht van de vinger. Rechts ziet u het spalkmateriaal naar model uitgeknipt.

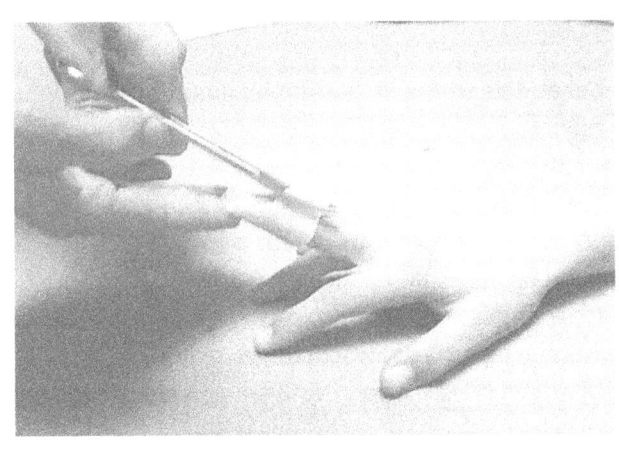

Afbeelding II.10c
Het overtollige deel aan de dorsale zijde wordt verwijderd.

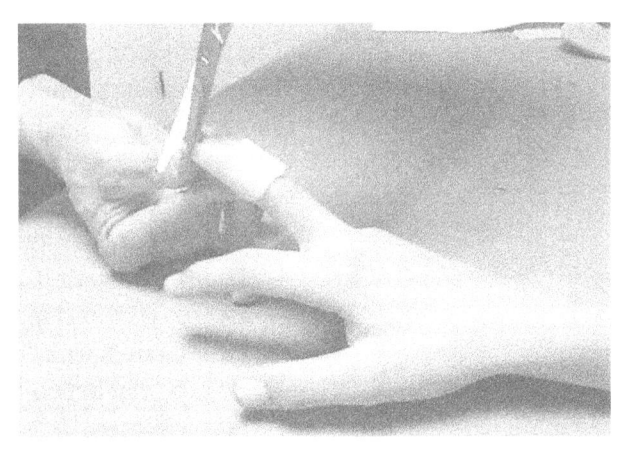

Afbeelding II.10d
De hoekjes worden afgeknipt.

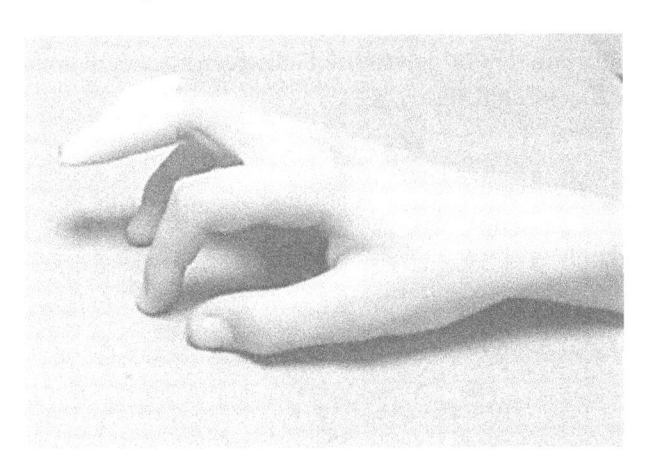

Afbeelding II.10e
De spalk is klaar. Het PIP-gewricht kan nog buigen.

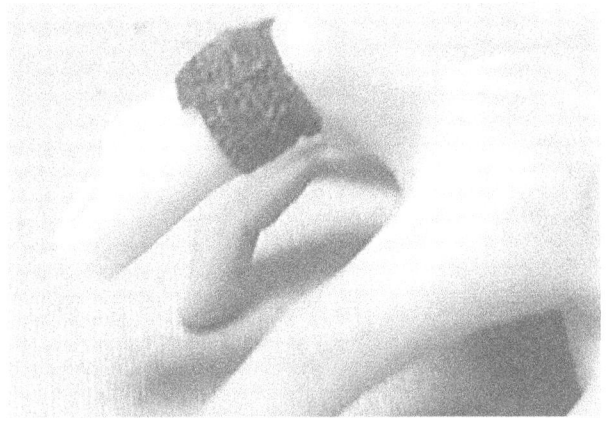

Afbeelding II.10f
Een stukje cobantape kan eventueel afglijden tegengaan.

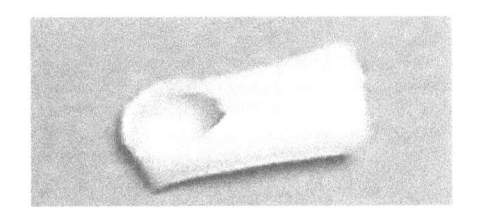

Afbeelding II.10g
De voltooide spalk.

Volaire rustspalk met strekstand van de vingers
Doel:
- rust geven aan de pas geopereerde handpalmhuid bij de ziekte van Dupuytren;
- voorkomen van flexiecontracturen van de MCP- en PIP-gewrichten na een recente operatie voor de ziekte van Dupuytren;
- rust geven van een zeer pijnlijke pols en hand, zoals bij sympatische reflexdystrofie.

Benodigdheden:
- spalkmateriaal: Ezeform 3,2 millimeter (Smith & Nephew);
- stanleymes;
- schaar;
- heetwaterbak;
- knijper;
- klittenband;
- pen en papier;
- watervaste viltstift.

Uitgangshouding:
De patiënt zit tegenover de behandelaar met de handpalm naar boven gericht. De hand ligt ontspannen op tafel.

Werkwijze:
- De hand wordt uitgetekend, zoals op Afbeelding II.11a.
- De tekening wordt gekopieerd op het spalkmateriaal.
- Het spalkmateriaal wordt zacht gemaakt in warm water en de vorm wordt uitgesneden. Ook de halve maan bij de duim wordt uitgesneden.
- De rand van het duimgat wordt naar buiten omgevouwen om scherpe randen te voorkomen.
- De spalk wordt op de volaire zijde van de hand gelegd (zie Afbeelding II.11b).
- Wanneer de spalk afgekoeld is, wordt klittenband aangebracht aan de buitenkant van de spalk.
- Met klittenband ter hoogte van de PIP-gewrichten kan de mate van extensie gedoseerd worden (zie Afbeelding II.11 c t/m e).

Volaire rustspalk met strekstand van de vingers

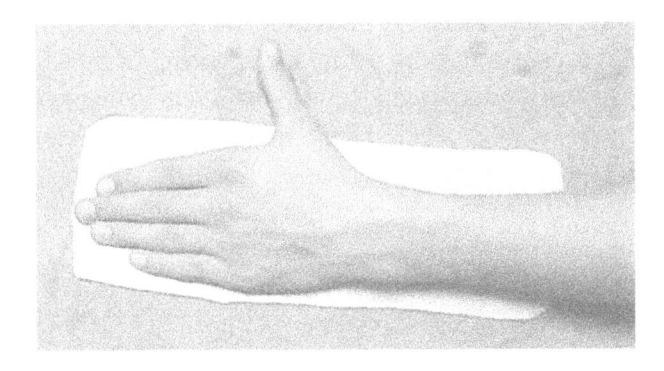

Afbeelding II.11a
De spalk wordt afgemeten en de ruimte voor de duim is afgetekend.

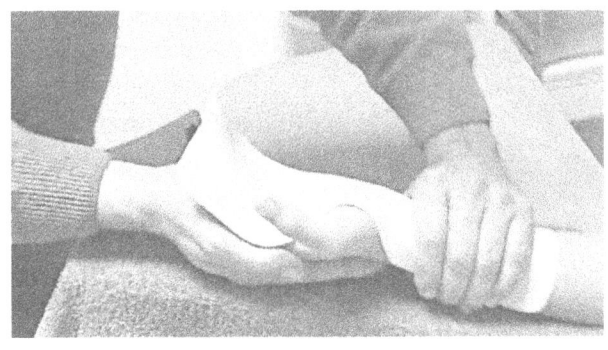

Afbeelding II.11b
De spalk is warm gemaakt en wordt nu gemodelleerd op hand en pols.

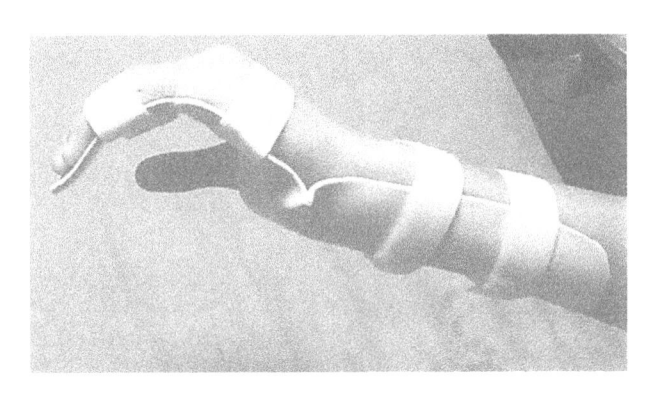

Afbeelding II.11c
De spalk is afgekoeld in de juiste vorm. Het plakgedeelte van het klittenband is aan de volaire zijde aangebracht en het kleefgedeelte fixeert de spalk op de hand en de arm.

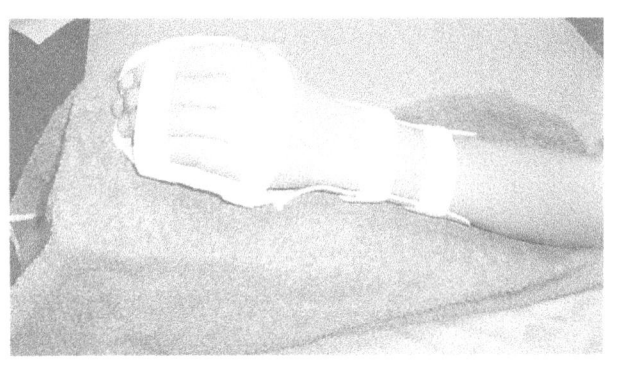

Afbeelding II.11d
De spalk dorsaal gezien. De hand en de vingers zijn ontspannen.

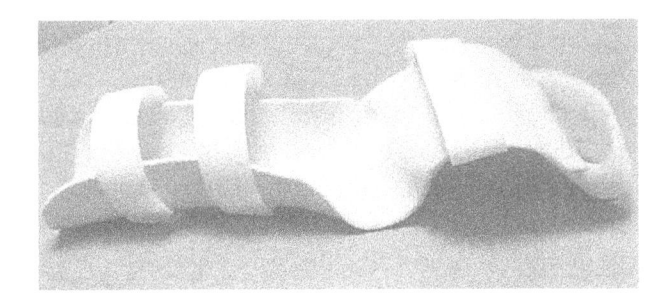

Afbeelding II.11e
De spalk gezien vanuit de duimzijde. Op Afbeelding II.11c ziet u een plooi aan de buitenzijde van de spalk. Op deze afbeelding kunt u zien dat deze plooi aan de binnenzijde niet aanwezig is en ook geen decubitus van de huid zal veroorzaken. De plooi is met opzet zo grof weergegeven. Het is fraaier als u een dergelijke spalk mooi glad afwerkt, maar in het begin zullen dit soort plooien nog gemakkelijk ontstaan. Dit is niet erg, zolang u zich maar realiseert dat de plooien niet in de huid mogen drukken.

2 Dynamische spalken

Dynamische spalken laten een zekere mate van beweging toe. Enerzijds is het doel van een dergelijke spalk rust te geven en structuren te ondersteunen die tijdelijk niet gebruikt mogen worden, anderzijds moet deze spalk verstijving voorkomen van structuren die geen rust behoeven. Hierdoor worden de nadelen, zoals vermeld bij de statische spalken, beperkt.
Van twee vaker gebruikte dynamische spalken beschrijven we de vervaardiging.

Kleinert-spalk (A) en polsbandje (B)

A   Kleinert-spalk

Doel:
- vroegtijdig oefenen van de vingers na het hechten van buigpezen in het gebied van de synoviale schede.

Benodigdheden:
- spalkmateriaal: Ezeform 3,2 millimeter (Smith & Nephew);
- polstermateriaal;
- stanleymes;
- schaar;
- heetwaterbak;
- knijper;
- klittenband;
- bevestigingsoogje voor de nagel (bh-haakje);
- tiensecondenlijm;
- tape;
- elastiekjes;
- veiligheidsspeld.

Voorbereiding:
Op Afbeelding II.12a ziet u alle benodigdheden voor deze spalk.
Om de vinger(s) op de juiste manier te laten flecteren door de elastiektractie is bevestiging van deze elastieken aan de nagel noodzakelijk. Hiertoe is meestal bij operatie een dubbele (niet-elastische) draad door de nagel gevoerd, waaraan het elastiek bevestigd kan worden. Soms zijn echter de nagels te kort voor deze procedure en dan kunt u de volgende methode gebruiken:
- Met tiensecondenlijm kunt u een bh-haakje op de nagel lijmen; daaraan bevestigt u een niet-elastische draad (zie Afbeelding II.12g).
- Met behulp van tape kunt u een niet-elastische draad op de nagel vastplakken.
- Aan de niet-elastische draad wordt een elastiekje bevestigd.

Uitgangshouding:
De patiënt zit tegenover de behandelaar, met de gebogen elleboog steunend op tafel. Hand en onderarm rusten op een schuimrubberwig. De patiënt kijkt in de handpalm en houdt de hand ontspannen. De pols is licht geflecteerd.

Kleinert-spalk

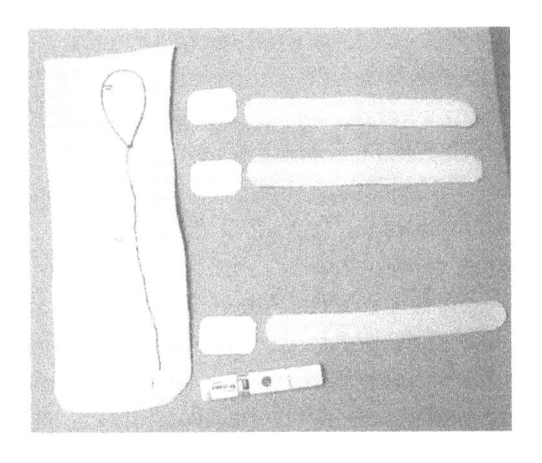

Afbeelding II.12a
Benodigdheden voor de gemodificeerde oefenspalk volgens Kleinert. Links ziet u het spalkmateriaal met daarop de niet-elastische draad verbonden met een elastiekje, twee veiligheidsspelden en een bh-haakje (meest distale kleine voorwerpje op de spalk). In het midden de plakgedeelten van het klittenband en rechts daarvan de stroken van het kleefgedeelte van het klittenband. Helemaal onderaan een tube tiensecondenlijm.

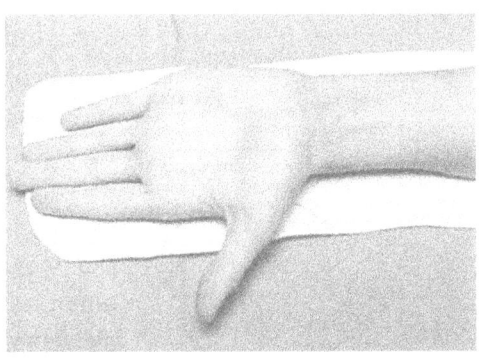

Afbeelding II.12b
De lengte van hand en onderarm wordt afgetekend en afgemeten op het spalkmateriaal. Dit materiaal wordt verwarmd en de vorm wordt uitgeknipt. Ruimte voor de duim wordt gemaakt door een halve maan spalkmateriaal te verwijderen.

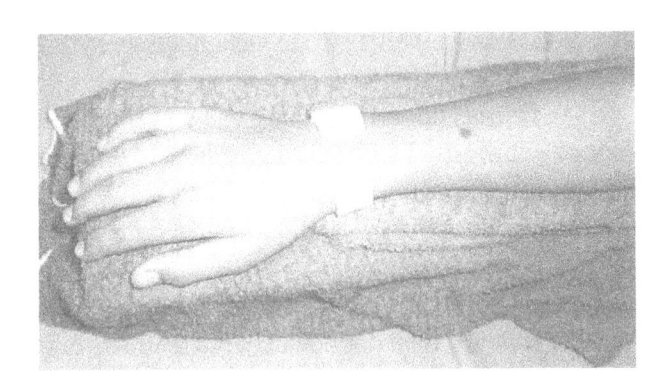

Afbeelding II.12c
De polstering is aangebracht. (De foto is gemaakt bij het vervaardigen van een extensiespalk; deze houding is niet juist voor het aanleggen van een Kleinert-spalk.)

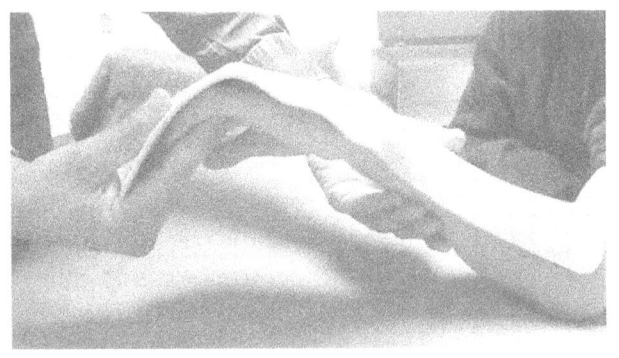

Afbeelding II.12d
Het spalkmateriaal wordt op het dorsum van hand en onderarm gelegd, de vingers geflecteerd, de pols in flexie gehouden. De mate van flexie wordt door de behandelend handchirurg bepaald.

Werkwijze:
- De aan te meten dorsale spalk dient zodanig aangelegd te worden dat de pols in palmairflexie van 45 graden komt te staan, de MCP-gewrichten in 80 graden flexie en de PIP- en DIP-gewrichten in extensie.
- Op een stuk papier worden de contouren van de onderarm en hand afgetekend, van 10 centimeter distaal van de elleboog tot en met de vingertoppen.
- De tekening wordt gekopieerd op het spalkmateriaal.
- Het spalkmateriaal wordt zacht gemaakt in warm water en vervolgens met het stanleymes uitgesneden (zie Afbeelding II.12b).
- Vervolgens wordt ruimte voor de duim gemaakt door een halve maan spalkmateriaal uit te snijden, zoals op Afbeelding II.12b te zien is.
- Dan worden boven de processus styloideus radii en processus styloideus ulnae stukjes foam met een diameter van 2,5 centimeter geplakt om drukplekken van de huid te vermijden (zie Afbeelding II.12c).
- De spalk wordt om onderarm, pols en hand gelegd in de bovenbeschreven uitgangshouding (zie Afbeelding II.12d).

N.B. Zoals het vervaardigen van de spalk tot hiertoe beschreven is, kan de spalk (uiteraard na aanbrengen van klittenband) ook als statische spalk gebruikt worden wanneer tractie niet nodig is (bij ter hoogte van de pols gehechte pezen is gewoonlijk geen tractie nodig).

- Het klittenband wordt aangebracht op de spalk (zie Afbeelding II.12e).
- Ter hoogte van de pols (ongeveer waar het os naviculare zit) en ter hoogte van het proximale gedeelte van de onderarm wordt nu een veiligheidsspeld door het klittenband gestoken.
- De draad wordt ter hoogte van de pols door de opening van de veiligheidsspeld gevoerd (katrolwerking) en bevestigd aan de veiligheidsspeld ter hoogte van de onderarm
- De aangedane vinger(s) wordt (worden) in flexie gehouden met het elastiekje (zie Afbeelding II.12f en g).

De mate van spanning op het elastiek wordt bepaald in overleg met de behandelend arts. Dit betekent: de spalk na enkele dagen door de behandelend arts laten beoordelen.

Om een flexiecontractuur van de PIP-gewrichten te voorkomen kan eventueel een extra stukje klittenband over de middelste falanx van de vingers aangelegd worden. Dit kan alleen in de nacht gebruikt worden, maar ook voor de rustperiodes tussen de oefenmomenten.

Afbeelding II.12h en i tonen hoe met een dergelijke spalk geoefend wordt.

BIJLAGE II

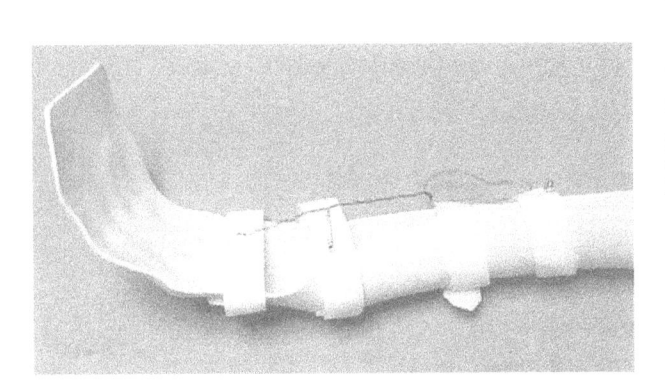

Afbeelding II.12e
De voltooide spalk.

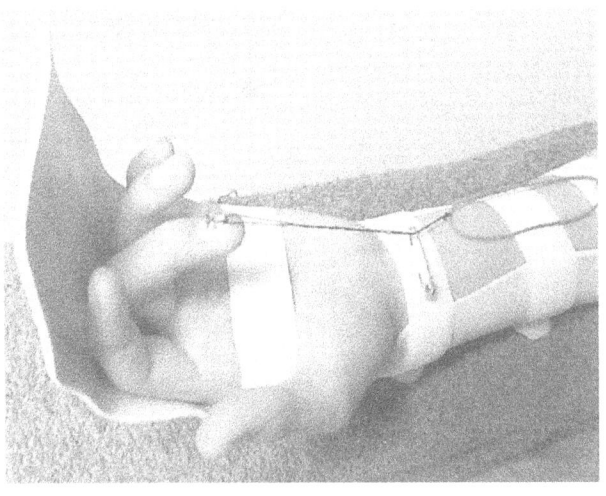

Afbeelding II.12f
Hier ziet u hoe het bh-haakje op de nagel is gelijmd en de niet-elastische draad aan het elastiekje is bevestigd.

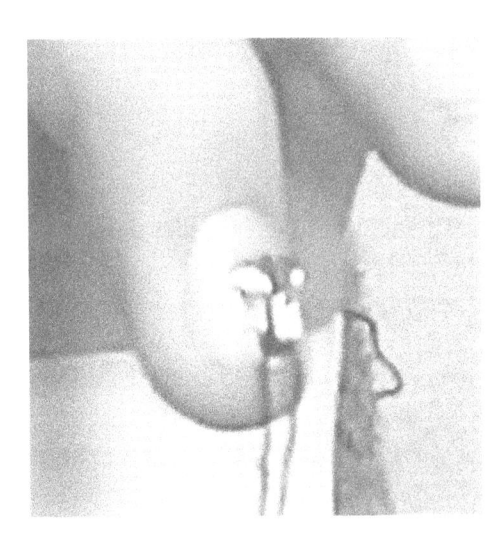

Afbeelding II.12g
Detail van het bh-haakje op de nagel met draad erin gelust.

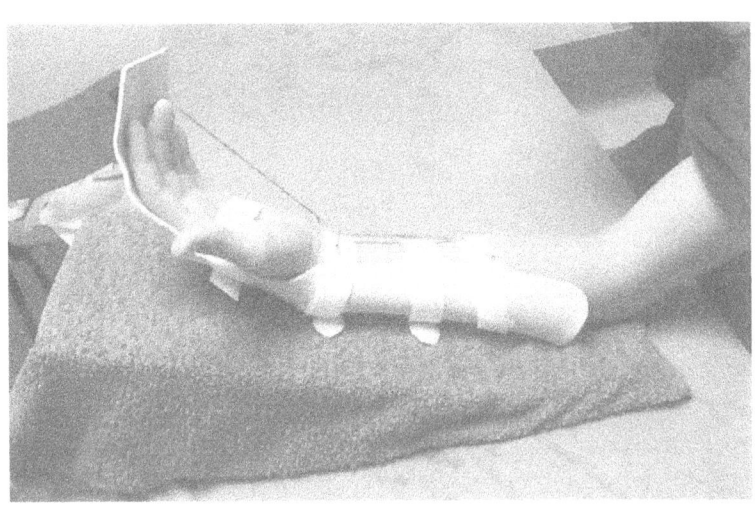

Afbeelding II.12h
Fase I van het oefenen. De vinger moet actief gestrekt worden tot hij tegen de spalk aan komt.

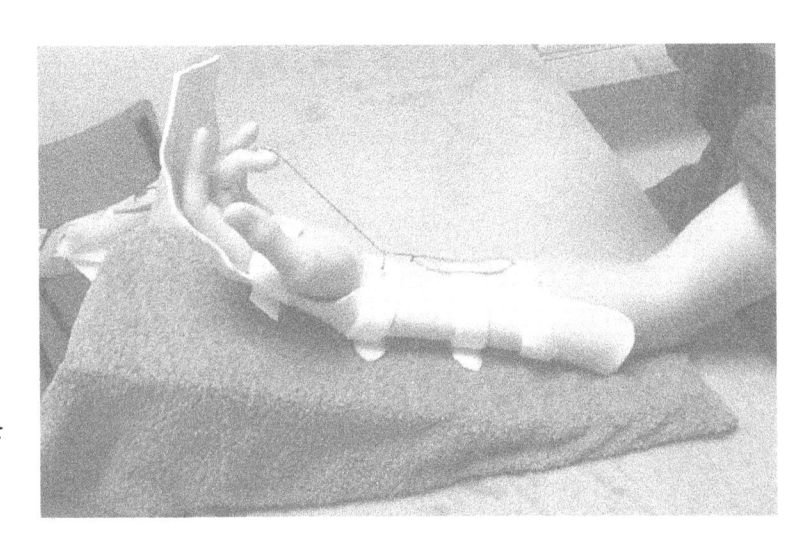

Afbeelding II.12i
Fase II van het oefenen. Het elastiekje fungeert nu als uitwendige pees. De vinger moet abrupt ontspannen worden, zodat het elastiekje de vinger buigt.

B Polsbandje

Doel:
- oefenen van de vingers na het hechten van buigpezen in het gebied van de synoviale schede in de fase na verwijderen van de Kleinert-spalk;
- oefenspalk bij extensiecontractuur van (een deel van) de vinger.

Benodigdheden:
- spalkmateriaal: Ezeform 3,2 mm (Smith & Nephew);
- stanleymes;
- schaar;
- heetwaterbak;
- knijper;
- klittenband;
- bevestigingsoogje voor de nagel (bh-haakje);
- tiensecondenlijm;
- tape;
- elastiekjes;
- veiligheidsspeld.

Voorbereiding:
Zie Kleinert-spalk hiervoor.

Werkwijze:
- Een plaatje spalkmateriaal, ulnair en radiaal 2 centimeter breder dan de pols en ter lengte van 5 centimeter, wordt afgetekend.
- De vorm wordt uitgeknipt na verwarmen van het spalkmateriaal (zie Afbeelding II.13a).
- Opnieuw verwarmen en modelleren over het dorsum van de pols (zie Afbeelding II.13b).
- Nadat de vorm uitgehard is en randen stomp zijn gemaakt, wordt aan de volaire zijde van de pols het klittenband bevestigd, en wel zodanig dat het kleefgedeelte vrijwel de gehele volaire zijde van de pols overspant (zie Afbeelding II.13c).
- Een veiligheidsspeld wordt in het klittenband gespeld.
- Op de nagel van de desbetreffende vinger is een bh-haakje geplakt met tiensecondenlijm. Een dubbele niet-elastische draad wordt gelust aan het haakje. Een elastiekje wordt bevestigd aan de dubbele draad. Het elastiekje wordt vervolgens aan de speld gelust (zie Afbeelding II.13c).

BIJLAGE II

Polsbandje

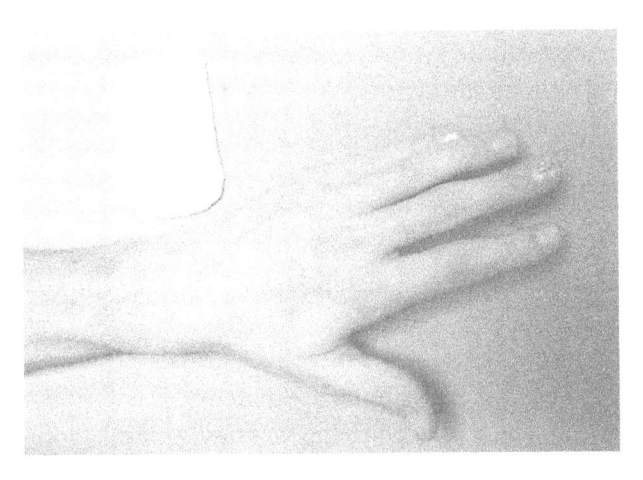

Afbeelding II.13a
Het plaatje is afgemeten en de hoeken zijn afgerond.

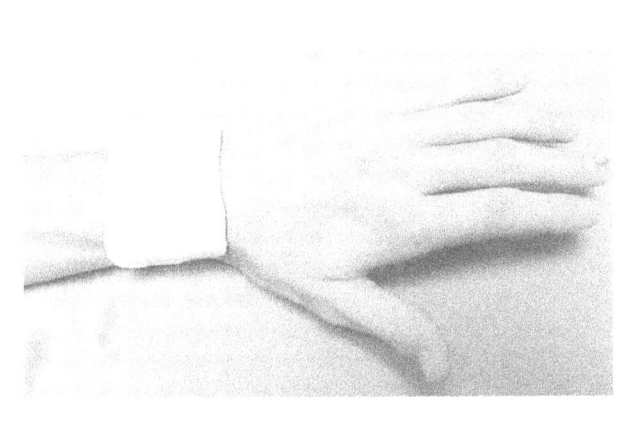

Afbeelding II.13b
Het plaatje is afgemeten en de hoeken zijn afgerond.

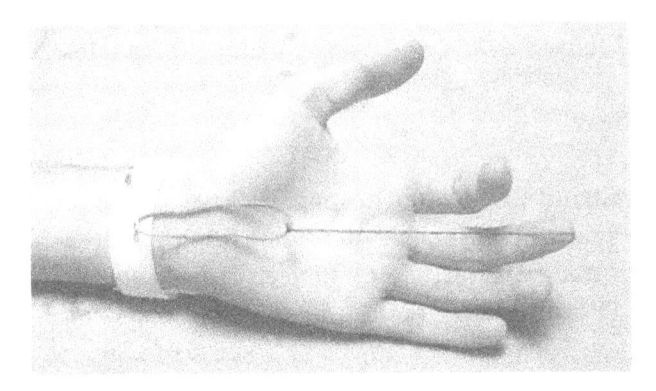

Afbeelding II.13c
Het klittenband is aangebracht. De veiligheidsspeld is in het klittenband aan de volaire zijde van de pols vastgespeld. De niet-elastische draad is gelust aan het bh-haakje op de nagel (niet zichtbaar). Het elastiekje verbindt draad en speld.
Het oefenen van de gehechte pezen is nu meer vrijgegeven. Ook de pols kan nu geoefend worden.
Als de spalk gebruikt wordt voor het oefenen van een vinger met een extensiecontractuur, wordt het elastiekje meer op spanning gebracht. Het moet dan echt de vinger met enige kracht flecteren.

Dynamische extensiespalk
Doel:
- vroegtijdig oefenen van gehechte strekpezen;
- oefenen van kortgeleden uitgevoerde synovectomieën en peestransposities van de MCP-gewrichten bij reumatoïde artritis;
- oefenen na vervanging van de MCP-gewrichten door kunstgewrichten bij reumatoïde artritis.

Benodigdheden:
- spalkmateriaal: Ezeform 3,2 mm (Smith & Nephew);
- polstermateriaal;
- stanleymes;
- schaar;
- heetwaterbak;
- knijper;
- klittenband;
- metaaldraad;
- tang;
- elastiek;
- leren hoesjes;
- 4 rietjes van stevig plastic, doorsnede 3 millimeter;
- perforator.

Uitgangshouding:
De patiënt zit tegenover de behandelaar, onderarm en handpalm op tafel. De hand is ontspannen.

Werkwijze (voorbereiding):
- Snijd de rietjes aan een van de uiteinden in de lengterichting over 2 centimeter in; het andere uiteinde licht buigen (zie Afbeelding II.14a).
- Snijd twee plaatjes spalkmateriaal van 10 bij 3 centimeter, bedoeld om de rietjes op de spalk te fixeren (zie Afbeelding II.14a).
- Maak een derde plaatje van 10 centimeter lang en zo breed als de hand. Dit wordt het 'brugje' waarover de elastiekjes gaan lopen (zie Afbeelding II.14a).
- Knip nu (vier) leren hoesjes uit die als 'hangmatjes' de vingers gaan dragen (zie Afbeelding II.14a). Meet daartoe de diameter van elke vinger ter hoogte van de proximale falanx op en tel hierbij 4 centimeter per hoesje op. Aan beide uiteinden van het hoesje wordt een gaatje geponst met behulp van een perforator. Eventueel kunt u de hoesjes aan de binnenzijde bekleden met anti-slipmateriaal.
- Op de distale uiteinden van de processus styloideus radii en ulnae worden stukjes foam geplakt met een diameter van 2,5 centimeter om drukplekken van de huid te voorkomen (zie Afbeelding II.14b).

Werkwijze (uittekenen en aanmeten van de spalk):
- Er wordt als volgt een tekening gemaakt: de breedte van hand en onderarm wordt vermeerderd met ongeveer 3 centimeter aan de radiale en de ulnaire zijde. De spalk reikt van ongeveer 10 centimeter distaal van de elleboog tot aan de MCP-gewrichten.
- De tekening wordt gekopieerd op het spalkmateriaal.
- Het spalkmateriaal wordt zacht gemaakt in warm water en de vorm wordt uitgesneden met een stanleymes.
- De spalk wordt op de dorsale zijde van hand, pols en onderarm geplaatst, distaal tot 2 centimeter voor de MCP-gewrichten (zie Afbeelding II.14c). De duim wordt zo veel mogelijk vrijgelaten.

Dynamische extensiespalk

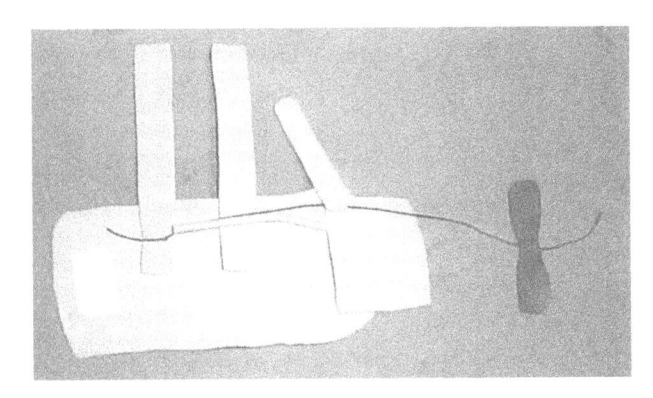

Afbeelding II.14a
Benodigdheden voor de dynamische spalk.

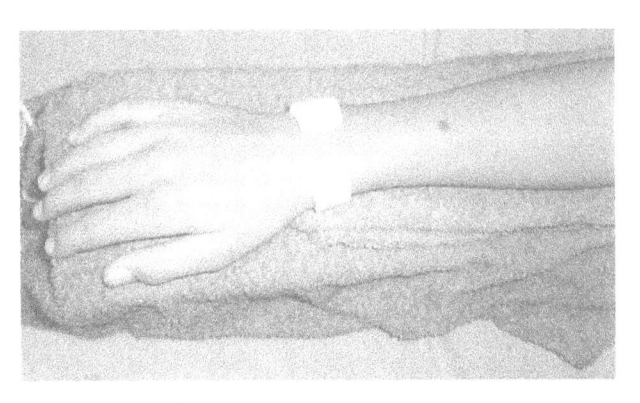

Afbeelding II.14b
De polstering is aangebracht.

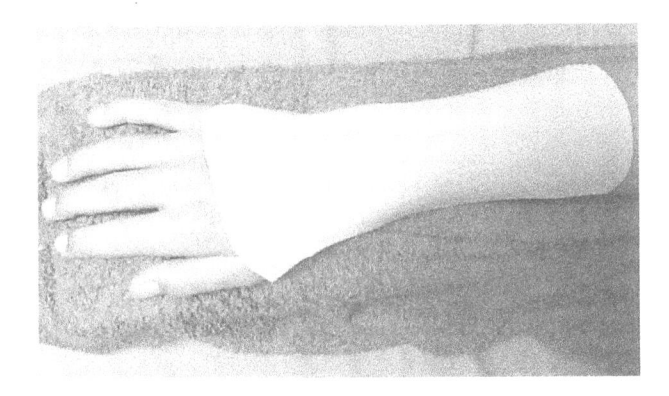

Afbeelding II.14c
De spalk is afgemeten, verwarmd en op hand en onderarm gelegd. De arm rust op een schuimrubberwig.

Werkwijze (afwerken van de spalk):
- Een strip spalkmateriaal (zie Afbeelding II.14d) wordt aan de duimzijde van de spalk gekleefd om een steun voor de handpalm te vormen.
- Een stuk spalkmateriaal ter breedte van de handrug en ongeveer 10 centimeter lang wordt in de aangegeven stand op de spalk gekleefd (zie Afbeelding II.14d).
- Als dit 'brugje' voldoende is uitgehard, wordt met de perforator een gaatje gemaakt ter hoogte van de desbetreffende vinger(s) (zie Afbeelding II.14e) voor het doorvoeren van de elastieken.
- Ter hoogte van de pols en de onderarm worden de kokers voor het doorvoeren van het elastiek bevestigd door een strip spalkmateriaal op de spalk te kleven, de koker op deze strip te leggen en vervolgens de strip op zichzelf te kleven (zie Afbeelding II.14f).
- De elastiekjes worden aan de proximale zijde van de spalk door de rietjes getrokken en proximaal in de insnijding van het rietje geklemd met een knoopje in de draad als rem.
- Aan de distale zijde van de rietjes worden de elastiekjes door de gaatjes van het 'brugje' getrokken en aan de leren hoesjes bevestigd (zie Afbeelding II.14g en h).
- Aan de proximale zijde van de rietjes is de spanning van het elastiek te regelen door het strakker te trekken of losser te laten. De spanning van de elastiekjes wordt in overleg met de chirurg bepaald.
- Na uitharden van de spalk wordt deze afgenomen. Daarbij mag de houding van hand en pols van de patiënt niet veranderen!

BIJLAGE II

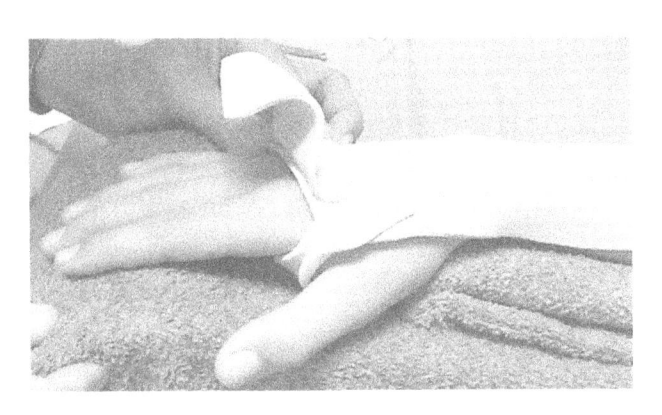

Afbeelding II.14d
De steun voor de hand is aangebracht. Het 'brugje' wordt gemodelleerd.

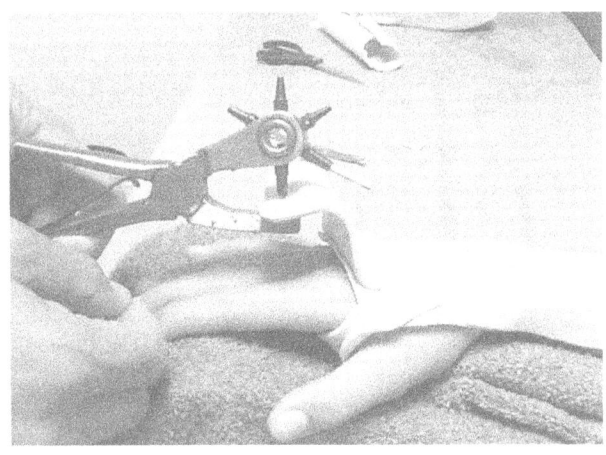

Afbeelding II.14e
Het 'brugje' wordt geperforeerd ter hoogte van de te behandelen vinger(s).

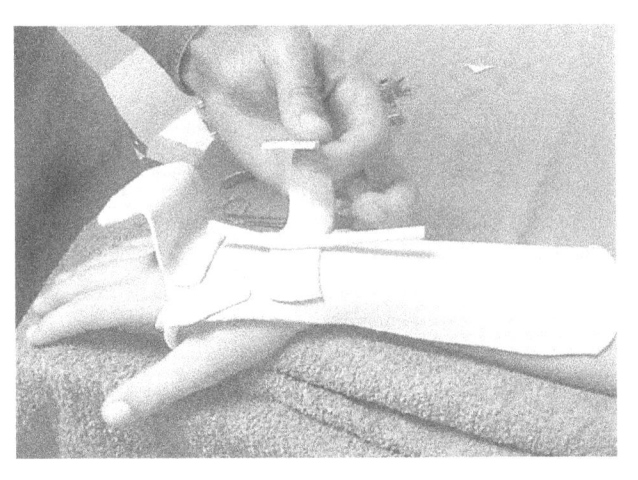

Afbeelding II.14f
Het rietje wordt bevestigd met twee dwarse strips van spalkmateriaal.

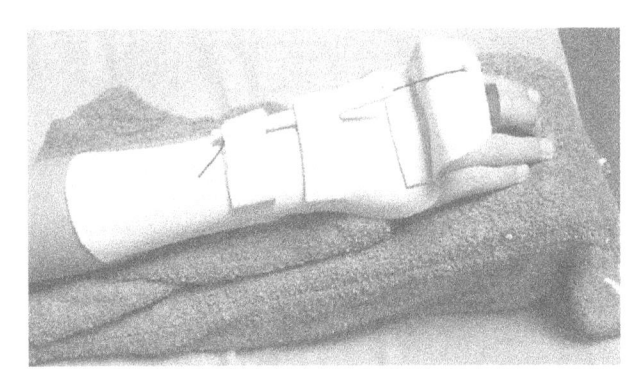

Afbeelding II.14g
Het elastiekje is door het rietje en het gaatje in het 'brugje' gevoerd. Het 'hangmatje' is bevestigd.

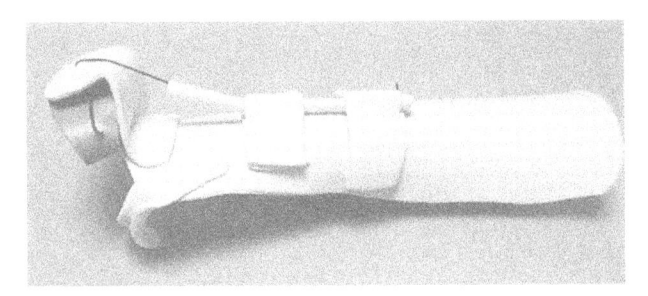

Afbeelding II.14h
Aan de voltooide spalk zijn het verloop van het elastiekje en de bevestiging van het 'hangmatje' goed te zien.

- Het plakgedeelte van het klittenband wordt ter hoogte van duim en pols aangebracht en met het andere deel van het klittenband om de arm gefixeerd (zie Afbeelding II.14i en j).

BIJLAGE II

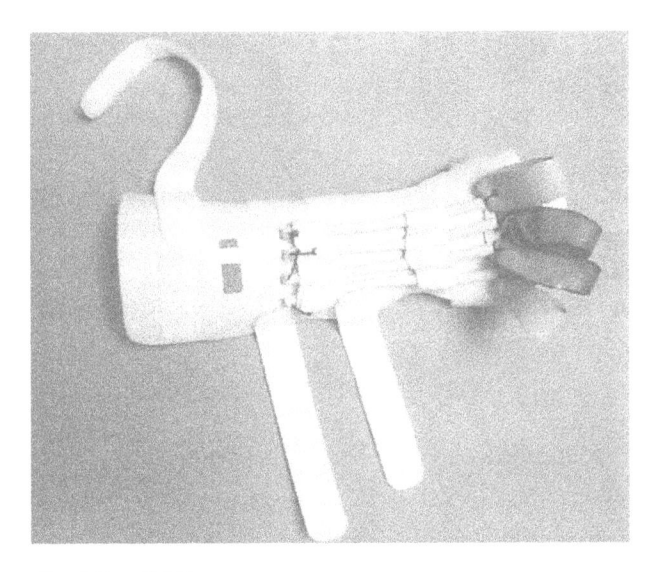

Afbeelding II.14i
Een spalk voor vier vingers.

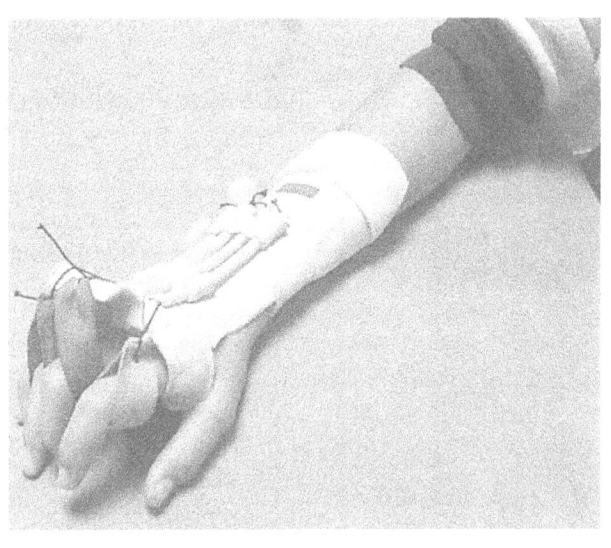

Afbeelding II.14j
Deze hand is volledig ontspannen. Hier is goed te zien dat de vingers in de 'hangmatjes' geëxtendeerd worden.

3 Spalk ter ondersteuning van oefentherapie

De hierna beschreven spalk is een vorm van een statische spalk (zie Afbeelding II.15a en b).

Doel:
- ondersteunen van MCP-flexie;
- voorkomen van holle hand veroorzaakt door rotatie van MCP-gewricht IV en V;
- op lijn zetten van MCP-gewrichten.

Benodigdheden:
- spalkmateriaal: Ezeform 3,2 millimeter (Smith & Nephew);
- stanleymes;
- schaar;
- heetwaterbak;
- knijper.

Uitgangshouding:
De patiënt zit tegenover de behandelaar, met de elleboog gesteund op tafel.

Werkwijze:
- Een strip spalkmateriaal van 2 à 3 centimeter breed en 25 centimeter lang wordt afgetekend.
- Het spalkmateriaal wordt zacht gemaakt in warm water en uitgesneden, waarna de randen stomp worden gemaakt.
- De strip wordt circulair om de hand aangelegd (zie Afbeelding II.15a) en loopt volair en proximaal van de gewrichtslijn van de MCP-gewrichten.
- Aan de dorsale zijde worden de uiteinden met elkaar versmolten.
- Het overtollige materiaal wordt afgesneden.
- Op Afbeelding II.15b ziet u hoe de MCP-gewrichten in één lijn worden geplaatst door de spalk.

Spalk ter ondersteuning van oefentherapie

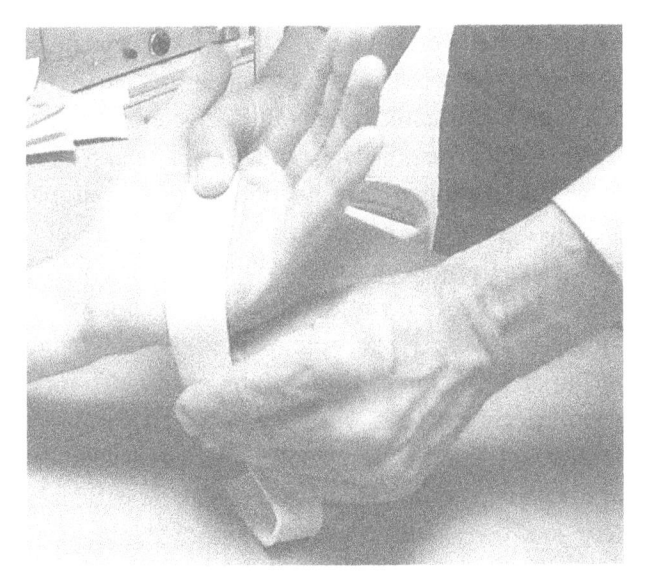

Afbeelding II.15a
De strip spalkmateriaal wordt circulair aangebracht.

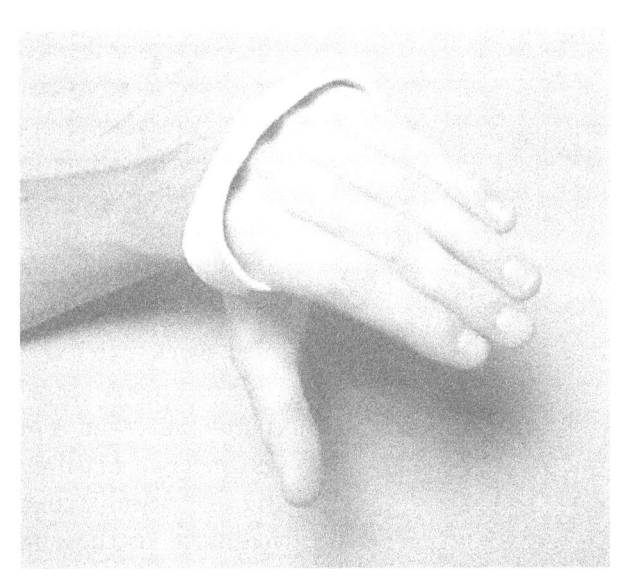

Afbeelding II.15b
De MCP-gewrichten staan op één lijn.

4 Spalken ter redressie of voorkoming van contracturen

Deze spalken, waarvan we er twee bespreken, kunnen statisch of dynamisch zijn. Hierbij is met name uw eigen creativiteit van belang. Als u in de loop van de behandeling ziet dat een contractuur dreigt te ontstaan (of wanneer een patiënt om deze reden verwezen wordt), kunt u een spalk maken die deze contractuur tegengaat. Een 'achtje' (zie paragraaf 1 van deze Bijlage) kan al goed helpen bij het PIP- en/of DIP-gewricht. Als het bovenstaande onvoldoende is, kunt u een spalk maken in de stand van het gewricht. Wilt u nu een contractuur voorkomen of redresseren, dan maakt u deze spalk weer zacht en strekt of buigt hem enigszins in de tegengestelde richting van de (dreigende) contractuur. Reageert het weefsel goed, dan kunt u na enkele dagen of weken de spalk opnieuw strekken of buigen in de tegengestelde richting van de (dreigende) contractuur, enzovoort, tot de contractuurvorming niet meer of slechts nog gering aanwezig is.

Laat met name bij dreigende contracturen dit soort spalken met intervallen dragen. Bij gevormde contracturen kan dit veel langer, maar alleen als de patiënt het verdraagt. Instrueer de patiënt goed dat pijn niet fijn is en daarom niet mag!

Nervus-ulnarisspalk

Doel:
- voorkomen of verbeteren van klauwstand bij motorische uitval van de nervus ulnaris.

Benodigdheden:
- spalkmateriaal: Ezeform 3,2 millimeter (Smith & Nephew);
- klittenband;
- stanleymes;
- schaar;
- heetwaterbak;
- knijper.

Uitgangshouding:
De patiënt zit tegenover de behandelaar, met de elleboog gesteund op tafel.

Werkwijze:
- Een strip spalkmateriaal van 2 à 3 centimeter breed en 20 centimeter lang en een strip spalkmateriaal van 1,5 centimeter breed en 15 centimeter lang worden afgetekend.
- De beide strippen worden zacht gemaakt in warm water en uitgesneden, waarna de randen stomp worden gemaakt.
- De bredere strip wordt om de ulnaire zijde van de hand aangebracht en verloopt niet volledig circulair (zie Afbeelding II.16a).
- Het geheel wordt circulair gemaakt met klittenband (zie Afbeelding II.16b).
- De smallere strip wordt aan de basis van de pink en de ringvinger aangebracht en dorsaal op de eerste strip gekleefd (zie Afbeelding II.16b en c).
- De voltooide spalk ziet u op Afbeelding II.16d.

BIJLAGE II

Nervus-ulnarisspalk

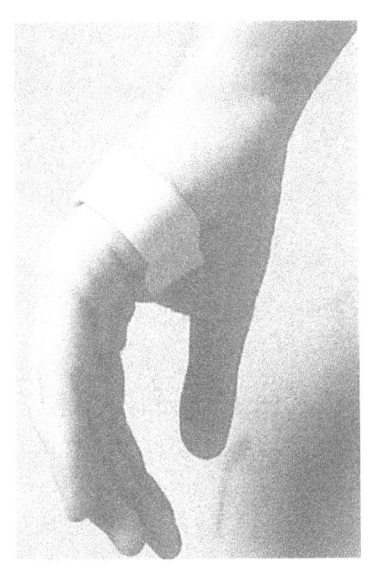

Afbeelding II.16a
De strip voor de hand is verwarmd en gevormd.

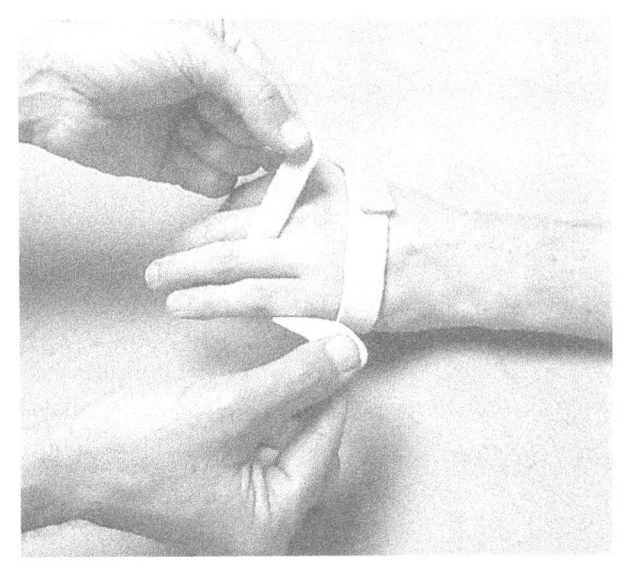

Afbeelding II.16b
Het klittenband voor het gedeelte van de spalk voor de hand is aangebracht. Nu wordt de strip voor de pink en de ringvinger rond deze vingers aangebracht en op de eerste strip vastgekleefd.

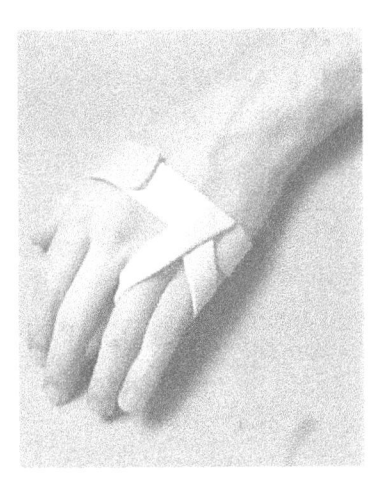

Afbeelding II.16c
De strip rond pink en ringvinger heeft een 'buddy' functie, de strip rond de hand ondersteunt de MCP-gewrichten. De spalk als totaal voorkomt hyperextensie in de MCP-gewrichten en compensatoire hyperflexie in de PIP-gewrichten, de zogeheten 'klauwstand'.

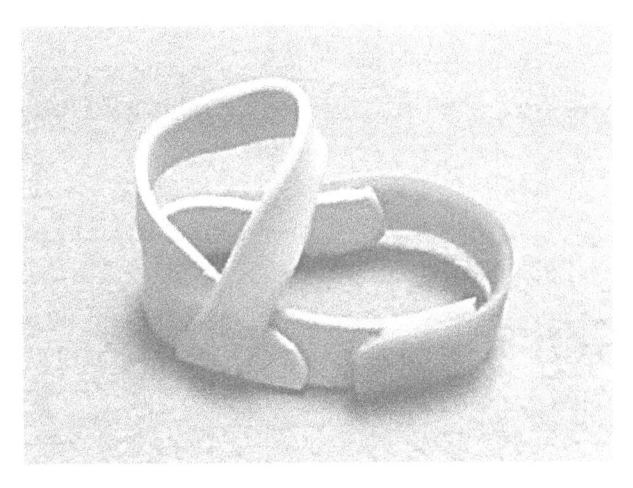

Afbeelding II.16d
De voltooide spalk.

Abductiespalk voor de duim
Doel:
- voorkomen van een adductiecontractuur van de duim bij motorische uitval van de nervus medianus of ten gevolge van artrose van het CMC-I-gewricht;
- ter redressie van een adductiecontractuur van de duim bij motorische uitval van de nervus medianus of ten gevolge van artrose van het CMC-I-gewricht.

Benodigdheden:
- spalkmateriaal: Polyform 3,2 millimeter (Smith & Nephew);
- stanleymes;
- schaar;
- heetwaterbak;
- knijper.

Uitgangshouding:
De patiënt zit tegenover de behandelaar, met de elleboog gesteund op tafel.

Werkwijze:
- Een plaatje spalkmateriaal ter breedte en ter lengte van de handpalm wordt afgemeten en afgetekend.
- Het spalkmateriaal wordt warm gemaakt en uitgeknipt (zie Afbeelding II.17a).
- De hoeken worden stomp gemaakt om decubitus van de huid te voorkomen.
- Het plaatje wordt opnieuw verwarmd en in de eerste webspace gemodelleerd (zie Afbeelding II.17b).
- Na uitharden is het een bijna circulaire spalk (zie Afbeelding II.17c en d) om de duim. Eventueel kunt u deze spalk met een stukje klittenband aan de ulnaire zijde van de hand nog wat steviger fixeren.
- Afbeelding II.17e toont de voltooide spalk.

BIJLAGE II

Abductiespalk voor de duim

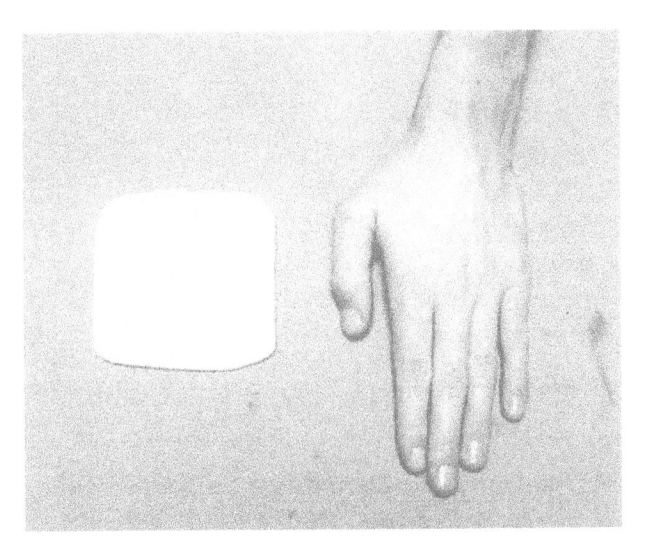

Afbeelding II.17a
Het plaatje is afgemeten en de hoeken zijn afgerond.

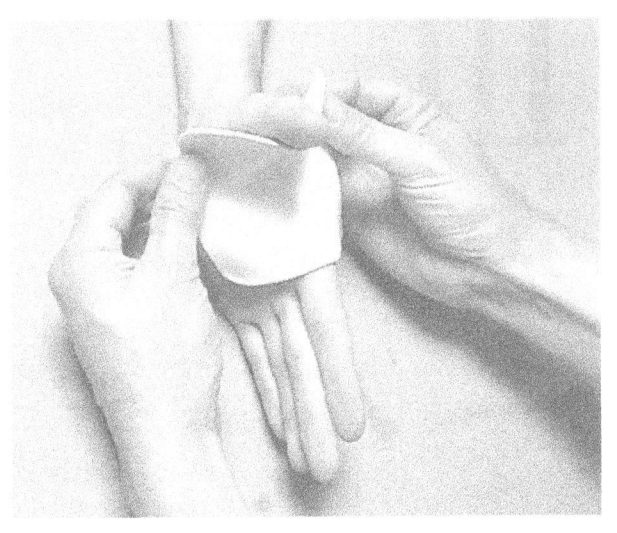

Afbeelding II.17b
Het opnieuw verwarmde plaatje wordt in de webspace gemodelleerd.

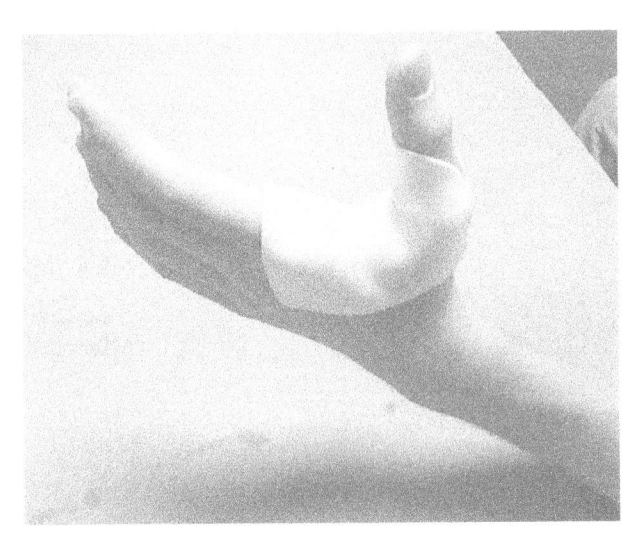

Afbeelding II.17c
De spalk is ter hoogte van de duim vrijwel circulair.

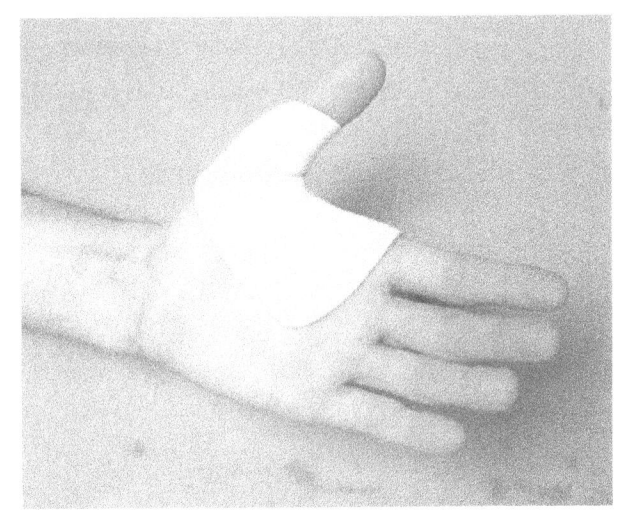

Afbeelding II.17d
Op deze afbeelding ziet u hoe de webspace wordt verwijd.

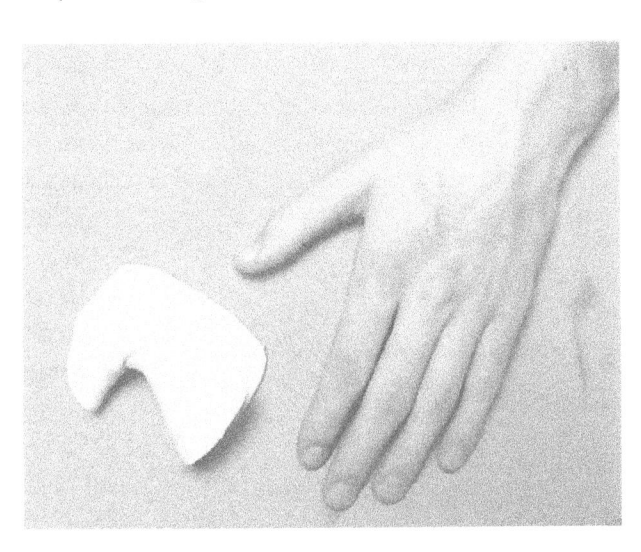

Afbeelding II.17e
De voltooide spalk.

BIJLAGE III

Evaluatie

1 Evaluatie van de patiënt met een handprobleem

Handevaluatie – dr. L.M. van Dongen – Ziekenhuis Gelderse Vallei

Naam: Datum onderzoek:

Geboortedatum:

Patiëntnummer:

ANAMNESE

HAND	rechts/links
DOMINANTE HAND	rechts/links
WERK	
HOBBY'S	
HUIDIGE KLACHTEN	

PIJN
- geen — ja/nee
- brandend — ja/nee
- stekend — ja/nee
- dof — ja/nee
- tintelend — ja/nee
- oppervlakkig — ja/nee
- diep — ja/nee
- spontaan — ja/nee
- toenemend met inspanning — ja/nee
- afhankelijk van omgevingstemperatuur — ja/nee

KLEUR
- normaal   ja/nee
- rood   ja/nee
- wit   ja/nee
- blauw   ja/nee
- wisselend   ja/nee
- afhankelijk van omgevingstemperatuur   ja/nee
- afhankelijk van inspanning   ja/nee
- afhankelijk van emoties   ja/nee

ZWELLING
- geen   ja/nee
- altijd aanwezig   ja/nee
- wisselend   ja/nee
- optredend bij inspanning   ja/nee
- afhankelijk van houding   ja/nee

TRANSPIRATIE
- geen   ja/nee
- wel (druipnat)   ja/nee
- wisselend   ja/nee
- toenemend bij inspanning   ja/nee

TEMPERATUURWAARNEMING
- normaal   ja/nee
- warm te heet   ja/nee
- koel te koud   ja/nee
- wisselend   ja/nee

NAGELGROEI
- normaal   ja/nee
- langzamer   ja/nee
- sneller   ja/nee
- brokkelige nagels   ja/nee
- richels in nagels   ja/nee
- horlogeglasnagels   ja/nee

HAARGROEI
- normaal   ja/nee
- verminderd   ja/nee
- vermeerderd   ja/nee

SENSIBILITEIT
- normaal   ja/nee
- hyperpathie   ja/nee
- hypo-esthesie   ja/nee
- veranderend met inspanning   ja/nee
- veranderend met temperatuur   ja/nee

COÖRDINATIE
- normaal ja/nee
- onzeker gevoel ja/nee
- geen coördinatie meer ja/nee

NEVENBEWEGINGEN
- geen (= normaal) ja/nee
- tremor ja/nee
- onwillekeurige bewegingen ja/nee
- convulsieve bewegingen ja/nee

SPIERAANDOENING
- geen (= normaal) ja/nee
- spierkracht verminderd ja/nee
- verhoogde spierspanning ja/nee

FUNCTIE
- normaal ja/nee
- stijf gevoel en beperking ja/nee
- stijfheid ja/nee

VOORAFGAANDE THERAPIE
(Waardering: 1 = beter; 2 = aanvankelijk beter, later weer slechter; 3 = slechter; 4 = geen enkele verandering.)

MEDICAMENTEN waardering:........................
- Fluimucil®
- DMSO®
- Adalat®
- Isoptin®
- Tryptizol®
- Mannitol®
- andere, namelijk:

FYSIOTHERAPIE waardering:........................
- massage
- oefentherapie
- TENS
- ultrageluid
- myofeedback
- andere, namelijk:

ERGOTHERAPIE waardering:........................
- spalken
- ADL-training
- sensibiliteitstraining

BEHANDELING IN PIJNTEAM   waardering:........................
- guanethidineblokkade
- sympathicusblokkade
- chemisch
- thermisch
- operatief
- cryotherapie

VOORAFGAAND UITGEVOERD LABORATORIUMONDERZOEK

RÖNTGENFOTO   gemaakt op:........................
- geen afwijkingen
- vlekkige osteoporose
- (genezen) fractuur
- pseudartrose
- artrose

EMG   gemaakt op:........................
- geen afwijkingen
- single fiber EMG
- sensibel EMG
- motorisch EMG

STATISCHE BOTSCAN   gemaakt op:........................
- geen afwijkingen
- 'hot spots'

3-FASEN TECHNETIUM BOTSCAN   gemaakt op:........................
- geen afwijkingen
- wel afwijkingen, namelijk:...........................

CT-SCAN   gemaakt op:........................
- geen afwijkingen
- wel afwijkingen, namelijk:...........................

P-NMR   gemaakt op:........................
- geen afwijkingen
- wel afwijkingen, namelijk:...........................

BLOEDONDERZOEK   verricht op:........................
- geen afwijkingen
- wel afwijkingen, namelijk:...........................

FYSISCH-DIAGNOSTISCH ONDERZOEK

KLEUR	normaal/rood/wit/blauw
HYDROSIS	droog/normaal/nat
OEDEEM	aanwezig/afwezig
TEMPERATUUR	gelijk aan andere extremiteit/kouder/warmer
ASPECT NAGELS	broos/normaal/richels
ASPECT HAARGROEI	minder/normaal/meer
ATROFIE SUBCUTANE WEEFSELS	ja/nee
ATROFIE HUID	ja/nee
ASPECT gehele HAND	• holhand • klauwhand • vlakke hand • fibrosis palmaris

CIRCULATIE
- cap. refill   normaal/te snel/te langzaam

proef volgens Allen:
- a. radialis   pos/neg
- a. ulnaris   pos/neg

SPIERSTATUS
- normaal   ja/nee
- hypotrofie   ja/nee
- spasmen   ja/nee
- tremoren   ja/nee
- onwillekeurige bewegingen   ja/nee
- dyscoördinatie agonisten/antagonisten   ja/nee
- pseudoparalyse   ja/nee

SENSIBILITEIT
- normaal   ja/nee
- hypopathie   ja/nee
- hyperpathie   ja/nee
- 2-puntsdiscriminatie   ja/nee
- dig I   mm
- dig II   mm
- dig III   mm
- dig IV   mm
- dig V   mm

SPONTANE MOTORIEK
motoriek bovenste extremiteit normaal/gestoord
mimiek bovenste extremiteit normaal/gestoord

MOTORISCHE FUNCTIETESTS ZENUWEN
n. medianus oppositie: normaal/verminderd
n. ulnaris test volgens Froment: positief/negatief
n. radialis 'dropping hand' ja/nee

BEWEGINGSUITSLAGEN GEWRICHTEN BOVENSTE EXTREMITEIT
Zie paragraaf 2 van deze bijlage.

SAMENVATTING

CONCLUSIE

BEHANDELPLAN

2 Meetlijst bij de evaluatie van de patiënt met een handprobleem

Handevaluatie – dr. L.M. van Dongen – Ziekenhuis Gelderse Vallei

Naam: Datum onderzoek:

Geboortedatum:

Patiëntnummer:

BEWEGINGSUITSLAGEN	AMA normaal- waarden	R actief	passief	L actief	passief	Opmerkingen
SCHOUDER						SCHOUDER
flexie	> 50					
adductie	> 180					
ext. rotatie	> 170					
int. rotatie	> 60					
	> 80					
ELLEBOOG						
extensie – flexie	0-140					
ONDERARM						
pronatie	> 80					
supinatie	> 70					
POLS						POLS
extensie	> 60					
flexie	> 60					
ulnair dev.	> 30					
radial dev.	> 20					
VINGERS						VINGERS
wijsvinger ext-flex MCP	+20- 90					
PIP	0-100					
DIP	0- 70					
middelvinger ext-flex MCP	+20- 90					
PIP	0-100					
DIP	0- 70					
ringvinger ext-flex MCP	+20- 90					
PIP	0-100					
DIP	0- 70					
pink ext-flex MCP	+20- 90					
PIP	0-100					
DIP	0- 70					
DUIM						DUIM
ext-flex MCP	0- 60					
ext-flex IP	+10- 90					
abductie	0- 50					
adductie	> 8 cm					
oppositie	< 1 cm					

BOYES (in cm)   afstand van vingertop tot distale palmaire handlijn
    dig I
    dig II
    dig III
    dig IV
    dig V

		rechts	links		
KRACHT	R = L	R > L	R < L		
OEDEEM	R = L	R > L	R < L		
SENSIBILITEIT		rechts normaal	hypopathie	links hyperpathie	2pts discr.
N. MEDIANUS	dig I dig II dig III				
N. ULNARIS	dig IV dig V				
PINCETGREEP		normaal	onmogelijk		onmogelijk
PENGREEP		normaal	onmogelijk		onmogelijk
SPREIDEN VINGERS		normaal	onmogelijk		onmogelijk
SLUITEN VINGERS		normaal	onmogelijk		onmogelijk

3 Evaluatie van de patiënt na een handtrauma

Handevaluatie – dr. L.M. van Dongen – Ziekenhuis Gelderse Vallei

Naam: Datum onderzoek:

Geboortedatum:

Patiëntnummer:

BEROEP

HOBBY'S

PREOPERATIEF
(gegevens patiënt en behandelend arts)

HAND	rechts/links
DOMINANTE HAND	rechts/links
TRAUMA	ja/nee

zo ja:
- scherp — ja/nee
- rafelig — ja/nee
- gecontamineerd — ja/nee

LOKALISATIE WOND
- zone I — ja/nee
- zone II — ja/nee
- zone III — ja/nee
- zone IV — ja/nee
- zone V — ja/nee

SPECIFICATIE LETSEL
- peesletsel — ja/nee
- fracturen — ja/nee
- vaatletsel — ja/nee
- zenuwletsel — ja/nee
- uitgebreidere beschrijving, namelijk: ....

AANGEDANE VINGER

bij aanwezig peesletsel, gelaedeerde pees
- dig I — ja/nee — oppervlakkig/diep/beide
- dig II — ja/nee — oppervlakkig/diep/beide
- dig III — ja/nee — oppervlakkig/diep/beide
- dig IV — ja/nee — oppervlakkig/diep/beide
- dig V — ja/nee — oppervlakkig/diep/beide

MEDICAMENTEN
antibiotica   ja/nee
- andere, namelijk: ....

ONDERLIGGENDE AANDOENINGEN
- bewegingsstelsel   ja/nee
- hart- of longproblemen   ja/nee
- suikerziekte   ja/nee
- afweerstoornissen   ja/nee
- andere aandoeningen, namelijk: ....

BEVINDINGEN BIJ OPERATIE
(gegevens behandelend arts)

PEESDOORSNIJDING
- scherp   ja/nee
- rafelig   ja/nee
- recht   ja/nee
- schuin   ja/nee

bij doorsnijding beide pezen:
- hetzelfde niveau?   ja/nee
- wond huid en pees (pezen)
  hetzelfde niveau?   ja/nee
- defect in de pees?   ja/nee

HERSTEL PEES (PEZEN)
- peesnaad   ja/nee
- reïnsertie   ja/nee

PEESSCHEDE
- gehecht   ja/nee

VOLAIRE PLAAT
- gelaedeerd   ja/nee
- uitgescheurd   ja/nee
- reïnsertie   ja/nee

VAATZENUWSTRENG
- gelaedeerd   ja/nee

zo ja:
- ulnair   ja/nee
- radiair   ja/nee
- herstel vat(en)   ja/nee
- herstel zenuw(en)   ja/nee

PULLY
- gelaedeerd   ja/nee
- zo ja, welke?   A1/A2/A3
- gehecht   ja/nee
- gereconstrueerd   ja/nee

IMMOBILISATIE
- elastiektractie   ja/nee
- gips   ja/nee
- drukverband   ja/nee

DUUR IMMOBILISATIE   3/4/5/6 weken

POSTOPERATIEF
(gegevens behandelend arts en uzelf)

FUNCTIE VINGERS

rechts						*links*					
dig	I	II	III	IV	V	dig	I	II	III	IV	V
MCP						MCP					
PIP						PIP					
DIP						DIP					
Boyes						Boyes					

FUNCTIE POLS
- flexie: ....
- extensie: ....

COMPLICERENDE FACTOREN
- niet-coöperatieve patiënt   ja/nee
- ankylosering gewricht   ja/nee
- artritis   ja/nee
- fibrosering weke delen   ja/nee
- strak huidlitteken   ja/nee
- bow stringing   ja/nee
- in slechte stand genezen fracturen ja/nee
- posttraumatische dystrofie   ja/nee
- asensibiliteit vinger   ja/nee

Trefwoordenregister

De cursieve cijfers verwijzen naar afbeeldingsnummers.

A1 pully   6, *1.1*
abductiespalk duim   248, *II.17*
acute carpaletunnelsyndroom   71
adductiecontractuur   45
adherente pezen   100
adhesiolysis   35
agonisten   31
Allen   51, *3.15*
amnionringen (*zie ook* congenitaal band-
    syndroom)   24, *2.10*
anesthesie, regionale   43
aneurysma   52, 53, 94, *3.17*
antagonisten   31
anti-klauwstand spalk   246, *II.16*
arteria radialis   50, *3.14*
arteria ulnaris   50, *3.14*
arteriële aanvoer   50, *3.14*
arteriën
-, diffusie   4
-, extrinsieke   4
-, intrinsieke   4
-, perfusie   4
arthrosis deformans   65
arthrosis deformans *zie ook* artrose
artrodese
-, DIP-gewricht   38
-, functionele stand   27
-, operatief   68
-, PIP-gewricht   27
-, spontaan   65
artrogene contractuur   86
artroplastiek   68
artrose   64, 127
-, degeneratieve   65
-, posttraumatische   63, 127

basaalcelcarcinoom   95
botcyste   97
bottransplantaat   60
bottumoren
-, metastatische   98
-, primaire   98
boutonnière deformiteit   38, 119, *3.7*
boutonnière spalk   218, *II.5*
bowstringing   12
Boyes   176, *I.8*
buddy spalk   220, *II.6*
buigpezen   4

-, m. flexor profundus   4
-, m. flexor superficialis   4
bursa synovialis   4, *1.1*

camptodactylie   22, *2.7*
carcinoom
-, basaalcel-   95
-, plaveiselcel-   95
carpal boss   90
carpale kanaal   7
carpale tunnel   7
carpaletunnelsyndroom   81, 126
-, à vue decompressie   83
-, acute   71
-, endoscopische decompressie   83
carpometacarpale gewricht   13
cerclage   42, *3.9c*
check rein ligamenten   14
clinodactylie   22, *2.8*
CMC-gewricht *zie* carpometacarpale
    gewricht
cobantape   108
cock-up spalk   208, *II.1, II.2*
collaterale ligamenten   14
compartimentsyndroom (*zie ook* loge-
    syndroom)   55
congenitaal bandsyndroom (*zie ook* amnion-
    ringen)   24, *2.10*
contractuur
-, adductiecontractuur duim   45
-, artrogene   86
-, huid-   58
contusie   55
corticosteroïden   80, 83, 85, 90, 92
CTS *zie* carpaletunnelsyndroom
cyste   89, 93

derotatie-osteotomie   43
digitale arteriën   50, *3.14*
DIP-gewricht *zie* distale interfalangeale
    gewricht
distale interfalangeale gewricht   15
distractie bot   60
dropping hand   46
Dupuytren, ziekte van   85
dynamische extensiespalk   238, *II.14*

elastiektractie (*zie ook* Kleinert) 33, 112, 232, *3.3, II.12*
elektromyografie (EMG) 82
EMG *zie* elektromyografie
enchondroma 97
epitheelcyste 92
extensorapparaat 14, *1.6*
extrinsieke arteriën 4
extrinsieke spieren 1, 4, 12, 14

fascia palmaris 3, 85
fibrose 41
Finkelstein 84
fixateur, externe 60
fractuur
-, intra-articulaire 41
-, schacht- 43
Froment 46

ganglion 89, 128
ganglion dorsale 128
gewricht
-, carpometacarpale 13
-, distale interfalangeale 15
-, fistel naar 93
-, metacarpofalangeale 13
-, proximale interfalangeale 14
-, scharnier- 14
-, zadel- 13
gewrichtskraakbeen 2, 62
gewrichtsprothese 68
glijweefsel 12
glomustumor 93

handprothese 57
handwortelbeentjes 3
hemangioom 93
hoekvuist 194
huidcontractuur 58
huidtransplantaat 31
huidtranspositie 32
hypersensibiliteit 124
hyposensibiliteit 125
hypothenar hammer syndroom 52

immobilisatie 33, 44
induratio penis plastica (*zie ook* ziekte van Peyronie) 85
intra-articulaire fractuur 41
intrinsieke arteriën 4
intrinsieke spieren 7, 14
iso-elastische vingerprothese 75

jicht 95

kanaal van Guyon 11
Kaposi-sarcoom 96
kapselruptuur 40
katrolwerking *zie* retinaculum extensorum
K-draad *zie* Kirschner-draad
Kessler-Mason-Allen 33, *3.2*
Kirschner-draad 42, *3.9d*
klauwstand 46

Kleinert (*zie ook* elastiektractie) 33, 112, 232, *3.3*
Kleinert-spalk 232, *II.12*
koudegevoeligheid 52
kousmateriaal 134, *9.3*
kraakbeen, gewrichts- 2

Ledderhosen, ziekte van 85
lipoom 95
littekenmassage 108, 146
littekenweefsel 41
logesyndroom (*zie ook* compartimentsyndroom) 55

Madelungse deformiteit 23, *2.9*
mallet finger 36, 118
mallet spalk 36, 228, *3.6, II.10*
MCP-gewricht *zie* metacarpofalangeale gewricht
melanoom 96
metacarpofalangeale gewricht 13
metastatische bottumoren 98
micro-embolie 53
motivatie 30
motoriek 45
musculus abductor pollicis longus 12
musculus extensor carpi radialis brevis 12
musculus extensor carpi radialis longus 12
musculus extensor carpi ulnaris 12
musculus extensor digitalis communis 12
musculus extensor digiti minimi 12
musculus extensor digitorum communis 12
musculus extensor indicis proprius 12
musculus extensor pollicis brevis 12
musculus flexor profundus 4
musculus flexor superficialis 4
musculus plantaris 35
myofeedback 121

naevus 96
nervus medianus 2, 8, 121, *1.5*
nervus medianus 8
nervus radialis 12
nervus radialis 2, 12, 124, *1.5*
nervus ulnaris 11
nervus ulnaris 2, 11, 123, *1.5*
nervus-ulnarisspalk 246, *II.16*
neuroom 48, 49

oedeem 115
oefenstabiel 120
opponeren 45
os capitatum 3
os hamatum 3
os lunatum 3
os metacarpale 13
os naviculare 3
os scaphoideum 3
os trapezium 3
os trapezoideum 3
os triquetrum 3
osteoïd osteoom 97
osteolyse 74

TREFWOORDENREGISTER

osteosarcoom 98
osteotomie 60

peestransplantaat 58
peestranspositie 45, 59, 78
Peyronie, ziekte van (*zie ook* induratio penis plastica) 85
Phalen 82
pincetgreep 57
PIP-gewricht *zie* proximale interfalangeale gewricht
plaatosteosynthese 42, *3.9a*
platte vuist 194
plaveiselcelcarcinoom 95
pollicisatie 60
polsbandje 236, *II.13*
polstermateriaal 134
polydactylie 20, *2,3, 2.4, 2.5, 2.6*
posttraumatische artrose 63, 127
posttraumatische dystrofie 118
primaire bottumoren 98
propriocepsis 121
prothese
-, gewrichts- 68
-, hand- 57
-, iso-elastische 75
-, Swanson- 76
proximale interfalangeale gewricht 14
pully 5, *1.2*
pulpa 28
putty 109, 131

Quervain spalk 226, *II.9*
Quervain, ziekte van De 83, 128

RA *zie* reumatoïde artritis
Raynaud-fenomeen 53
regionale anesthesie (*zie ook* zenuwblokkade) 43
replantatie 52
retinaculum extensorum 12
reumatoïde artritis (RA) 69, 128
-, peesruptuur 77
-, trigger finger 77
reusceltumor 93
revascularisatie 52
rotatiestand 43, *3.10*

sarcoom
-, Kaposi- 96
-, osteo- 98
schaafletsel 32
schachtfractuur 43
scharniergewricht 14
schroefosteosynthese 42, *3.9b*
schwannoma 95
sensibiliteit 44, *3.11*
-, hyper- 124
-, hypo- 125
sensibiliteitsverlies 125
silastic rod procedure 35
siliconensheet 110
smalle hand 52

snapping finger 17, 77, 79
spacer 76
spalk
-, anti-klauwstand- 246, *II.16*
-, boutonnière 218, *II.5*
-, buddy 220, *II.6*
-, cock-up 208, *II.1, II.2*
-, dynamische extensie- 238, *II.14*
-, Kleinert- 232
-, mallet 37, 228, *3.6, II.10*
-, nervus-ulnaris- 246, *II.16*
-, Quervain 226, *II.9*
-, swanneck 214, *II.3*
-, trigger 216, *II.4*
-, volaire rust- 230, *II.11*
spica splint 222, 224, *II.7, II.8*
spieren
-, extrinsieke 1, 4, 12, 14
-, intrinsieke 7, 14
stenose 52
strekapparaat 14
-, middenslip 14, 39
-, zijslip 14, 39
strekpezen 12
-, m. abductor pollicis longus 12
-, m. extensor carpi radialis brevis 12
-, m. extensor carpi radialis longus 12
-, m. extensor carpi ulnaris 12
-, m. extensor digiti minimi 12
-, m. extensor digitorum communis 12
-, m. extensor indicis proprius 12
-, m. extensor pollicis brevis 12
swanneck deformiteit 38, 39, 119, *3.8*
swanneck spalk 214, *II.3*
Swanson-prothese 76
syndactylie 19, *2.2*
syndroom
-, acute capaletunnel- 71
-, carpaletunnel- 81, 126
-, compartiment- 55
-, congenitaal band- 24, *2.10*
-, hypothenar hammer 52
-, loge- 55
-, thoracic outlet 82
synovectomie 72, 73, 75, 76, 77

teen-naar-handtransplantatie 60
tendovaginitis stenosans 17, 77, 79
tenosynovectomie 73
thermotherapie 110
thoracic outlet syndroom (TOS) 82
Tinel 48
TOS *zie* thoracic outlet syndroom
tractie 192
translatie 192
transplantaat
-, bot- 60
-, huid- 31
-, pees- 58
-, zenuw- 48, *3.13*
trigger duim 17
trigger finger 17, 77, 79, 127
trigger spalk 216, *II.4*

trombose 93
tumor 89
–, glomus- 93
–, reuscel- 93
tweepuntsdiscriminatietest 49

ulnaire deviatie 71, *4.6*
ultrageluidtherapie 110

veneuze afvoer 50, *3.14*
volaire plaat 13, 14
volaire rustspalk 230, *II.11*
volle vuist 194
vrije huidlap 32
vuist
–, hoek- 194

–, platte 194
–, volle 194

webspace 193

zadelgewricht 13
zenuwblokkade (*zie ook* regionale anesthesie) 43
zenuwgenezing 48
zenuwhechting 47, *3.12*
zenuwtransplantaat 48, *3.13*
zone-indeling 5, *1.3*
Z-plastiek 25
zuurstofsaturatie 56
zwaartekracht 136, *9.5*